LES

GRANDS ÉCRIVAINS

DE LA FRANCE

NOUVELLES ÉDITIONS

PUBLIÉES SOUS LA DIRECTION

DE M. AD. REGNIER

Membre de l'Institut

MÉMOIRES

DE

SAINT-SIMON

TOME XL

MÉMOIRES

DE

SAINT-SIMON

NOUVELLE ÉDITION

COLLATIONNÉE SUR LE MANUSCRIT AUTOGRAPHE

AUGMENTÉE

DES ADDITIONS DE SAINT-SIMON AU JOURNAL DE DANGEAU

et de notes et appendices

PAR A. DE BOISLISLE

Membre de l'Institut

AVEC LA COLLABORATION DE L. LECESTRE

ET DE J. DE BOISLISLE

TOME QUARANTIÈME

PARIS

LIBRAIRIE HACHETTE

BOULEVARD SAINT-GERMAIN, 79

1928

MÉMOIRES

DE

SAINT-SIMON

L'année 1722 commença par l'échange des princesses[1], futures épouses du Roi et du prince des Asturies, dans l'île des Faisans de la petite rivière de Bidassoa, qui sépare les deux royaumes, où on avoit construit une maison de bois à cet effet[2], mais toute simple en comparaison de celle qui, au même endroit, avoit servi en 1659 aux célèbres conférences du cardinal Mazarin avec don Louis d'Haro, premiers ministres de France et d'Espagne, à la signature de la paix dite des Pyrénées, et depuis à l'entrevue du Roi et de la Reine sa mère avec le roi d'Espagne Philippe IV, frère de la Reine-mère[3].

1722. Échange des princesses, 9 janvier. Usurpation des Rohans.

1. Le 9 janvier, comme il va être dit plus loin, p. 7 et 12.

2. Il y a dans le volume *Espagne* 299 au Dépôt des affaires étrangères, fol. 247, un « Mémoire des ouvrages de peinture sur toile faites par Charles Duchaisne pour la maison construite dans l'île des Faisans, sur la rivière de Bidassoa, pour recevoir la princesse d'Orléans et l'infante d'Espagne » ; il se monte à sept cent soixante livres.

3. Mademoiselle de Montpensier a décrit dans ses *Mémoires* (tome III, p. 448-449) la maison bâtie en 1659. Dans sa lettre du 10 janvier, qu'on trouvera ci-après à l'appendice II, le prince de Rohan dit cependant (p. 339) combien il trouva jolie et bien entendue la maison construite pour l'échange de 1722.

J'avois prévu toute la coupable complaisance du cardinal Dubois pour les folles chimères des Rohans, et que le prince de Rohan n'avoit voulu être chargé de l'échange de la part du Roi que pour les fortifier de ce qu'il se proposoit d'y usurper[1]. Le rang de la maison de Rohan, acquis ou arraché pièce à pièce, ne remontoit pas plus haut que le dernier règne[2]; il étoit sans titre et sans prétexte que la volonté du feu Roi. Il n'y avoit eu jamais de reconnoissance de la qualité de prince ; car on a vu en son lieu que le feu Roi avoit mis ordre à ce que sa signature d'honneur, apposée aux contrats de mariage, n'autorisoit[3] en rien les titres que chacun y prenoit[4]. Le temps n'étoit pas venu pour le cardinal Dubois de se moquer des promesses qu'il avoit faites au cardinal de Rohan en l'envoyant à Rome presser son chapeau, et bien auparavant, pour se servir de lui à cet usage par son crédit et ses amis. Un homme de la condition et du caractère de Dubois fait aisément litière de ce qui ne lui coûte rien et de ce qui lui est, même momentanément, utile. Il dominoit en plein le Régent, et ce prince aimoit à tout brouiller et à favoriser les divisions et le désordre. Le cardinal Dubois, à mesure qu'il étoit monté, s'étoit défait des emplois subalternes qui lui avoient servi de degrés. Ainsi,

1. La mission confiée au prince de Rohan n'avait point été sans faire des jaloux : M. de Caumartin de Saint-Ange écrivait à sa sœur la marquise de Balleroy le 1er janvier 1722 (lettre inédite, Bibliothèque Mazarine, ms. 2791, p. 3) : « La commission qu'a eue le prince de Rohan a déplu aux Lorrains infiniment : le duc d'Elbeuf, n'ayant pas le crédit d'empêcher par ce pays-ici la chose, a trouvé moyen de négocier en Espagne que l'on conduira la princesse par un traducteur moins considérable. C'est cette espèce de désagrément qui a fait suspendre assez longtemps son voyage. Tout compté et tout rabattu, il est parti et a bien fait. Il y a ici un honneur qui n'a point encore été accordé aux Bouillons. N'a-t-il pas tout? et ç'auroit été manquer une belle occasion s'il avoit renoncé au voyage. »

2. Voyez notre tome V, p. 222-223.

3. Il y a *n'autorisoient*, par erreur, au manuscrit.

4. Tome XXIII, p. 316.

dès qu'il fut secrétaire d'État, il produisit le médecin son frère, et lui céda sa charge de secrétaire du cabinet du Roi ayant la plume[1]. Ce fut lui qui, en cette qualité, fut chargé de faire pour la France les actes nécessaires à l'échange[2], comme la Roche, secrétaire du cabinet du roi d'Espagne ayant l'estampille, le fut pour l'Espagne. Je n'eus donc pas peine à comprendre que Dubois auroit ordre du cardinal son frère de faire en cette occasion tout ce qui plairoit au prince de Rohan[3], et, ne pouvant parer l'usurpation que je prévoyois, je voulus du moins empêcher qu'elle ne fût complète.

Je prévins donc à Madrid le duc de Liria sur l'Altesse que le prince de Rohan ne manqueroit pas de se faire donner par Dubois dans l'acte de l'échange, et sûrement de s'en faire un titre pour le prétendre dans l'acte espagnol. Liria sentit comme moi toutes les raisons de l'empêcher, et de les bien expliquer et inculquer au marquis

1. Joseph Dubois, frère aîné du cardinal, avait succédé à leur père comme médecin à Brive; lorsque l'abbé devint secrétaire d'État, il le fit venir à Paris et lui céda en février 1720 l'exercice de sa charge de secrétaire du cabinet ayant la plume (*Dangeau*, tome XVIII, p. 240; *Gazette de la Régence*, par Édouard de Barthélemy, p. 159); il lui en fit donner la survivance en titre par brevet du 20 juin 1721 (reg. O[1] 65, fol. 136 v°), et le titre de secrétaire des commandements de la jeune Infante (*Dictionnaire critique* de Jal, p. 511). Le 21 mai 1723, Joseph Dubois fut nommé directeur général des ponts et chaussées à la mort de Beringhen (reg. O[1] 67, p. 329) et, au dire de Duclos, s'acquitta fort bien de cette charge; il s'en démit en octobre 1736 en faveur d'Orry, en conservant les appointements. Peu auparavant, il avait cédé sous la même condition à M. de Verneuil, introducteur des ambassadeurs, sa charge de secrétaire du cabinet. Il mourut le 1er août 1740, âgé de quatre-vingt-dix ou onze ans (*Mémoires du duc de Luynes*, tome III, p 225; *Lettres du commissaire Dubuisson*, p. 631). En 1723, il avait fait faire par Rigaud son portrait et celui de sa femme.

2. Voyez ci-après l'appendice II.

3. D'après le post-scriptum de la lettre de Joseph Dubois du 10 janvier (ci-après, appendice II), il semble bien que le cardinal n'avait donné aucune instruction à ce sujet à son frère.

de Santa-Cruz[1], grand d'Espagne, et parfaitement espagnol, son ami particulier. A la première mention, Santa-Cruz monta aux nues[2]. Je lui en parlai après, et il me promit bien de tenir le prince de Rohan si roide et si ferme qu'il ne lui laisseroit rien passer. Le duc de Liria fut chargé de porter les présents du roi d'Espagne à sa future belle-fille au lieu de l'échange. Je le sus avant le départ de Madrid, et je lui rafraîchis tout ce que je lui avoit dit sur les prétentions que le prince de Rohan alloit produire ; et, outre que le marquis de Santa-Cruz étoit bien résolu de ne les pas souffrir, le duc de Liria me promit de le tenir de près, et d'avoir, à cet égard, toute la vigilance possible.

Dès qu'on fut arrivé des deux côtés au lieu de l'échange, c'est-à-dire à la dernière couchée des deux royaumes pour n'avoir plus qu'à passer dans l'île pour la cérémonie, quand tout seroit convenu[3], il fut d'abord question de tout

1. On a vu celui-ci désigné pour procéder à l'échange des princesses : tome XXXIX, p. 29, où Saint-Simon a annoncé par avance le présent récit.

2. Comparez cette locution avec « sauter en l'air », dans le tome XXXVII, p. 246. Saint-Simon raconta l'incident dès le 20 janvier au cardinal Gualterio : lettre publiée dans le tome XIX de 1873, p. 317.

3. Mlle de Montpensier arriva le 6 janvier à Saint-Jean-de-Luz, et l'Infante le même jour à Oyarzun, petite localité à peu de distance d'Irun (*Gazette*, p. 18 et 53). C'était de ces deux endroits que les princesses devaient partir le jour fixé pour l'échange. — Le voyage de Mlle de Montpensier avait duré près de six semaines, à cause des réceptions dans toutes les villes du parcours ; les intendants des provinces en rendirent compte à la cour (vol. *Espagne*, 307, 309 et 311); Ledran a résumé leurs rapports dans son Mémoire sur le double mariage qui forme au Dépôt des affaires étrangères le volume *Espagne* (Mémoires et documents) 150. On écrivait de Paris à la marquise de Balleroy le 2 janvier (lettre inédite) : « On se loue fort à la cour des fêtes qui ont été faites à Mlle de Montpensier pendant le voyage. Mme de Ventadour a écrit de Bordeaux que cette ville s'étoit signalée par la magnificence et par la variété. Lorsque Mlle de Montpensier fut prête à passer le Bec d'Ambez, elle fut reçue dans un bac magnifiquement orné et accompagné de barques remplies de symphonies. » La

régler. L'acte en soi de l'échange, ni les qualités du prince de Rohan et du marquis de Santa-Cruz ne firent point de difficulté, qualités dont je dirai un mot ensuite. Il n'y en eut point même de la part du marquis de Santa-Cruz sur ces mots de l'acte françois, signés par un secrétaire du cabinet du Roi : *conduite par le très Excellent Seigneur Son Altesse le prince de Rohan ;* ce n'étoit pas à Santa-Cruz à régler l'acte françois. Mais, quand de cet acte le prince de Rohan voulut se faire un titre pour avoir l'Altesse dans l'acte espagnol, le marquis de Santa-Cruz le rejeta avec tant de hauteur et une fermeté si décidée, que le prince de Rohan eut recours à des *mezzo termine*, devenus malheureusement chez nous si à la mode. Il proposa de ne point prendre d'Altesse dans l'acte françois si Santa-Cruz se contentoit de ne point prendre d'Excellence dans l'acte espagnol, en sorte que tous deux éviteroient entièrement toute qualification. Cela fut rejeté avec la même hauteur. Déchu de cet expédient, Rohan fit dire à Santa-Cruz que, en lui passant l'Altesse, il la lui passeroit aussi, s'il la vouloit prendre, et que de cette façon tout seroit accommodé avec un grand avantage pour Santa-Cruz. Santa-Cruz, avec son rire moqueur, répondit que Rohan et lui n'étoient pas princes, et qu'il seroit plaisant qu'ils imaginassent se faire princes l'un l'autre, de leur seule autorité, en se passant mutuellement l'Altesse, qui n'appartenoit ni à l'un ni à l'autre, et se moqua de la proposition avec beaucoup de mépris. Le prince de Rohan, qui avoit compté l'attraper en l'éblouissant de l'Altesse, se trouva extrêmement embarrassé et mortifié. Enfin, en sautant le bâton, il crut en retenir un bout par une proposition spécieuse qui revint à la première : c'étoit de se contenter respectivement de leurs noms et de celui de leurs emplois, sans nulle Altesse, ni Excellence, ni Excel-

Ruses, artifices, manèges du prince de Rohan tous inutiles auprès du marquis de Santa-Cruz, qui le force à céder sur ses chimères dans l'acte espagnol, dont j'ai la copie authentique et légalisée.

princesse séjourna à Bordeaux du 14 au 19 décembre (Chronique bordelaise publiée dans le tome LIV des *Archives historiques de la Gironde*, p. 115).

lentissime Seigneur ; mais cela fut encore refusé, et traité de réchauffé. Enfin, à bout de voie, Rohan se réduisit à une dernière ressource, dont il espéra que le fond secret échapperoit à Santa-Cruz. Ce fut que le prince de Rohan ne prendroit ni Altesse, ni Excellence, ni Excellentissime Seigneur, et qu'il consentiroit que Santa-Cruz prît l'Excellence et l'Excellentissime Seigneur. Mais ce prince par les appas de sa mère[1] avoit affaire à un homme trop avisé pour donner dans ce panneau. Santa-Cruz lui manda qu'il étoit las de tant de fantaisies, qui retardoient l'échange depuis deux jours et le voyage des princesses, et dont la plus longue durée, par des prétentions si déplacées, devenoit indécente par le retardement ; qu'en deux paroles, ils étoient tous deux grands de leur pays, et dans la même commission, chacun de la part de son maître, par conséquent égaux de tous points ; par conséquent, qu'il ne souffriroit pas la plus légère ombre de différence entre eux deux dans l'acte espagnol ; qu'il lui déclaroit donc qu'il y prendroit l'Excellence et l'Excellentissime Seigneur, qui est le traitement de tout temps établi pour les grands d'Espagne ; que les ducs de France ayant, depuis Philippe V, l'égalité avec eux, et les grands d'Espagne l'égalité avec les ducs de France, il prétendoit qu'il prît également comme lui l'Excellence et l'Excellentissime Seigneur dans l'acte espagnol ; que c'étoit son dernier mot ; qu'il n'écouteroit plus aucune sorte de proposition à cet égard ; qu'il le prioit de lui envoyer sur-le-champ sa dernière résolution, sur laquelle il prépareroit tout pour achever la cérémonie de l'échange, ou il feroit partir, dès le lendemain matin, l'Infante pour aller attendre, en lieu plus commode que celui où elle étoit, les ordres de Madrid, où il alloit dépêcher un courrier. Cette réponse si précise accabla le prince de Rohan. Il n'osa se commettre à l'éclat qui le menaçoit ; il craignit la colère du roi et de la reine

1. C'est-à-dire, que les appas de sa mère avaient fait prince.

d'Espagne, et qu'il ne lui en coûtât l'Altesse dans l'acte françois. Il céda donc tout court, et se consola par ce titre escroqué pour la première fois dans un acte signé par un homme du Roi[1]. C'est de la sorte que se bâtissent les titres de prince de nos gentilshommes françois, pièce à pièce, suivant le temps et les occasions, qu'ils épient et qu'ils saisissent aux cheveux[2].

L'échange se fit enfin le 9 janvier de cette année 1722[3], et, après les compliments réciproques et les présents du Roi aux Espagnols, chaque princesse et sa suite continua son voyage. Je passai une heure à Lerma chez Santa-Cruz, et le Liria en troisième, où ils me contèrent tout ce que je viens d'écrire, mais bien plus en détail, avec force gausseries[4] du Santa-Cruz sur la princerie. Il se retint sur les présents; mais il ne put s'empêcher de me montrer le sien en souriant, ni moi d'en hausser les épaules, sans nous parler d'un autre langage. En effet, ces pierreries en petit nombre étoient pitoyables. Sur celui du personnage principal de l'échange on peut juger de ce que furent les autres. Les Espagnols s'en moquoient tout haut, et

Présents du Roi aux Espagnols pitoyables.

1. Dans sa lettre du 10 janvier au cardinal (ci-après, appendice II), le prince de Rohan ne parle point de ces difficultés de titres; il énonce simplement les décisions prises pour la rédaction des divers actes de l'échange, et indique seulement qu'ils ne devaient être signés que par M. de la Roche pour l'Espagne et par Joseph Dubois pour la France. Mais le post-scriptum de la lettre de ce dernier du même jour, 10 janvier, fait bien connaître les prétentions de M. de Rohan, les refus du marquis de Santa-Cruz, et le subterfuge de l'Altesse dans l'acte français seulement, comme le rapporte Saint-Simon. Celui-ci raconta la chose au cardinal Gualterio dans sa lettre du 20 janvier (édition des *Mémoires* de 1873, tome XIX, p. 317).

2. L'abbé de Tencin écrivait à sa sœur (extrait donné par le baron de Vigan à la suite des *Mémoires du président Hénault*, 1854, p. 327): « Le cardinal de Rohan a eu tort de prendre le titre d'Altesse Sérénissime; il ne l'a jamais eu et personne ne le lui donne. »

3. Il va en reparler plus loin, p. 12.

4. *Gausserie*, moquerie, raillerie; il est bas, disait *l'Académie* en 1718.

j'en mourois de honte. Ce n'étoit pas l'occasion d'épargner cinquante mille écus, qui, répandus sur tous les présents, les auroient rendus dignes du monarque qui les faisoit; mais la canaille en retient toujours quelque coin, dans quelque élévation que l'aveugle fortune la pousse[1]. Dès que nous fûmes de retour à Madrid, je priai la Roche de vouloir bien, pour ma curiosité, m'expédier une copie des deux actes, l'un françois, l'autre espagnol, de l'échange, et de les signer pour les certifier véritables. Il les expédia et signa[2], et me les envoya, et ils sont actuellement sous mes yeux, dans le second portefeuille de mon ambassade[3], à l'heure que j'écris. Je connois les mensonges et les assertions hardies des gens à prétentions, et j'ai voulu avoir et conserver un titre paré de l'Excellence, et non Altesse, du prince de Rohan dans l'acte espagnol[4], et de son égalité en tout et partout avec

1. Au contraire, si l'on en croit les lettres du prince de Rohan et de Joseph Dubois (ci-après, à l'appendice II), les présents de la France surpassèrent ceux de l'Espagne; une lettre du cardinal du 12 décembre (Archives nationales, K 139, n° 12[1]) traite exclusivement de cette question des présents et considère ceux de France comme très supérieurs. Voyez le volume *Espagne* 306.

2. Ces deux mots sont en interligne.

3. Dans l'inventaire des papiers de notre duc fait à sa mort en 1755, on trouve sous le n° 132, cet article: « Deux portefeuilles de recueils concernant l'ambassade d'Espagne » (Armand Baschet, *Le duc de Saint-Simon, son cabinet*, p. 136). Malheureusement, le contenu de ces portefeuilles a été maladroitement réparti dans les volumes du fonds de la correspondance politique d'Espagne des années 1721 et 1722, où on en retrouve la plupart des pièces. L'original des deux expéditions délivrées par la Roche à Saint-Simon, l'une de l'acte espagnol, l'autre de l'instrument français, existe encore, avec la cote et le paraphe du notaire de la famille mis après le décès de notre auteur, dans le volume *Espagne* 299, fol. 347-350. Dans le texte français il y a « Très Excellent seigneur Son Altesse le prince de Rohan »; dans le texte espagnol: « Excellentissimo señor principe de Rohan ».

4. On a vu en effet dans la note précédente que l'acte français portait le titre d'Altesse, mais pas l'acte espagnol.

le marquis de Santa-Cruz, malgré[1] ses prétentions, ses diverses propositions, ses artifices et ses ruses.

Grands d'Espagne espagnols n'en prennent point la qualité dans leurs titres, et pourquoi.

J'ai réservé un mot à dire sur les autres titres, ou pour mieux dire qualités, qu'ils prirent et qui n'avoient point de difficulté. Les grands espagnols ne prennent jamais dans leurs titres la qualité de grands d'Espagne. S'il s'en trouve quelques-uns, ce n'est que bien peu, et depuis Philippe V, à l'exemple des François. La raison de [ne] la point prendre n'est qu'une rodomontade espagnole. Ils prétendent que leurs noms doivent être si connus que leur grandesse ne peut manquer de l'être en même temps qu'on entend leurs noms; mais le fond est le même qui leur fait cacher leur ancienneté avec tant de soin. En prenant la qualité de grands d'Espagne, les actes d'eux ou de leurs pères feroient foi du temps qu'ils auroient commencé à la prendre, et [cela] mettroit en évidence ce qu'ils veulent soustraire à la connoissance, et c'est la vraie raison, cachée sous la rodomontade, qui leur fait omettre la qualité qui fait leur essence et leur rang, tandis qu'ils n'omettent aucune de leurs charges, de leurs emplois, même de leurs commanderies dans les ordres de Saint-Jacques, de Calatrava, etc., qui sont communes à la plus petite noblesse, et à leurs propres domestiques actuels avec eux. Le prince de Rohan, si desireux d'être duc et pair malgré sa princerie, et dont l'habile mère disoit qu'il n'y avoit de solide que cette dignité, qui ne se pouvoit ôter comme les honneurs de prince, qui dépendoient toujours d'un trait de plume, et qu'elle ne seroit point contente qu'elle n'en vît son fils revêtu[2], le prince de Rohan, dis-je, ravi d'y être enfin parvenu, mais après la mort de sa mère, par la voie qu'on a vue ici alors[3], voulut, sûr du vrai et du solide, y faire surnager sa prin-

1. La fin de la phrase, depuis ce mot, a été ajoutée après coup dans le blanc resté à la fin du paragraphe.
2. Voyez notre tome XXV, p. 126.
3. Celle du cardinal de Rohan : *ibidem*, p. 124-129.

cerie, comme je l'ai expliqué alors ; voyant donc Santa-Cruz ne prendre point la qualité de grand d'Espagne, et prendre les autres qu'il avoit, [il] n'eut pas de peine à s'y conformer, et à saisir ainsi un air de négligence pour une chose qu'il avoit si fortement passionnée, et qu'il étoit si aise d'avoir mise dans sa maison et dans sa branche[1].

Avances singulières que le cardinal de Rohan me fait faire de Rome. Leur motif.

Puisque les Rohans se trouvent sous ma plume, encore un petit mot sur le cardinal, frère du prince de Rohan. Lui et son frère étoient les gens du monde avec qui, de tout temps, j'avois eu le moins de commerce. Sans division marquée, tout m'en avoit toujours éloigné. Nos sociétés avoient toujours été très différentes du temps du feu Roi, et toujours depuis, jusque-là même que le hasard ne nous faisoit point nous rencontrer. J'étois de la sorte avec eux, lorsque le cardinal s'en alla à Rome[2]. Il n'y fut pas plus tôt arrivé que les lettres que je recevois toutes les semaines, comme je l'ai dit ailleurs[3], du cardinal Gualterio, ne furent remplies que des éloges que le cardinal de Rohan lui faisoit de moi, et du desir extrême qu'il avoit de pouvoir mériter quelque part en mon amitié. On ne peut être plus étonné que je le fus d'avances si fortes, si continuelles, et auxquelles rien n'avoit donné lieu. Je connoissois assez le cardinal de Rohan pour être bien sûr que de pareilles démarches ne pouvoient être fondées [que] sur des vues qu'il pouvoit craindre que je ne traversasse, et, par cette raison, mes réponses polies et froides ne furent pas faites de manière à entretenir ces compliments ; mais ils persévérèrent toutes les semaines, s'échauffèrent de plus en plus, jusque là que Gualterio s'entremit pour m'engager d'amitié avec le cardinal de Rohan. Gualterio étoit trop sage et trop mesuré pour se

1. En effet dans les actes dont il vient d'être question, le prince de Rohan ne prend pas la qualité de duc et pair de Rohan-Rohan.

2. Il était arrivé dans cette ville le 31 mars 1721, pour le conclave (*Gazette*, p. 227).

3. Tome XIII, p. 112.

porter à cela de lui-même, et, par les compliments directs qu'il ajoutoit du cardinal de Rohan pour moi, qui l'en chargeoit en même temps, je ne pus pas douter que ce ne fût lui qui faisoit agir notre ami commun. Plus les efforts redoubloient à découvert, plus ils m'étoient suspects. Mais, venus jusqu'à ce point, ils m'embarrassoient, parce que je ne voulois point de liaison, encore moins d'engagement d'amitié avec un homme dont les intérêts, les engagements, la conduite, se trouvoient en opposition si entière avec les miens, et qu'il n'étoit pas possible de ne pas répondre à tant d'empressement d'une façon convenable à la naissance, à la dignité, et au personnage que faisoit le cardinal de Rohan. Je fis donc ce que je pus pour accorder toutes ces choses; mais, comme je n'ai jamais pu trahir mes sentiments, je crois que j'en vins mal à bout; car, après que cela eut duré pendant tout son séjour à Rome, tout tomba dès qu'il en fut parti, sans que jamais il en ait été mention depuis, et comme de chose non avenue. Le fait étoit que le cardinal Dubois lui avoit donné sa parole que, devenu cardinal par son secours, il le feroit entrer dans le Conseil en arrivant de Rome, et incontinent après déclarer premier ministre[1]. Le cardinal de Rohan, également dupe du fripon et de sa propre ambition, donna en plein dans ce panneau, dont un enfant se seroit gardé, parce qu'il étoit plus qu'évident que, si le cardinal Dubois se trouvoit en pouvoir de faire un premier ministre, il ne préfèreroit personne à lui-même, et se le feroit aux dépens de quelque parole qu'il eût pu donner, dont, même sur les moindres choses, il n'étoit rien moins qu'esclave. Cette réflexion si naturelle n'atteignit point le cardinal de Rohan. Persuadé par son ambition de la bonne foi d'un homme qui n'en eut jamais aucune, il ne pensa qu'à ranger les obstacles qu'il pourroit rencontrer. Il crut aisément qu'un premier

1. Voyez tome XXXVIII, p. 156 et 251.

ministre ne seroit pas de mon goût, bien moins encore un premier ministre cardinal, et qui se prétendoit prince. C'est ce qui l'engagea à toutes les avances, les flatteries, les fadeurs dont il me fit accabler pendant tout son séjour à Rome par le cardinal Gualterio, qu'il abandonna tout court quand il en fut parti, parce qu'il en sentit apparemment l'inutilité. C'est aussi ce qui précipita son retour le plus promptement qu'il lui fut possible après l'élection du Pape, pour me gagner de la main, tandis que j'étois encore en Espagne, et avant mon retour se faire bombarder[1] premier ministre. Il fut même assez imprudent, et assez entraîné par la certitude qu'il se figura là-dessus, pour en faire part au Pape en prenant congé de lui, et le dire franchement à plusieurs cardinaux et à d'autres, en sorte qu'il en laissa le bruit répandu et tout commun à Rome[2]. Porté sur les ailes d'une si ferme et si douce espérance, il arriva à Paris le 28 décembre 1721[3].

Sottise énorme du cardinal de Rohan partant de Rome.

Échange des princesses dans l'île des Faisans. Présents et prostitution de rang de la reine douairière d'Espagne, à qui je procure un paiement sur ce qui lui étoit dû.

Tout enfin étant réglé et prêt pour l'échange, l'Infante partit le 9 janvier d'Oyarzun[4], et Mlle de Montpensier de Saint-Jean-de-Luz, avec chacune tout leur accompagnement, et se trouvèrent en même temps vis-à-vis l'île des Faisans, où elles entrèrent en même temps. Elles n'y demeurèrent que ce qu'il falloit pour les compliments réciproques et les choses nécessaires pour l'échange, et en sortirent en même temps : l'Infante menée par le prince de Rohan, et Mlle de Montpensier par le marquis de Santa-Cruz[5]. Elles couchèrent l'une à Saint-Jean-de-

1. Tome I, p. 66.

2. Saint-Simon dut apprendre cela par le cardinal Gualterio.

3. Notre auteur fait erreur : c'est le 28 janvier 1722, et non le 28 décembre 1721, qu'il arriva à Paris ; il avait quitté Rome le 10 décembre (*Gazette*, 1722, p. 22 et 60).

4. Saint-Simon écrit *Oyarson* ; nous avons parlé de ce village plus haut, p. 4, note 3.

5. La relation de la cérémonie de l'échange des princesses est dans le volume *Espagne* 299, fol. 342, et dans le mémoire de Ledran

Luz, l'autre à Oyarzun, et poursuivirent le lendemain leur voyage. La pauvre reine douairière d'Espagne s'épuisa pour elles en présents magnifiques de pierreries et de bijoux, à leur passage à Bayonne, et, par une prostitution de flatterie qu'elle apprenoit de ses extrêmes besoins, elle voulut traiter Mlle de Montpensier en princesse des Asturies, et comme si elle eût déjà été mariée : elle lui donna un fauteuil et la visita chez elle ; pendant la séance du fauteuil, les duchesses passèrent dans un autre endroit avec la camarera-mayor de la reine[1]. Je me servis de tout ce que cette pauvre reine avoit fait pour toucher le roi et la reine d'Espagne pour lui procurer quelque secours sur ce qui lui étoit dû, qui étoit fort

(*Espagne*, Mémoires et documents, 150) ; voyez aussi celle de Joseph Dubois publiée par le comte de Seilhac, *L'abbé Dubois*, tome II, p. 249-252, le récit du *Mercure* de janvier 1722, p. 175-181, et l'ouvrage de Mgr Baudrillart, tome II, p. 494-497 ; à la Bibliothèque nationale les imprimés cotés Lb[38] 193 et 200 sont des relations du voyage des deux princesses en France ; la seconde a pour auteur J.-F. Harlay. Le comte de Pimodan a raconté ces événements dans son récent ouvrage *Louise-Élisabeth d'Orléans, reine d'Espagne* (1922). Les exemplaire des actes restés entre les mains des Français sont dans les volumes *Espagne* 299, fol. 346-350, et *Espagne* 312. Sur l'attitude de la jeune Infante, on trouvera des détails dans la lettre du prince de Rohan du 10 janvier (ci-après, appendice II) ; on remit à la petite princesse une lettre autographe du roi Louis XV, datée du 5, dont nous donnons aussi le texte.

1. Sur les présents de la reine douairière d'Espagne à Mlle de Montpensier et sur le fauteuil qu'elle lui fit donner, M. de Caumartin de Boissy écrivait (*les Correspondants de Balleroy*, tome II, p. 420) : « On mande de Bayonne que, dans les visites réciproques que la reine douairière d'Espagne et la princesse d'Orléans se sont rendues, la reine n'avoit jamais voulu s'asseoir dans le fauteuil qui lui avoit été préparé que la princesse n'en eût un semblable. Outre un diamant d'un grand prix dont la reine a fait présent à la princesse, on compte encore un étui garni de diamants, une montre d'or et une tabatière d'or aussi garnies de diamants. Avant la séparation la reine envoya à la princesse une commode garnie de porcelaines anciennes de la Chine, dont toutes les pièces étaient garnies d'or, avec une épée et une canne garnies de diamants pour le prince des Asturies. »

considérable et fort en arrière, et j'en obtins enfin un payement assez gros ; mais ce fut tout, et je ne pus en obtenir depuis. Bayonne passé, le prince de Rohan, dont la magnificence avoit été sans table et momentanée, prit la poste et gagna Paris[1], où il rendit compte de ce qui s'étoit passé, et de ce qu'il avoit vu ou voulu voir de l'Infante. Le marquis de Santa-Cruz dépêcha quelqu'un à Lerma, et ne vint qu'avec Mlle de Montpensier, qui se trouva seule entre les mains des Espagnols, sans aucune dame, ni femme, ni domestique françois, dont aucun, sans exception, ne passa la Bidassoa, comme on en étoit sagement convenu. Pour l'Infante, elle fut uniquement suivie de doña Maria de Niévès, sa gouvernante[2], qui, à cause de son petit âge, devoit passer quelques années en France auprès d'elle, et qui avoit toute la confiance de la reine sa mère. Ces gouvernantes d'infants et d'infantes, pour le dire en passant, n'approchent point de la volée des gouvernantes des enfants de France, et sont prises d'entre les *señoras de honor*, ou parmi des femmes de cet étage. Pour les infants cadets, leurs gouverneurs ne sont pas plus relevés, hors des circonstances de nécessité ou de faveur, comme il est arrivé dans les suites aux fils de la reine. Mais, à l'égard du prince aîné et successeur, leurs gouverneurs sont toujours des seigneurs fort distingués.

Je vais faire la révérence à Leurs Majestés Catholiques. Matière de cette audience. Conte singulièrement plaisant

Tandis que Mlle de Montpensier continuoit son voyage, la quarantaine de mon exil s'avançoit aussi, et finit justement deux jours avant son arrivée à Lerma. Les bontés de Leurs Majestés Catholiques redoubloient pour moi, et les soins et les attentions obligeantes de toute leur cour, qui peu à peu s'étoit rendue fort nombreuse, et tellement que le roi, ne pouvant vivre à Lerma aussi retiré qu'il

1. Ce fut seulement à Bordeaux que le prince de Rohan quitta le cortège ; il adressa encore une lettre à Dubois de Bazas le 22 janvier sur le voyage.

2. Tome XXXIX, p. 55.

avoit accoutumé d'être à Madrid et dans ses maisons de plaisance, où personne ne le suivoit au delà du pur nécessaire, voulut aller à Ventosilla, petit château et bourg à quelques lieues de Lerma[1], avec la reine et le plus court indispensable, d'où il ne revint à Lerma que le 15 janvier pour[2] l'arrivée de la princesse. Ils avoient eu la bonté de me faire dire plusieurs fois qu'ils vouloient me voir dès le lendemain de ma quarantaine finie, et moi, qui savois la crainte que le roi avoit de la petite vérole, je résistai jusqu'à un commandement absolu, auquel il fallut obéir, quoique fort rouge[3], à quoi le grand froid contribuoit beaucoup, quelques drogues qu'on m'eût fait employer pour me dérougir[4]. J'allai donc pour la première fois à Lerma faire la révérence et tous mes remerciements à Leurs Majestés Catholiques, le matin du 19 janvier[5].

par où elle finit.

Après les compliments et les propos qui suivirent sur ma petite vérole, les soins et la capacité de M. Higgins, etc., je parlai de la promotion que l'Empereur s'avisoit de faire de chevaliers de la Toison d'or en nombre, de laquelle étoit le fils aîné du duc de Lorraine, qui préparoit une grande pompe pour en donner le collier à ce prince au nom de l'Empereur[6]. J'avois reçu un ordre exprès de traiter expressément cette matière dans ma première audience, que la petite vérole avoit retardée jusqu'alors; de tâcher d'empêcher le roi d'Espagne de montrer trop de ressentiment de cette entreprise, pour ne

1. Philippe et Élisabeth s'étaient transportés à Ventosilla dès le 20 décembre (*Gazette*, p. 43), parce qu'ils se trouvaient trop mal dans le château délabré de Lerma (notre tome XXXIX, p. 53).

2. Les quatre derniers mots sont en interligne, au-dessus de *deux ou trois jours avant*, biffé. — Voyez la *Gazette*, p. 66.

3. Quoique je fusse encore fort rouge.

4. *L'Académie* de 1718 donnait ce verbe en l'appliquant justement aux marques rouges de la petite-vérole.

5. Voyez la lettre de Saint-Simon au Roi, du 22 janvier, dans Drumont, *Lettres et dépêches de l'ambassade d'Espagne*, p. 225.

6. Il a été parlé de cette promotion dans le tome XXXIX, p. 45.

pas troubler la négociation qui s'ouvroit au congrès de Cambray, et où cette prétention[1] sur la Toison devoit être discutée et réglée en faveur de l'Espagne, par les mesures que la France avoit prises là-dessus ; en même temps de faire sentir la partialité si publique du duc de Lorraine pour l'Empereur, si promptement après avoir obtenu des réponses de la générosité de Sa Majesté Catholique pleines d'espérances sur la grâce qu'il lui avoit demandée de vouloir bien consentir à ce qu'il fût compris dans la paix générale et que son accession y fût reçue ; et j'étois chargé de porter le roi d'Espagne à lui faire acheter désormais ce consentement par beaucoup de délais, et de fatiguer longuement l'inquiétude et la patience de ce prince là-dessus. Je m'acquittai donc de cette commission dans les termes qui m'étoient prescrits, et je n'eus pas grand peine à réussir dans les deux points qu'elle renfermoit[2]. Le roi et la reine me parurent piqués de l'entreprise de l'Empereur, qu'il ne pouvoit fonder que sur sa souveraineté des Pays-Bas, où les premières promotions de la Toison s'étoient faites. Mais Philippe le Bon avoit institué cet ordre comme duc de Bourgogne, et non comme seigneur des Pays-Bas. Il est vrai qu'à ce titre cet ordre auroit dû suivre le duché de Bourgogne, et le Roi par conséquent en être devenu grand maître. Mais nos rois, ne s'en étant jamais souciés, ayant leurs propres ordres institués par eux, et n'ayant pas voulu embarrasser la cession du duché de Bourgogne, que Louis XI saisit et occupa à la mort de Charles, dernier duc de Bourgogne, sur son héritière, comme fief masculin et première pairie de France, reversible de droit par sa nature à la couronne, faute d'hoirs mâles, n'avoient jamais montré de

1. Écrit *prétentition*, par mégarde.
2. Dans sa lettre du 22 janvier au cardinal Dubois, Saint-Simon rend compte de sa conversation à ce sujet avec les souverains espagnols, mais avec beaucoup moins de développements que ceux qu'il va donner dans les *Mémoires* : voyez Drumont, p. 237-238.

prétention sur la grande maîtrise de l'ordre de la Toison, qu'ils n'avoient point contestée. Les rois d'Espagne s'en étoient mis en possession comme issus de l'héritière du dernier duc de Bourgogne[1], auxquels Philippe V ayant succédé, il devoit, par conséquent, succéder aussi à la grande maîtrise de cet ordre, à laquelle même personne ne lui avoit formé aucune difficulté là-dessus à la paix d'Utrecht, qui étoit prise pour base du traité à achever entre l'Empereur et le roi d'Espagne, duquel, en attendant, il étoit tacitement reconnu pour tel. Néanmoins, Leurs Majestés Catholiques n'eurent pas de peine à vouloir bien mépriser extérieurement cette entreprise, pourvu que justice leur en fût faite à Cambray, et que la France s'engageât de plus en plus à leur y faire céder l'ordre de la Toison. A l'égard du duc de Lorraine, ils me témoignèrent qu'ils n'avoient pas besoin de cette épreuve pour savoir à quoi s'en tenir sur l'attachement sans bornes du duc de Lorraine, à l'exemple de ses pères, pour la maison d'Autriche, et de sa préférence pour les intérêts et les volontés de l'Empereur sur toute autre considération ; en même temps que, sans montrer en faire plus de cas qu'il ne convenoit d'un si petit prince, il étoit bon de le faire languir incertainement et longuement sur l'agrément qu'il recherchoit d'être compris dans la paix générale, et de lui faire doucement sentir, aux occasions qui s'en pourroient présenter, le peu de considération qu'il méritoit des deux couronnes.

L'audience se tourna ensuite en conversation. Ils me firent l'honneur de me parler du cardinal Borgia, arrivé de Rome à Lerma depuis peu de jours, et de ce qu'il leur avoit conté de ce pays-là. Dans le cours de cette conversation sur Rome, le roi se mit à rire, regarda la reine,

1. Marie de Bourgogne, fille unique de Charles le Téméraire, épousa le 20 août 1477 Maximilien, archiduc d'Autriche, puis empereur, et mourut le 25 mars 1482, à vingt-cinq ans ; son fils et héritier, Philippe-le-Beau, avait épousé Jeanne la Folle, fille unique des Rois Catholiques et leur avait succédé.

et me dit qu'il leur avoit conté la plus plaisante chose du monde. Je souris, comme pour lui demander quoi, sans oser rien dire. Il regarda encore la reine, et lui dit : *Cela n'est pas trop bien à dire ;* puis : *Lui dirons-nous ? — Pourquoi non ?* répondit la reine. — *Mais,* me dit le roi, *c'est donc à condition que vous n'en parlerez à qui que ce soit, sans exception.* Je le promis, et j'ai tenu exactement parole : j'en parle ici pour la première fois, après la mort du roi d'Espagne et de ceux que cela regardoit, et je le laisserai apprendre à qui lira ces *Mémoires*, si jamais après moi quelqu'un leur fait voir le jour ; alors il n'y auroit plus personne que cette histoire puisse intéresser par rapport à celui qu'elle regarde. Le roi me fit donc l'honneur de me conter que le cardinal Borgia lui avoit dit que le cardinal de Rohan, avec toute sa magnificence et les agréments de ses manières flatteuses, remportoit peu de crédit et de réputation de Rome, où ses fatuités et le soin de sa beauté, quoique à son âge, avoit été jusqu'à se baigner souvent dans du lait pour se rendre la peau plus douce et plus belle ; que, quelque secret qu'il y eût apporté, la chose avoit été sue avec certitude, et avoit indigné les dévots, et attiré le mépris et les railleries des autres ; et là-dessus le roi et la reine à commenter, et eux et moi à rire de tout notre cœur ; car le roi fit ce conte le mieux et le plus plaisamment du monde, et les commentaires aussi. Je les assurai que je n'en étois point scandalisé, parce que je connoissois depuis longtemps quel étoit ce Père de l'Église. Je n'en dis pas davantage ; le terrain n'étoit pas propre à faire mention de la Constitution que le P. Daubenton avoit fabriquée tête à tête avec le cardinal Fabroni, créature fidèle des jésuites et maître audacieux de Clément XI, et par eux affichée et publiée à son insu, et sans la lui avoir montrée, comme je l'ai raconté ici en son temps [1], et dont le cardinal de

1. Tomes XXIII, p. 394-396, et XXIV, p. 101-103.

Rohan a su tirer tant de grands partis pour soi et pour les siens.

Cette audience se termina par toutes les bontés possibles de Leurs Majestés Catholiques. J'eus aussi tout lieu de me louer extrêmement de l'empressement de toute la cour, et de tout genre, à me témoigner la joie de me revoir en bonne santé après une si dangereuse maladie. J'allai après faire ma cour un moment au prince des Asturies, qui me reçut avec les mêmes bontés qu'avoient fait le roi et la reine, qui tous trois me parurent fort aises de l'arrivée de la princesse, et fort impatients de la voir. En effet, étant retourné dîner en mon quartier[1], j'appris que Leurs Majestés Catholiques, avec le prince des Asturies, étoient montés avec des habits communs, et sans aucune sorte d'accompagnement, dans un carrosse de suite du duc del Arco, qui alloit de leur part complimenter la princesse à Cogollos, lieu assez mauvais à quatre lieues de Lerma[2], qui en font huit comme celles de Paris à Versailles, où elle devoit arriver de bonne heure, ce même jour, 19 janvier[3]. Le duc del Arco la trouva arrivée. Il dit le mot à l'oreille au marquis de Santa-Cruz, pour qu'il avertît la duchesse de Montellano et les dames de se contenir ; puis, introduit chez la princesse, il lui fit son compliment, qu'il allongea exprès pour donner à sa royale suite le temps de la bien considérer. Ensuite il lui demanda la permission de lui présenter une dame et deux cavaliers de sa suite qui avoient un grand empressement de lui rendre leurs respects. Une dame, venue avec deux hommes à la suite d'un troisième, gâta tout le mystère. La princesse se douta de la

Le roi, la reine et le prince des Asturies vont, comme à la suite du duc del Arco, voir la princesse à Cogollos.

1. C'est-à-dire, à Villalmanzo. C'est ce jour-là que Saint-Simon écrivit au cardinal Gualterio le commencement de sa lettre datée du 20 janvier qui a été imprimée dans le tome XIX de l'édition des *Mémoires* de 1873, p. 314 et suivantes.

2. Au nord de Lerma, sur la route de Burgos.

3. Saint-Simon a mis par erreur *29 janvier* dans son manuscrit.

qualité de ces suivants, se jeta à leurs mains pour les baiser, et en fut aussitôt embrassée. La visite se passa en beaucoup d'amitiés d'une part, de respects et de reconnoissance de l'autre, et, au bout d'un quart d'heure, Leurs Majestés remontèrent en carrosse, et arrivèrent fort tard à Lerma[1].

Je vais saluer la princesse à Cogollos, puis à Lerma, à son arrivée.

J'étois convenu avec Maulévrier, qui ce même jour étoit revenu avec moi de Lerma dîner chez moi, qu'il s'y rendroit le lendemain matin de son quartier, à une lieue du mien, entre six et sept du matin, pour partir ensemble avec tous mes carrosses et nos suites pour aller saluer la princesse à Cogollos. C'étoit huit lieues à faire, c'est-à-dire seize de ce pays-ci, aller et venir. Il falloit avoir le temps de manger un morceau chez moi au retour, et nous trouver à Lerma pour l'arrivée de la princesse. Nous partîmes donc ensemble à sept heures précises, et les mules nous menèrent grand train. Nous fûmes introduits chez la princesse, qui achevoit de s'habiller ; nous lui fûmes présentés ; puis je lui présentai le comte de Céreste, mes enfants, le comte de Lorge et MM. de Saint-Simon. La duchesse de Monteillane, les autres dames, Santa-Cruz

1. Voici comment Saint-Simon racontait cette aventure dans sa dépêche au Roi du 22 janvier (Drumont, p. 226) ; on pourra noter quelques différences, qui montreront comment les récits des Mémoires peuvent être déformés : « Le roi d'Espagne se déroba lui-même avec la reine et Mgr le prince des Asturies, sans que personne de leur cour en eût connoissance, dans l'impatience de voir eux-mêmes la princesse. Ils entrèrent chez elle un moment après que le duc del Arco eut fait son compliment et qu'il en eut demandé la permission à la princesse comme pour des gens de sa suite qui avoient la curiosité de la voir. Personne de ceux qui étoient à Cogollos n'avoit part à la confidence ; mais aucun n'osa faire semblant de rien. Fort peu de temps après que LL. MM. Cath. furent entrées, M. le duc del Arco dit à la princesse que ses domestiques étoient devenus ses maîtres, et cette galanterie ne déconcerta point la princesse, que le roi, et surtout la reine, embrassèrent très tendrement et à plusieurs reprises. Leur visite dura une heure debout en présence de tout le monde. » Le récit de la *Gazette*, p. 77-78, est entièrement conforme, et même plus clair.

aussi, firent tout ce qu'ils purent pour que la princesse nous dît quelque mot, sans avoir pu y parvenir; ils y suppléèrent par toutes les civilités possibles[1]. Nous n'avions pas de temps à perdre; moins d'un quart d'heure acheva ce devoir, et nous revînmes chez moi manger un morceau à la hâte, qui fut servi à l'instant, et nous nous en allâmes aussitôt après à Lerma, dont bien nous prit: car nous n'y attendîmes pas une demi-heure.

Dès que j'y fus arrivé, je montai chez le marquis de Grimaldo, quoique je l'eusse vu chez lui la veille. Sa chambre étoit au bout d'une très grande salle où on avoit fait un retranchement pour servir de chapelle. J'avois affaire encore une fois au nonce; je craignois qu'il se souvînt de ce qui s'étoit passé à la signature, et je ne voulois pas donner prise au cardinal Dubois[2]. Je ne vis donc qu'imparfaitement la réception de la princesse, au-devant de laquelle le roi, la reine, qui logeoient en bas, et le prince se précipitèrent, pour ainsi dire, presque jusqu'à la descente du carrosse[3], et je remontai vite à la chapelle, que j'avois déjà reconnue allant chez Grimaldo.

Chapelle. J'y précède tranquillement le nonce sans faire semblant de rien. Rare

Le prié-Dieu[4] du roi étoit placé vis-à-vis de l'autel, à peu de distance des marches[5], précisément comme le prie-Dieu du Roi à Versailles, mais plus près de l'autel, avec deux carreaux à côté l'un de l'autre. La chapelle étoit vuide de courtisans. Je me mis à côté du carreau du

1. En faisant part à Dubois de cette petite expédition (Drumont, p. 241), il ne dit mot de ce mutisme de la princesse.

2. On a vu dans le tome XXXVIII, p. 305-309, que Dubois lui avait prescrit de précéder en toute occasion le nonce et tous autres.

3. Ils étaient à dîner, et néanmoins quittèrent la table et allèrent au-devant de la princesse jusqu'à la porte de la cour du palais, dit la *Gazette*, p. 78.

4. Forme relevée dès le tome III, p. 82; deux lignes plus loin, il y a bien *prie-Dieu* dans le manuscrit, et Saint-Simon va employer alternativement les deux formes.

5. Après ce mot, Saint-Simon a biffé *avec deux carreaux,* qui va se retrouver plus loin.

et plaisante ignorance du cardinal Borgia, qui célèbre le mariage, dont la cérémonie extérieure est différente en Espagne.

roi, à droit tout au bord en dehors du tapis, et je m'amusai là mieux que je ne m'y étois attendu. Le cardinal Borgia, pontificalement revêtu, étoit au coin de l'épître, le visage tourné à moi, apprenant sa leçon entre deux aumôniers en surplis, qui lui tenoient un grand livre ouvert devant lui. Le bon prélat n'y savoit lire ; il s'efforçoit, lisoit tout haut et de travers. Les aumôniers le reprenoient ; il se fâchoit et les grondoit, recommençoit, étoit repris de nouveau, et se courrouçoit de plus en plus jusqu'à se tourner à eux et à leur secouer le surplis. Je riois tant que je pouvois, car il ne s'apercevoit de rien, tant il étoit occupé et empêtré de sa leçon. Les mariages en Espagne se font l'après-dînée, et commencent à la porte de l'église, comme les baptêmes. Le roi, la reine, le prince et la princesse y arrivèrent avec toute la cour, et fut annoncé tout haut[1]. *Qu'ils attendent,* s'écria le cardinal èn colère ; *je ne suis pas prêt.* Ils s'arrêtèrent en effet, et le cardinal continua sa leçon, plus rouge que sa calotte et toujours furibond. Enfin il s'en alla à la porte, où cela dura assez longtemps. La curiosité m'auroit fait suivre, sans la raison de conserver mon poste. J'y perdis du divertissement ; car je vis arriver le roi et la reine à leur prié-Dieu, riants et se parlant, et toute la cour riant aussi. Le nonce, arrivant à moi, me marqua sa surprise par gestes, et répétant : *Signore, signore* ; et moi, qui avois résolu de n'y rien comprendre, je lui montrai le cardinal en riant, et lui reprochai de ne l'avoir pas mieux instruit pour l'honneur du sacré collége. Le nonce entendoit bien le françois, et l'écorchoit fort mal. Cette plaisanterie et l'air ingénu dont je la faisois, sans faire semblant des démonstrations du nonce, fit si heureusement diversion, qu'il ne fut plus question d'autre chose[2], d'autant plus

Célébration du mariage l'après-dîner du 20 janvier.

1. Saint-Simon a mis le singulier avec intention, parce que le roi seul fut annoncé.

2. Dans sa dépêche au Roi, Saint-Simon dit (Drumont, p. 228) : « J'ai eu soin, suivant les commandements de Votre Majesté, de me

que le cardinal y donna lieu de plus en plus en continuant la cérémonie, pendant laquelle il ne savoit ni où il en étoit, ni ce qu'il faisoit, repris et montré à tout moment par ses aumôniers, et lui bouffant contre eux, en sorte que le roi ni la reine ne purent se contenir, ni personne de ce qui en fut témoin. Je ne voyois que le dos du prince et de la princesse à genoux, sur chacun un carreau, entre le prie-Dieu et l'autel, et le cardinal en face, qui faisoit des grimaces du dernier embarras. Heureusement je n'eus là affaire qu'au nonce, le majordome-major du roi s'étant placé à côté de son fils, capitaine des gardes en quartier, au bord de la queue du tapis du prié-Dieu. Les grands étoient en foule autour, et tout ce qu'il y avoit de gens considérables, et le reste remplissoit toute la chapelle à ne se pouvoir remuer.

Parmi ce divertissement que ce pauvre cardinal donnoit à tout ce qui le voyoit, je remarquois un contentement extrême dans le roi et la reine de voir accomplir ce mariage. La cérémonie finie, qui ne fut pas bien longue, pendant laquelle personne ne se mit à genoux que le roi et la reine, et, où il le fallut, les deux mariés, Leurs Majestés Catholiques se levèrent et se retirèrent vers le coin gauche du bas de leur drap de pied, et se parlèrent bas peut-être l'espace d'un bon *Credo*, après quoi la reine demeura où elle étoit, et le roi vint à moi, qui étois à la place où j'avois toujours été pendant la cérémonie. Le roi arrivé à moi me fit l'honneur de me dire : « Monsieur, « je suis si content de vous en toutes manières, et de celle « en particulier dont vous vous êtes acquitté de votre am- « bassade auprès de moi, que je veux vous donner des mar- « ques de ma satisfaction, de mon estime et de mon ami- « tié. Je vous fais grand d'Espagne de la première classe[1],

Je suis fait grand d'Espagne de la première classe conjointement avec un de mes fils à mon choix, pour en jouir

conserver le premier lieu en toutes ces fonctions, en quoi je n'ai pas trouvé la moindre difficulté, ni témoigné non plus la moindre affectation. »

1. Ces quatre mots ont été ajoutés en interligne.

actuellement l'un et l'autre, et la Toison donnée à l'aîné sans choix. Je donne à l'instant la grandesse au cadet. Remerciement; compliments de toute la cour.

« vous et en même temps celui de vos deux fils que vous « voudrez choisir pour être grand d'Espagne et en jouir « en même temps que vous, et je fais votre fils aîné che- « valier de la Toison d'or. » Aussitôt je lui embrassai les genoux, et je tâchai de lui témoigner ma reconnoissance et mon desir extrême de me rendre digne des grâces qu'il daignoit répandre sur moi, par mon attachement, mes très humbles services et mon plus profond respect. Puis je lui baisai la main, et me tournai pour faire appeler mes enfants, qui furent quelques moments à être avertis et à venir jusqu'à moi, que j'employai en remerciements redoublés. Dès qu'ils approchèrent, j'appelai le cadet, et lui dis d'embrasser les genoux du roi, qui nous combloit de grâces, et qui le faisoit grand d'Espagne avec moi. Il baisa la main du roi en se relevant, qui lui dit qu'il étoit fort aise de ce qu'il venoit de faire. Je lui présentai après l'aîné pour le remercier de la Toison, et qui se baissa fort bas seulement et lui baisa la main. Dès que cela fut fait, le roi alla vers la reine, où je le suivis avec mes enfants. Je me baissai fort bas devant la reine; je lui fis mon remerciement particulier, puis lui présentai mes enfants, le cadet le premier, l'aîné après. La reine nous reçut avec beaucoup de bonté et nous dit mille choses obligeantes, puis se mit en marche avec le roi, suivis du prince, qui donnoit la main à la princesse, que nous saluâmes en passant, et retournèrent dans leur appartement. Je voulus les suivre; mais je fus comme enlevé par la foule qui s'empressa autour de moi à me faire des compliments. J'eus grande attention à répondre à chacun le plus convenablement, et à tous le plus poliment qu'il me fut possible, et, quoique je ne m'attendisse à rien moins qu'à recevoir ces grâces dans ce moment, et que je n'eusse qu'une certitude vague par Grimaldo, et de lui-même et indéfinie pour le temps, il me parut depuis que toute cette nombreuse cour fut contente de moi.

J'affectai fort de témoigner aux grands d'Espagne que

j'avois toute ma vie eu une si haute idée de leur dignité, que, encore que j'eusse l'honneur d'être revêtu de la première du royaume de France, je me trouvois fort honoré de l'être de la leur. Je n'en dissimulai pas ma joie, ni combien j'étois sensible au bonheur de mon second fils, pour lequel je leur demandai leurs bontés. Je n'oubliai pas aussi de témoigner aux chevaliers de la Toison combien j'étois touché de l'honneur que mon fils aîné recevoit, et moi avec lui de sa promotion à ce noble et grand ordre, et je tâchai de n'oublier rien de tout ce qui pouvoit le plus leur marquer l'estime que je faisois des Espagnols, et des dignités et des honneurs de l'Espagne, et répondre le mieux à l'empressement, pour ne pas dire à l'accablement de leurs compliments à tous, ainsi que ma reconnoissance pour les bontés et les grâces que je recevois de Leurs Majestés Catholiques. Mes enfants, que la foule qui fondoit sans cesse sur nous sépara bientôt de moi, firent de leur mieux de leur côté, et cela dura plus d'une heure dans sa force, et longtemps après de ceux de moindre qualité, qui n'avoient pu nous approcher plus tôt, et que je tâchai, suivant leurs degrés, de ne pas moins bien recevoir et répondre que j'avois fait aux autres. Je ne me contentai pas d'avoir vu Grimaldo dans cette foule ; dès que je fus un peu débarrassé, je remontai chez lui et lui fis les remerciements que je lui devois avec grande effusion de cœur. J'étois, en effet, au comble de ma joie de [me] voir arriver au seul but qui m'avoit fait desirer l'ambassade en Espagne, et je le lui devois presque entièrement[1].

1. Ce dernier membre de phrase a été ajouté après coup à la fin du paragraphe. — On peut voir dans les dépêches de Saint-Simon l'expression de sa joie et ses remerciements au Roi, au Régent, au cardinal Dubois (Drumont, p. 229-230, 242-243 et 247). Tous les documents officiels relatifs à la grandesse de Saint-Simon ont été imprimés dans le tome XXI et supplémentaire de l'édition des *Mémoires* de 1873, p. 349 et suivantes. Mathieu Marais écrivait dans ses *Mémoires* (tome II, p. 233) : « Le roi d'Espagne a donné la Toison au fils aîné

Je me propose, sans en avoir aucun ordre, et contre tout exemple en Espagne, de rendre public le coucher des noces du prince et de la princesse des Asturies, et je l'exécute et je l'obtiens.

Revenons maintenant un moment sur nos pas pour reprendre de suite ce que j'ai omis, pour ne le pas interrompre. La modestie et la gravité des Espagnols ne leur permet pas de voir coucher des mariés : le souper des noces fini, il se fait un peu de conversation, assez courte, et chacun se retire chez soi, même les plus proches parents, hommes et femmes de tout âge ; après quoi les mariés se déshabillent chacun en son particulier, et se couchent sans témoins que le peu de gens nécessaires à les servir, tout comme s'ils étoient mariés depuis longtemps. Je n'ignorois pas cette coutume, et je n'avois reçu aucun ordre là-dessus. Néanmoins, prévenu des nôtres[1], je ne pouvois regarder comme bien solide un mariage qui ne seroit point suivi de consommation au moins présumée.

On étoit convenu, à cause de l'âge et de la délicatesse du prince des Asturies, qu'il n'habiteroit avec la princesse que lorsque Leurs Majestés Catholiques le jugeroient à propos, et on comptoit que ce ne seroit d'un an, tout au moins. Je témoignai ma peine là-dessus au marquis de Grimaldo, à Lerma ; je n'y gagnai rien ; il étoit Espagnol, et il ne fit que tâcher de me rassurer sur une chose où il ne voyoit pas qu'il se pût rien changer. Outre que je n'eus que quelques moments avec lui, je crus ne devoir pas insister, et au contraire lui laisser croire que je me tenois pour battu, de peur que, s'il apercevoit plus d'opiniâtreté, et que j'en voulusse parler au roi et à la reine, il ne me gagnât de la main à l'instant, et les prévînt à maintenir la coutume établie, et qui, jusqu'alors, n'avoit jamais été enfreinte, mais résolu à part moi de n'en pas demeurer là, puisque, au pis aller, je ne réussirois pas, et que ma tentative demeureroit ignorée. Ainsi, dans l'au-

du duc de Saint-Simon et a fait le cadet grand d'Espagne de la première classe. Ce sont de beaux présents de noces, qui relèveront bien cette maison, et elle en avoit besoin. »

1. De nos coutumes.

dience que j'eus à Lerma et que j'ai racontée, après avoir fini ce qui regardoit la Toison de l'Empereur et le duc de Lorraine, je me mis à parler du mariage, et, de l'un à l'autre, de la consommation, en approuvant fort le délai que demandoit l'âge et la délicatesse du prince. De là je vins à la joie que recevroit M. le duc d'Orléans d'en apprendre la célébration, et je me mis à les flatter sur l'extrême honneur qu'il recevoit de ce grand mariage, de sa sensibilité là-dessus, et plus, s'il se pouvoit encore, d'un gage si précieux et si certain du véritable retour de l'honneur des bonnes grâces de Leurs Majestés Catholiques, que j'étois témoin qu'il avoit toujours si passionnément desiré. Je fis là une pause pour voir l'effet de ce discours, et, comme il me parut répondre au dessein qui me l'avoit fait tenir, je m'enhardis à ajouter que plus cet honneur étoit grand et si justement cher à M. le duc d'Orléans, plus il étoit envié de toute l'Europe et des François mal intentionnés pour le Régent, et plus la solidité du mariage lui étoit importante ; que je n'ignorois pas les usages sages et modestes de l'Espagne, mais que je n'en étois pas moins persuadé qu'ils se pouvoient enfreindre en faveur d'un objet aussi grand que l'étoit le dernier degré de solidité dans un cas aussi singulier, et que je regarderois comme le comble des grâces de Leurs Majestés pour M. le duc d'Orléans, et de la certitude de ce retour si précieux, si cher et si passionné, du retour pour lui de l'honneur de leur amitié, en même temps la marque la plus éclatante de l'intime et indissoluble union des deux branches royales et des deux couronnes à la face de toute l'Europe, si Leurs Majestés vouloient permettre qu'il en fût usé dans ce mariage, comme Sa Majesté avoit été elle-même témoin qu'il en avoit été usé au mariage de Mgr le duc de Bourgogne[1], qui ne fut que si longtemps après avec Mme la duchesse de Bourgogne.

1. Tome IV, p. 314-315.

Le roi et la reine me laissèrent tout dire sans m'interrompre. Je le pris à bon augure. Ils se regardèrent; puis le roi lui dit: *Qu'en dites-vous? — Mais vous-même, Monsieur*, répondit-elle. Là-dessus, je repris la parole, et leur dis que je ne voulois point les tromper ; que je leur avouois que je n'avois aucun ordre là-dessus ; que cette matière n'avoit été traitée avec moi, ni de bouche avant mon départ, ni par écrit dans mes instructions, ni depuis mon départ de Paris dans aucune dépêche ; que ce que je prenois la liberté de leur représenter là-dessus, venoit uniquement de moi et de mes réflexions, et qu'en cela je croyois ne parler pas moins avec l'attachement d'un vrai serviteur des deux couronnes, en vrai François, en bon Espagnol, qu'en serviteur de M. le duc d'Orléans, par l'effet qui en résulteroit dans les deux monarchies et dans toute l'Europe ; qu'on y désespéreroit alors de pouvoir opérer des conjonctures qui pussent faire regarder de bon œil ce mariage comme possible à séparer, et par conséquent à travailler profondément et à tout ce qui pouvoit y conduire, enfin que toute l'Europe, conjurée pour rompre l'union des deux couronnes, dont la durée intime opéreroit nécessairement toute la grandeur et la puissance, telle que la même union des deux branches de la maison d'Autriche l'a opérée en sa faveur, abandonneroit enfin le dessein d'y attenter de nouveau, le regardant comme impossible, après avoir vu l'Espagne, si attachée à ses usages, y contrevenir pour la première fois, uniquement pour donner à ce mariage le dernier degré d'indissolubilité[1], selon l'opinion de toutes les nations, encore que, selon la sienne, il ne lui en manquât aucune sans cette formalité.

Ces raisons emportèrent Leurs Majestés Catholiques; elles se regardèrent encore, se dirent quelques mots bas ; puis le roi me dit : *Mais, si nous consentions à ce que vous*

1. Le manuscrit porte *indissolibilité*, peut-être par inadvertance de Saint-Simon ; car le mot correct est dans *l'Académie* de 1718.

proposez, comment entendriez-vous faire? Je répondis que rien n'étoit plus aisé et plus simple ; que Sa Majesté en avoit vu le modèle au mariage de Mgr le duc de Bourgogne ; mais qu'il étoit inutile de laisser entrevoir la résolution qui en seroit prise avant le temps de l'exécution, pour éviter les discours de gens ennemis de toute nouveauté, et qui n'en verroient pas d'abord les raisons si solides et si importantes ; que, supposé que Leurs Majestés voulussent bien embrasser un parti qui paroissoit si nécessaire, il suffiroit d'en faire doucement répandre la résolution dans le grand bal qui devoit précéder le coucher, où le spectacle d'un lieu si public arrêteroit les raisonnements, et où la chose seroit sue à temps de retenir les spectateurs après le bal, par le desir de faire leur cour, et par la curiosité d'être témoins de chose pour eux si nouvelle ; que, pour l'exécution, Leurs Majestés seules, avec le pur nécessaire, assisteroient au déshabiller, les verroient mettre au lit, feroient placer aux deux côtés du chevet le duc de Popoli près du prince, la duchesse de Montellano près de la princesse, et tous les rideaux entièrement ouverts des trois côtés du lit ; feroient ouvrir les deux battants de la porte, et entrer toute la cour, et la foule s'approcher du lit, laisser bien remplir la chambre de tout ce qu'elle pourroit contenir, avoir la patience d'un quart d'heure pour satisfaire pleinement la vue de chacun, puis faire fermer les rideaux en présence de la foule, et la congédier, pendant quoi le duc de Popoli et la duchesse de Monteillane auroient soin de se glisser sous les rideaux, et de ne pas perdre un instant le prince et la princesse de vue, et, la foule sortie des antichambres jusqu'au dernier, faire lever le prince et conduire dans son appartement.

Le roi et la reine approuvèrent tout ce plan, et après quelque peu de conversation et de raisonnement là-dessus, me promirent de le faire exécuter de la sorte, et je leur en fis tous mes très humbles remerciements. J'eus tout lieu de juger que mes raisons les avoient frappés, par la facilité avec laquelle ils s'y rendirent, et que la chose même, toute nouvelle et singulière qu'elle fût en Espagne, ne leur déplaisoit pas, parce que ce fut après tous ces propos, et m'avoir promis l'exécution, que Leurs Majestés se mirent sur le cardinal Borgia, sur Rome, et qu'elles finirent par me raconter cette ridicule histoire du cardinal de Rohan, qui les divertit[1] tant et moi aussi, que j'ai déjà rapportée[2]. Je sortis donc de l'audience fort content, et m'en retournai dîner à mon quartier sans retourner chez Grimaldo, que j'avois vu auparavant, et qui m'auroit pu faire des difficultés que je voulois d'autant plus éviter que je savois qu'il ne verroit le roi ni la reine de toute cette journée, parce qu'ils alloient à la messe quand je sortis d'auprès de Leurs Majestés, dîner tout de suite et monter en carrosse pour suivre, comme je l'ai dit, le duc del Arco à Cogollos, d'où ils ne pouvoient revenir que fort tard, comme ils firent.

Bonté et distinction sans exemple du roi d'Espagne pour moi et pour mon fils aîné au bal, dont je m'excuse par ménagement pour les seigneurs espagnols.

Le lendemain, après le mariage, et que je fus un peu libre de foule et de compliments, je montai avec mes enfants chez Grimaldo. A moitié du degré, je fus atteint par un des trois domestiques intérieurs françois, qui me cherchoit, et qui me dit que le roi lui avoit ordonné de me dire qu'il y auroit au bal une embrasure de fenêtre où je trouverois un tabouret pour le nonce, un pour moi, un autre pour Maulévrier, et un quatrième que Sa Majesté avoit expressément commandé pour mon fils aîné, qui relevoit d'une seconde maladie qu'il avoit eue dans mon quartier pendant ma petite vérole. Je fus fort touché d'une attention du roi si pleine de bonté ; mais j'en sentis en même temps toute la distinction de mon fils, ni duc ni grand, assis où nul duc ni grand ne s'assit point, que les trois par charges que j'ai expliqués ailleurs[3], et traité

1. Il y a *divertirent* au manuscrit.
2. Ci-dessus, p. 18.
3. Dans la description du bal donnée dans le tome XXXIX, p. 4 et

comme les ambassadeurs. Je compris[1] à l'instant combien cet honneur singulier pourroit faire de peine aux grands et blesser même les Espagnols. Je répondis donc avec tous les respects et les remerciements possibles, que je suppliois le roi de me permettre de renvoyer mon fils aîné avant le bal, parce que sa santé étoit encore si foible qu'il avoit besoin de ce repos après la fatigue de toute cette journée, et j'évitai de la sorte un honneur qui auroit pu donner lieu à du mécontentement[2]. J'achevai ensuite de monter l'escalier et d'aller chez le marquis de Grimaldo.

Mesures que je prends pour éviter que le coucher public ne choque les Espagnols.

Mes remerciements faits, je renvoyai mes enfants; puis je dis à Grimaldo que, n'ayant pas eu le temps de le voir depuis mon audience de la veille, je venois l'informer de ce qui s'y étoit passé, quoiqu'il le sût sans doute, si l'embarras de ces journées si remplies lui avoit laissé le loisir de voir Leurs Majestés. Je lui déduisis ce qui avoit regardé l'Empereur, la Toison et le duc de Lorraine; puis j'ajoutai que, mes réflexions sur l'importance du coucher public m'affectant toujours, nonobstant ce qu'il m'avoit répondu là-dessus, je n'avois pu me tenir d'en parler au roi et à la reine, et je lui dis toutes les mêmes choses que je leur avois représentées. Soit que ce ministre fît semblant d'ignorer ce qu'il savoit, soit qu'en effet l'embarras de ces journées si pleines eût empêché son travail avec Leurs Majestés, je vis se peindre une curiosité extrême dans ses yeux et dans sa physionomie, et m'interrompre plusieurs fois pour m'en demander le succès. Avant que de le satisfaire, je voulus lui déduire toutes mes raisons pour tâcher de le persuader au moins sur une chose accordée, et je finis par lui dire qu'elle l'étoit, et lui témoigner combien M. le duc d'Orléans y seroit sensible,

suivantes, il a dit que six charges avaient droit à des ployants ou tabourets, trois de la maison du roi, trois de celle de la reine.

1. *Compris* est en interligne, au-dessus de *sentis*, biffé.

2. Les correspondances de la *Gazette*, p. 78, confirment ce détail des quatre tabourets préparés.

et à quel point j'étois moi-même touché de la complaisance de Leurs Majestés. Grimaldo, en habile homme, peut-être y entra-t-il aussi de l'amitié pour moi, prit la chose de fort bonne grâce. Il me dit que ce qui abondoit ne nuisoit point, mais que la cour seroit bien surprise. Je l'avertis que cela ne se sauroit qu'au bal, et, après un peu d'entretien, je le quittai. Je voulois éviter l'improbation[1] des Espagnols, et je crus ne pouvoir mieux m'y prendre qu'en mettant de mon côté le marquis de Villena, Espagnol au dernier point, et qui, par son âge, sa charge de majordome-major, et plus encore par sa considération personnelle et le respect universel qu'on lui portoit, arrêteroit tout par son approbation, si je pouvois la tirer de lui. Je l'avois toujours singulièrement cultivé dans le peu de temps que j'avois eu à le pouvoir faire, et il y avoit continuellement répondu avec toute sorte d'attention, même d'amitié, jusqu'à m'être venu voir à Villalmanzo[2] avant que j'eusse pu aller à Lerma. J'allai donc chez lui au sortir de chez Grimaldo, et lui dis que je venois lui faire une confidence, bien fâché que les occupations de ces deux journées ne m'eussent pas permis de le consulter auparavant, comme je le voulois. De là je lui expliquai toutes mes raisons pour le coucher public, et ma peine de ce qui y pouvoit blesser les Espagnols. Je m'étendis flatteusement sur ce dernier point, et j'ajoutai qu'après le combat qui s'étoit passé en moi-même entre cette considération et l'importance de donner le dernier degré de solidité au mariage, j'avois estimé que mon devoir et l'intérêt des deux couronnes devoit prévaloir. Il me laissa tout exposer, puis me répondit que ces raisons étoient en effet très fortes; que les usages des différents pays n'étoient pas des lois qui ne dussent pas céder à des considérations aussi importantes ; que, pour lui, il n'y voyoit

1. Mot déjà rencontré dans le tome XXII, p. 28.

2. *Villahalmanzo,* comme écrit Saint-Simon, est en interligne au-dessus de *Lerma,* biffé.

aucun inconvénient, et qu'il ne croyoit pas non plus que personne y en pût trouver, quand les raisons d'innover, pour cette fois, seroient connues et pesées. Cette réponse, faite de bonne grâce par un seigneur d'un si grand poids, me mit fort à mon aise. Je le lui témoignai, et, après lui avoir fait entendre la manière de l'exécution convenue par Leurs Majestés, je le suppliai de vouloir bien s'expliquer au sortir du bal, un peu publiquement, de la même manière qu'il venoit de le faire avec moi, pour disposer le gros du monde à penser de même et l'entraîner par l'autorité de son suffrage. Je le flattai là-dessus, comme il le méritoit. Il me promit très honnêtement de s'expliquer comme je le desirois. Il me tint exactement parole, et le succès en fut tel que personne n'osa se montrer scandalisé d'une nouveauté si grande et si peu attendue, qui alors, ni depuis, ne reçut aucun blâme de personne[1].

Content au dernier point de ces précautions, j'allai souper avec tous les François de marque chez le duc del Arco, qui nous avoit invités, où plusieurs des plus distingués de la cour se trouvèrent. Le souper fut à l'espagnole; mais une oille[2] excellente suppléa à d'autres mets auxquels nous étions peu accoutumés, avec d'excellent vin de la Manche. Le vin et l'huile que les seigneurs font faire chez eux, pour eux, sont admirables, et condamnent bien la paresse publique, qui des mêmes crus en font[3]

Vin et huile détestablement faits en Espagne, mais admirablement chez les seigneurs. Jambons de cochons

1. Il dira cependant le contraire dans une lettre au Régent : voyez ci-après, p. 35, note 3.

2. Le mot *oille* vient de l'espagnol *olla*, qui signifie au propre *pot* et qui s'est appliqué par métonymie à ce qu'on faisait cuire dans le pot, comme notre français *pot-au-feu*. L'oille est un ragoût composé de plusieurs espèces de viandes et de volailles cuites longuement dans un pot de terre avec des herbes et des aromates ; ce mets a en somme beaucoup d'analogie avec ce qu'on appelait en France au dix-septième siècle le potage (voyez la description donnée dans notre tome XV, p. 601-603).

3. Il y a bien *font*, au pluriel, dans le manuscrit, par association d'idées.

nourris de vipères singulièrement excellents.

dont on ne peut pas seulement souffrir l'odeur. On y servit aussi de petits jambons vermeils, forts rares en Espagne même, qui ne se font que chez le duc del Arco[1] et deux autres seigneurs, de cochons renfermés dans des espèces de petits parcs, remplis de halliers où tout fourmille de vipères, dont ces cochons se nourrissent uniquement. Ces jambons ont un parfum admirable, et un goût si relevé et si vivifiant qu'on en est surpris, et qu'il est impossible de manger rien de si exquis[2]. Le souper fut long, abondant, plein de joie et de politesse, bien et magnifiquement servi. En sortant de table nous passâmes tous dans les appartements du roi, où tout étoit déjà prêt pour le bal.

Toute la cour étoit en partie arrivée ; le reste suivit incontinent. L'attente après fut courte. Leurs Majestés et Leurs Altesses parurent bientôt, et la reine ouvrit le bal avec le prince des Asturies. Ce bal fut disposé comme celui de Madrid que j'ai décrit[3] ; ainsi je me dispenserai de la répétition. Le nonce, Maulévrier et moi le vîmes de l'embrasure d'une fenêtre, de dessus nos tabourets ; mais je n'eus pas grand repos sur le mien, tant on me fit danser de menuets et de contredanses. J'avois un habit d'une extrême pesanteur ; les mouvements continuels de cette journée et de la veille m'avoient extrêmement fatigué ; mais c'étoit la fête du mariage ; je venois d'obtenir au delà de ce que j'avois pu y desirer ; par là[4], c'étoit aussi ma fête particulière ; j'aurois eu mauvaise grâce de rien refuser. Ce bal fut fort gai sans déroger en rien à la majesté et à la dignité. Il dura jusque vers deux heures

1. Le manuscrit porte *le duc d'Arcos* ; nous croyons, avec les éditeurs précédents, que c'est une erreur pour *del Arco*.

2. Mme d'Aulnoy (*Relation*, tome I, p. 475) parle aussi de jambons excellents venant de la frontière de Portugal, mais sans donner les mêmes particularités que Saint-Simon.

3. Tome XXXIX, p. 4 et suivantes.

4. Avant *par là*, Saint-Simon a biffé *d'ailleurs*.

après minuit, le nonce seul assis, avec Maulévrier et moi; car nul autre ambassadeur ne parut à Lerma; le duc d'Abrantès évêque de Cuenca debout, ainsi qu'un autre évêque voisin, deux évêques *in partibus* suffragants de Tolède[1], et le grand inquisiteur, qui avoient assisté sans fonctions au mariage, furent au bal tout du long en rochet et camail, leur bonnet à la main. L'évêque diocésain de Burgos[2], exilé pour son attachement fort marqué à l'Archiduc et à la maison d'Autriche, ne put s'y montrer, et le cardinal Borgia n'y put être par ses prétentions. On sut au bal qu'il y auroit coucher public. Il ne m'en parut que de la surprise, mais nul mécontentement. Personne ne s'en alla après le bal : on attendit pour voir ce coucher.

Évêques debout au bal en rochet et camail. Cardinal Borgia n'y paroît point.

Au sortir du bal, tout le monde suivit le roi et la reine dans l'appartement de la princesse, et attendit dans les antichambres. Il n'entra dans la chambre que le service nécessaire. J'y fus appelé. La toilette fut courte; Leurs Majestés et le prince extrêmement gais. Tout se passa comme j'ai expliqué qu'il avoit été résolu[3], et je regagnai

1. Dans notre précédent volume, il a été parlé (p. 6) de ces deux évêques suffragants, ou plutôt auxiliaires, dont l'un résidait à Tolède et l'autre à Madrid.

2. Manuel-François Navarrete, évêque de Mondonedo en Galice en 1699, puis de Burgos en 1705, mort le 11 août 1723.

3. Saint-Simon n'insiste pas ici sur le coucher public des mariés; mais il n'oublie pas d'y appuyer dans ses dépêches au Roi et au Régent (Drumont, p. 227-228 et 233-234). Quoiqu'il dise plus haut que les Espagnols ne témoignèrent « que de la surprise, mais nul mécontentement » de cette chose inusitée, il était moins formel dans sa lettre au duc d'Orléans : « Cette nouveauté a extrêmement surpris ici et en a même scandalisé quelques-uns. Plusieurs m'en ont parlé comme en étant même un peu peinés. Je leur ai répondu simplement que c'étoit une coutume de la maison de France, qui y avoit toujours été observée, qu'on avoit cru devoir d'autant plus observer en cette occasion que le prince et la princesse étoient tous deux de cette maison. Cette réponse les a autant satisfaits qu'ils ont pu l'être d'une chose à leur sens indécente et contre leurs usages; elle leur a honnêtement fermé la bouche. Je n'ai eu garde de leur laisser entendre qu'il pût y avoir d'autres raisons plus solides dans un mariage non consommé. » La

Villalmanzo[1] et mon lit, dont j'avois un extrême besoin.

Vélation; ce que c'est. J'y précède encore le nonce sans faire semblant de rien. Maulévrier n'y paroît point, parti furtivement dès le matin de son quartier pour Madrid, qui en est fort blâmé. Conduite réciproque entre lui et moi pendant les jours du mariage.

Ce ne fut pas pour y demeurer longtemps. Le lendemain, 21 janvier, il fallut me trouver de bonne heure à Lerma pour la cérémonie de la vélation. C'est qu'en Espagne, où on marie l'après-dînée ou le soir, la noce entend le lendemain la messe du mariage qui n'a pu se dire la veille, pendant laquelle se font les cérémonies extérieures, et où les mariés sont mis sous le poêle[2]. J'allai, en arrivant, chez le marquis de Grimaldo, puis tout de suiteprendre mon poste de la veille, où bientôt après toute la cour arriva. Le prie-Dieu du roi et les carreaux en avant pour le prince et la princesse étoient disposés comme la veille, et le cardinal Borgia, tout revêtu, étudiant encore sa leçon avec ses aumôniers, n'avoit plus que sa chasuble à prendre, ce qu'il fit, dès que le roi et la reine entrèrent, suivis du prince, qui donnoit la main à la princesse. Le nonce, qui vint en même temps, me fit civilité, se mit auprès de moi, du côté de l'autel, comme la veille, et m'y parut tout accoutumé. Maulévrier, qui, au mariage, étoit un peu derrière moi, du côté d'en bas, ne parut point, et nous sûmes après, car il ne m'en avoit pas ouvert la bouche, qu'il étoit parti ce même matin de son quartier pour retourner à Madrid. Le cardinal dit la messe basse, où il ne me parut guères plus habile qu'aux cérémonies, et se barbouilla[3] fort encore en celles qui restoient à faire. La messe finie, j'accompagnai Leurs Majestés chez elles, qui s'amusèrent avec moi des embar-

Gazette de 1723 (p. 78) racontait ainsi la cérémonie : « Après le bal, on déshabilla le prince des Asturies à la porte de la chambre, où la princesse fut déshabillée en présence de la reine. Lorsque la princesse fut au lit, le prince des Asturies y fut conduit par la reine; le duc de Popoli se plaça du côté du prince et la duchesse de Montellano du côté de la princesse. Alors on ouvrit les portes de la chambre, et les seigneurs et dames de la cour eurent la permission d'y entrer. »

1. Ce nom est encore en interligne, au-dessus de *Lerma*, biffé.
2. Il a été parlé du poêle nuptial dans le tome XIX, p. 351.
3. Tome XXXVII, p. 259.

ras du cardinal, et, comme elles rentroient, je leur demandai la permission de prendre congé d'elles au sortir de dîner, parce qu'elles partoient le lendemain pour Madrid. J'oublie de marquer que le poêle fut tenu par deux aumôniers du roi, qu'on appelle en Espagne sommeliers de courtine[1]. Je crois que ce nom leur vient de ce que, jusqu'à Philippe V, tout l'enfoncement où on place le prie-Dieu du roi, lorsqu'il tient chapelle, et dont j'ai décrit la séance ailleurs[2], étoit tout enfermée de rideaux, qu'on appelle en espagnol *cortinas*, et que la fonction des aumôniers du roi étoit de relever un peu le rideau, lorsque cela étoit nécessaire, pour recevoir l'encens, baiser l'Évangile, etc.

J'allai avec nos François d'élite dîner chez le duc del Arco, en grande et illustre compagnie, où nous étions invités, et où le repas fut magnifique comme la veille. Je ne m'y oubliai pas encore à l'oille ni aux jambons de vipères. Les Espagnols étoient toujours ravis de voir un François s'accommoder du safran[3], surtout d'en trouver toujours chez moi en plusieurs mets, et de m'en voir manger avec plaisir. Pour dans le pain et dans la salière, où ils en mettent volontiers, je ne pus pousser jusque là mon goût ni ma complaisance. Le dîner fut long et gai.

La surprise de l'absence de Maulévrier fit à demi bas le tour de la table, et fut d'autant plus blâmée qu'il n'étoit pas aimé. Je fus sobre sur cet article; mais on n'en dit pas moins. Je ne lui avois point parlé de mes réflexions sur le coucher public. Je gardois avec lui l'extérieur le plus exact; mais j'avois lieu de me dispenser des

1. Voyez ce qui en a été dit dans le tome VIII, p. 170, et note 2.
2. Tome IX, p. 206 et suivantes.
3. Tous les voyageurs parlent de l'abus du safran et des épices dans la cuisine espagnole : voyez notamment Mme d'Aulnoy, tome I, p. 12 et 475. Le safran fut aussi en grand usage en France jusqu'à la fin du seizième siècle.

consultations et des confidences. Je ne lui dis que vers le milieu du bal que toute la cour seroit admise à voir les deux époux au lit, mais crûment, comme une nouvelle, sans le plus léger détail. Il m'en parut étonné à l'excès, puis, tout refrogné, me demanda comment une chose si étrange et si nouvelle en Espagne avoit pu être résolue. Je lui répondis simplement que Leurs Majestés l'avoient jugé à propos ainsi, et tout de suite je me mis à parler sur le bal et sur la danse. Du reste du bal et du soir, il ne me parla presque plus, et toujours d'un air chagrin ; ce n'en fut qu'une dose ajoutée de plus. Ma grandesse et l'éclat des compliments et de l'applaudissement public le hérissa tellement qu'il ne put se contenir, jusque-là que les courtisans se divertirent à lui en parler, quelques-uns même à lui en faire compliment comme d'une chose agréable à la France, pour l'embarrasser et s'en attirer des réponses sèches et brusques. Ils l'appeloient le chat fâché et se moquoient de lui. A moi-même il ne put s'empêcher de m'en faire un compliment sur ce même ton, et fort court, que je pris pour bon, avec tous les remerciements possibles ; il n'eut pas même la patience de les écouter jusqu'au bout, et s'en alla d'un autre côté ; à mes enfants à peine leur en dit-il un mot brusque en passant[1]. Le coucher public, qu'il n'apprit que comme je viens de le rapporter, le courrouça apparemment encore. Il s'en dépita par s'en aller le lendemain sans m'en dire un mot ni à personne, et manquer ainsi de propos délibéré une fonction où le caractère dont il étoit honoré l'obligeoit d'être présent.

Étrange conduite et prétentions de la Fare. Ma conduite à cet égard.

Une autre homme parut aussi fort mécontent, et me surprit au dernier point. Ce fut la Fare, à qui le roi d'Espagne donna la Toison en même temps qu'à mon fils aîné. Qui eût dit à son père[2] que ce fils auroit la Toison,

1. Cette phrase, depuis *à mes enfants*, a été ajoutée en interligne et sur la marge.

2. Charles-Auguste, marquis de la Fare : tome XXIII, p. 76.

jamais il n'auroit pu le croire. Toutefois, me voyant fait grand d'Espagne, et conjointement avec mon second fils, cet homme si fort du monde, doux, poli, gai, en reçut les compliments avec un sec, un court, un air, un ton qu'il ne pouvoit avoir emprunté que de Maulévrier. Il se méconnut assez pour m'en faire ses plaintes. Quel qu'en fût mon étonnement, je ne crus pas devoir le lui témoigner, mais le traiter en malade, avec complaisance ; ainsi [je] tâchai là, comme depuis à Madrid, de le porter à des manières qui ne dégoûtassent ni le roi ni sa cour, et qui ne lui fermassent pas les voies de ce qu'il desiroit, mais que je savois bien qu'il étoit hors de portée d'obtenir[1]. Il se servit tant qu'il put, et très mal à propos, du nom du Régent et du cardinal Dubois auprès de Grimaldo, et même avec d'autres seigneurs familiers chez moi, qui après rioient et haussoient les épaules, et m'exhortoient de tâcher à le faire rentrer en lui-même. Cette ambition lui tourna tellement la tête, qu'il se mit à hasarder des propos comme s'il étoit ambassadeur de M. le duc d'Orléans, et à le prétendre. En me pressant sur sa grandesse, il me lâcha quelques traits de cette prétention que je ne pus lui passer comme le reste. La grandesse étoit une chimère personnelle ; mais l'appuyer de cette prétention d'ambassade portoit sur M. le duc d'Orléans. Je lui remontrai donc que, quelque grand prince que fût M. le duc d'Orléans, par sa naissance et par sa régence, il ne laissoit pas d'être sujet du Roi, dont la qualité ne comportoit pas d'envoyer en son nom des ambassadeurs, pas même des envoyés ayant le caractère et les honneurs qu'ont les envoyés des souverains ; qu'il n'avoit qu'à voir son instruction et son titre, où je m'assurois qu'il ne trouveroit rien qui pût favoriser cette idée ; que de plus, connoissant M. le duc d'Orléans autant qu'il

1. Saint-Simon parle à mots couverts de la prétention de M. de la Fare, qui aurait voulu avoir la grandesse, dans une dépêche à Dubois (Drumont, p. 245).

le connoissoit, et le cardinal Dubois aussi, il devoit craindre que cette prétention leur revînt, qu'ils trouveroient sûrement extrêmement mauvaise, et qui donneroit lieu à ses ennemis d'en profiter dès à présent dans le public, et dans la suite auprès du Roi, en accusant M. le duc d'Orléans de vouloir déjà trancher du souverain, dans l'impatience de le devenir en effet, par des malheurs qu'on ne pouvoit assez craindre, et qui donneroit un nouveau cours aux horreurs tant débitées et si souvent renouvelées. Mais les vérités les plus palpables ne trouvent point d'entrée dans un esprit prévenu et que l'ambition aveugle. La Fare se mit à pester contre la foiblesse de M. le duc d'Orléans, qui ne se soucioit point de sa grandeur, et me voulut persuader que mon attachement pour lui y devoit suppléer en cette occasion. Je me tus; car que répondre à une pareille folie? et ce silence lui persuada que je ne voulois pas qu'il fût ambassadeur ni grand d'Espagne comme je l'étois. Pour grand, j'en aurois été bien étonné. C'eût été donner à un gentilhomme chargé des remerciements de M. le duc d'Orléans ce qui se pouvoit donner de plus grand, et la même chose, pour ne parler ici que des caractères, qui étoit donnée à l'ambassadeur extraordinaire du Roi venu pour faire la demande de l'Infante et en signer le contrat de mariage. Mais, quelque étrange que cela eût été, je me serois bien gardé de mettre le moindre obstacle à la fortune d'un gentilhomme, comme, par cette même raison, il n'avoit tenu qu'à moi d'empêcher Maulévrier d'être ambassadeur, et je n'avois pas voulu le faire, quoique je ne l'eusse jamais vu, et que je connusse la naissance des Andrault pour bien plus légère encore que celle de la Fare. Par cette même raison, j'aurois trouvé aussi fort bon que ce dernier fût ambassadeur de M. le duc d'Orléans, ou même en eût usurpé le traitement, si ce n'avoit pas été une folie, une chose impossible, et d'ailleurs une chimère que M. le duc d'Orléans auroit fort désapprouvée, et qui lui auroit été en effet très préjuciable. Je n'oubliai pas à représenter à la Fare que feu Monsieur, fils, frère, gendre, beau-père et beau-frère de rois, n'avoit jamais eu d'envoyés nulle part, tels qu'ont les souverains, mais dépêché seulement en Espagne, en Angleterre, etc., des personnes distinguées de sa cour pour faire ses compliments aux rois et aux princes, aux occasions qui s'en sont présentées, comme lui-même l'étoit actuellement par M. le duc d'Orléans, son fils. Mais nulle raison ne put prendre sur la Fare; il se persuada que mon intérêt m'empêchoit de le servir et de le faire réussir, de manière qu'il me bouda longtemps, et me vit assez peu. Cette folie d'ambassade, jusqu'à des plaintes de n'avoir pas été reçu et de n'être pas traité avec les honneurs qui lui étoient dus, commençoient à être fort sues[1], dont Grimaldo ne me cacha pas qu'il étoit fort scandalisé. J'en craignis donc le contre-coup en France, et de recevoir des reproches de mon silence et de ma tolérance là-dessus. Pour la tolérance, je n'avois rien à y faire, mais pour le silence, je le rompis. J'en écrivis donc un petit mot au cardinal Dubois, mais court et fort en douceur[2]. Il ne m'y répondit pas de même sur la Fare, et lui écrivit de façon qu'il n'osa plus parler de caractère[3]. Je crois que cette lettre ne m'accommoda pas avec lui. Cette conduite avec moi, à qui il avoit toute l'obligation de cet agréable voyage, et de la Toison qu'il lui valoit, m'engagea à en écrire [à] Belle-Isle, à la prière duquel j'avois demandé la Fare à M. le duc d'Orléans pour aller de sa part en Espagne[4]. Je lui parlai au long de sa chimère d'ambassade, et, ce que j'avois tu au cardinal Dubois, de

1. Saint-Simon fait accorder le verbe et le participe avec le mot *plaintes*.

2. Lettre du 1er décembre 1721 : Drumont, p. 211.

3. Voyez dans l'appendice VI de notre tome XXXVIII, p. 464, la lettre du cardinal à M. de la Fare, du 23 décembre, où il met, en termes diplomatiques, ses espérances à néant.

4. Tome XXXVIII, p. 313. — Cette lettre de Saint-Simon à Belle-Isle ne nous est pas parvenue.

la grandesse qu'il vouloit, enfin de sa conduite avec moi. Belle-Isle avoit trop d'esprit et de sens pour ne pas voir et sentir tout ce que c'étoit que ce procédé et ces chimères, et me le manda franchement, et qu'il en écrivoit de même à la Fare, surtout sur ce qui me regardoit. Ce ne fut pourtant que tout à la fin de mon séjour en Espagne que la Fare reprit peu à peu ses véritables errements avec moi, et, depuis notre retour en France, nous avons été amis. Il a bien su depuis pousser sa fortune[1], et par de bien des sortes de chemins, toutefois pourtant sans intéresser son honneur. Il est étonnant combien l'ambition ouvre l'esprit le plus médiocre, et combien il est des gens à qui tout réussit, dont on ne se douteroit jamais. J'ai voulu raconter toute cette aventure de suite. Retournons chez le duc del Arco, d'où nous sommes partis.

Ma conduite en France sur les grâces reçues en Espagne. Parrains de mes deux fils.

Après dîner et un peu de conversation, j'allai chez le roi et la reine, qui m'avoient permis d'aller prendre congé d'eux. Je renouvelai mes remerciements sur le coucher public, que je leur dis, comme il étoit vrai, n'avoir été désapprouvé de personne, et les miens ensuite sur les grâces que je venois de recevoir, qui furent tous reçus avec beaucoup de bonté. Je pris congé jusqu'à Madrid. J'allai de là prendre congé du prince des Asturies et dire adieu au marquis de Villena, de chez qui je retournai en mon quartier faire mes dépêches et écrire quantité de lettres à famille et à amis, pour leur donner part des grâces que je venois de recevoir. J'en eus tant à faire que j'y donnai tout le lendemain 22[2], que la cour partoit de Lerma, et je ne partis avec tout ce qui étoit avec moi que le lendemain 23 janvier. L'embarras n'étoit pas médiocre de mander à M. le duc d'Orléans et au cardinal Dubois

1. M. de la Fare fut fait maréchal de France en novembre 1746.

2. Drumont a donné en effet six lettres de Saint-Simon au Roi, au Régent et au cardinal Dubois, toutes datées du 22 janvier; nous ne connaissons aucune des lettres particulières dont il parle.

que je m'étois passé de leurs lettres[1], et que sans ce secours j'avois si promptement et si agréablement reçu toutes les grâces de Leurs Majestés Catholiques dont j'avois à rendre compte au Régent et à son ministre. J'étois peu en peine de M. le duc d'Orléans, dont la légèreté et l'incurie sur les petites choses, et trop souvent sur les grandes, me rassuroit sur le peu d'impression qu'il en recevroit; mais il n'en étoit pas de même du cardinal Dubois, qui n'avoit fait les deux lettres de cette étrange foiblesse que dans l'espérance de me faire manquer le but qui m'avoit fait demander et obtenir à son insu l'ambassade d'Espagne, qui seroit d'autant plus piqué que j'y fusse arrivé malgré lui, et qui n'oublieroit rien pour aigrir, s'il pouvoit, M. le duc d'Orléans là-dessus. Je pris donc le parti d'écrire à ce prince une lettre désinvolte et courte là-dessus, suivant son goût, mais pleine de toute la reconnoissance que je devois à sa volonté[2], au cardinal Dubois un verbiage où je me répandis avec profusion en reconnoissance, et où je lui fis accroire que ce n'étoit qu'à ces deux lettres non présentées, mais toutefois lues par Grimaldo à Leurs Majestés Catholiques, que je devois les grâces que j'en avois reçues, dès le jour même qu'elles avoient été informées par cette lecture du desir de Son Altesse Royale et des siens[3]. L'affaire étoit faite ; comme que ce fût, je lui en donnois l'honneur. Faute de pouvoir pis, il prit le tout en bonne part, me félicita, et se donna pour fort aise d'avoir si heureusement travaillé en ma faveur. Pour l'y confirmer en même temps, je lui avois

1. Voyez notre tome XXXIX, p. 361-366.

2. Cette lettre, du 22 janvier, est dans Drumont, p. 247.

3. Dans la dépêche à Dubois du 13 janvier (Drumont, p. 220-222), il explique, d'une manière assez embrouillée, pourquoi les lettres n'ont pas été présentées au roi ; dans celle du 22 janvier, à Dubois (p. 242-243), dont il veut parler ici, il se confond d'abord en remerciements hyperboliques, et, sans dire précisément que les lettres aient été lues au roi d'Espagne, il insinue que « S. M. Cathol. et son ministre ont su ce qu'elles contenoient ».

demandé des lettres de remerciement de ces grâces de M. le duc d'Orléans au roi d'Espagne, et de lui au marquis de Grimaldo et au P. Daubenton[1]. Comme il ne s'agissoit plus de me les procurer, mais d'en remercier comme de l'accomplissement d'un ouvrage qu'il lui plaisoit de s'approprier, j'eus ces lettres en réponse des miennes[2], dont le style animé étoit bien différent de la langueur de celui des deux lettres de prétendue demande, qu'il m'avoit fait attendre si longtemps, et qui, de l'avis de Grimaldo, restèrent dans mes portefeuilles[3]. Sa réponse à moi, glissant sur la retenue des deux lettres, fut le compliment de conjouissance le plus vif[4] du succès de ce qu'il m'insinuoit doucement être son ouvrage[5], et la lettre qu'il fit de M. le duc d'Orléans se ressentit du même style. Je tenois mon affaire, et j'en fus content.

Je rendis compte au cardinal, en lui mandant les grâces que je venois de recevoir, qu'il falloit un parrain pour la couverture de mon second fils et pour la Toison de l'aîné, et des raisons qui me les avoient fait choisir[6]. Au sortir de table à Lerma, de chez le duc del Arco, je le priai de vouloir faire cet honneur à mon second fils, et il l'accepta de

1. Voyez Drumont, p. 243.

2. On trouvera ci-après, appendice II, la lettre de remerciement du Régent au roi d'Espagne, datée du 31 janvier; les minutes de celles de Dubois à Grimaldo et au P. Daubenton sont dans le volume *Espagne* 299, aux Affaires étrangères, fol. 368 et 369; on en trouve une copie dans le volume 324.

3. Nous avons donné ces deux lettres dans le tome XXXVIII, p. 467-469, d'après les minutes; si les originaux étaient restés entre les mains de Saint-Simon, comme il le dit, ils ne se trouvent plus aujourd'hui parmi les papiers venant de ses portefeuilles d'Espagne.

4. Le mot *vif* est en interligne, au-dessus d'*animé*, biffé.

5. Nous n'avons pas trouvé d'autre lettre de Dubois à ce sujet que celle, courte et vague, du 10 février, que nous donnerons plus loin à l'appendice II.

6. Voyez Drumont, p. 245. Saint-Simon a certainement sous les yeux les minutes de ses lettres, lorsqu'il écrit cette partie des *Mémoires*.

façon à me persuader qu'il s'en trouvoit flatté, et en même temps je priai le duc de Liria de vouloir bien l'être de l'aîné pour la Toison : je ne pouvois moins pour lui. Il se réputoit François ; il étoit fils aîné du duc de Berwick, que M. le duc d'Orléans aimoit et estimoit. Il étoit ami particulier de Grimaldo ; il m'avoit donné tous les siens[1], facilité une infinité de choses ; il n'y avoit sorte d'avances, de prévenances, d'amitiés, de services que je n'en eusse reçus. Pour le duc del Arco, M. le duc d'Orléans m'en avoit toujours paru content ; il étoit favori du roi, étoit grand d'Espagne de sa main, possédoit une des trois grandes charges, étoit aimé et estimé et dans la première considération. J'en avois d'ailleurs reçu toutes sortes de politesses, et il étoit de ceux qui venoient manger familièrement chez moi, sans prier, surtout les soirs, quand il en avoit le temps. Je crus même que ce choix plairoit au roi d'Espagne, et ne pourroit que me faire honneur. Ces deux parrains furent fort approuvés en Espagne, et pareillement de M. le duc d'Orléans et du cardinal Dubois.

Enfin j'écrivis au Roi une lettre à part, outre celle d'affaires, pour le remercier des grâces que sa protection venoit de me procurer[2], parce que, tout enfant qu'il fût encore, tout lui devoit être rapporté. Je dépêchai un officier de bon lieu du régiment de Saint-Simon infanterie[3] pour porter avec ces lettres le compte que je rendois du

1. Nous ne savons à quoi se rapporte ce pronom possessif *les siens* ; Saint-Simon veut-il dire tous ses amis, ou tous ses soins ?

2. Le texte en est donné par Drumont, p. 229-230.

3. Saint-Simon veut dire *cavalerie* ; ce n'était pas en effet un officier du régiment d'infanterie du marquis de Saint-Simon, mais de celui de son fils aîné. Dans sa lettre à Dubois (Drumont, p. 245), il disait : « Celui que je dépêche à Votre Éminence est un homme de condition de la Franche-Comté, des premiers capitaines en pied du régiment de mon fils aîné. » La *Gazette* (p. 71) appelle cet officier le « chevalier de Rézie » (ou plutôt Résie), et Saint-Simon lui donne ce nom dans une lettre à Dubois du 1er mars (Drumont, p. 304). Nous l'avons rencontré dans le tome XXXVIII, p. 289.

détail du mariage, en considération duquel je demandois pour lui une croix de Saint-Louis, la commission de capitaine et une gratification[1]. On verra plus bas que ce n'est pas sans raison que je rapporte ici ces bagatelles. Mon courrier partit quelques heures avant moi de mon quartier de Villalmanzo et fit diligence. Je suivis la route que la cour avoit prise par des montagnes où jamais voiture n'avoit passé. Les Espagnols sont les premiers ouvriers du monde pour accommoder de pareils chemins; mais c'est sans solidité, et bientôt après il n'y paroît plus. La cour[2] fut cinq jours en chemin jusqu'à Madrid. J'y arrivai un jour avant elle[3].

Princesse des Asturies fort incommodée. Inquiétude du roi et de la reine, qui me commandent de la voir tous les jours contre tout usage

La princesse des Asturies se trouva incommodée sur la fin du voyage. Il lui parut des rougeurs sur le visage, qui se tournèrent en érésipèle, et il s'y joignit un peu de fièvre. J'allai au Palais dès que la cour fut arrivée, où je trouvai Leurs Majestés alarmées. Je tâchai de les rassurer sur ce que la princesse avoit eu la rougeole et la petite-vérole, et qu'il n'étoit pas surprenant qu'elle se ressentît de la fatigue d'un si long voyage et d'un changement de vie tel qu'il lui arrivoit[4]. Mes raisons ne persuadèrent

1. Dans sa lettre (Drumont, p. 246), il n'était ni aussi exigeant, ni aussi précis : « Si celui-ci, disait-il, par la protection de Votre Éminence, peut se ressentir en son avancement et en son traitement de l'agrément de ce qu'il porte, je puis assurer qu'il en est entièrement digne et que je vous en aurai une obligation très particulière. » Il n'était pas plus explicite dans la lettre du 1er mars (p. 304). Il fait d'ailleurs ici confusion avec le lieutenant du régiment d'infanterie du marquis de Saint-Simon, qu'il avait chargé de porter le contrat de mariage du prince des Asturies (tome XXXIX, p. 26) et pour lequel il n'avait demandé que les deux dernières des trois grâces qu'il énonce.

2. Avant *la cour*, il avait mis *le Roy*.

3. La cour arriva à Madrid le 26 janvier au soir (*Gazette*, p. 90).

4. On écrivait de Madrid à la *Gazette* le 3 février (p. 90) : « La princesse des Asturies, que la longueur du voyage a un peu fatiguée, se trouva indisposée à quelques lieues de cette ville, et l'on fut obligé de la saigner du bras le 27 et le 28, à cause d'une inflammation qu'elle avoit au visage, dont on appréhendoit les suites. Elle se trouva entiè-

point, et, le lendemain, je trouvai leur inquiétude augmentée. Ce contretemps les contraria fort; les fêtes préparées furent suspendues[1], et le grand bal déjà tout rangé dans le salon des Grands demeura longtemps en cet état. La reine me demanda si j'avois vu la princesse; je répondis que j'avois été savoir de ses nouvelles à la porte de son appartement; mais elle m'ordonna de la voir, et le roi aussi. Rien n'est plus opposé aux usages d'Espagne, où un homme, même très proche parent, ne voit jamais une femme au lit. Des raisons essentielles m'avoient fait obtenir qu'on n'y eût point d'égard au coucher des noces; mais je n'en trouvois point ici pour les violer de nouveau, et d'une façon encore qui m'étoit personnelle, et dont la distinction choqueroit les Espagnols contre la vanité à laquelle ils l'attribueroient. Je m'en excusai donc le plus qu'il me fut possible, sans pouvoir faire changer Leurs Majestés là-dessus. Les trois jours suivants, ils me demandèrent si j'avois vu la princesse. J'eus beau tergiverser; ils savoient que je ne l'avois pas vue, et que la duchesse de Monteillane, venue me parler à la porte de la chambre, n'avoit pu me persuader d'y entrer. Ils m'en grondèrent l'un et l'autre, et me dirent qu'ils vouloient que je visse en quel état elle étoit, les remèdes et les soins qu'on lui donnoit. Le roi y alloit une ou deux fois par jour, et la reine bien plus souvent, et ne dédaignoit pas de lui présenter elle-même ses bouillons et ce qu'elle avoit à prendre. Je les assurai l'un et l'autre que, si ce n'étoit que pour que je pusse rendre compte à M. le duc d'Orléans de leurs bontés et de leurs soins pour la princesse, j'en

en Espagne. Ils me confient les causes secrètes de leurs alarmes, sur lesquelles je les rassure.

rement soulagée le 29; mais, comme elle a besoin de repos, on lui fait encore garder le lit, où Leurs Majestés et le prince des Asturies son époux lui vont faire de fréquentes visites. » Voir aussi la *Gazette de Leyde*, n°s 14 et 16.

1. « S. M. a donné ordre au marquis de Vadillo, corregidor de Madrid, de suspendre les feux d'artifices et les autres préparatifs ordonnés pour les réjouissances publiques jusqu'au carnaval prochain » (*Gazette*, p. 90).

étois si bien informé et dans un si grand repos que je n'avois aucun besoin de la voir pour témoigner à M. le duc d'Orléans, et le persuader, qu'elle étoit mieux entre leurs mains qu'entre les siennes. Enfin, le troisième jour, ils se fâchèrent tout de bon, me dirent que j'étois bien opiniâtre, qu'en un mot ils vouloient être obéis, et qu'ils m'ordonnoient expressément et bien sérieusement de la voir tous les jours. Il ne me resta donc plus qu'à obéir[1].

J'entrai dès le lendemain chez la princesse, auprès du lit de laquelle je fus conduit par la duchesse de Montellano. L'érésipèle me parut fort étendu et fort enflammé. Ces dames me dirent qu'il avoit gagné la gorge et le cou, et que la fièvre, quoique médiocre, subsistoit toujours. On me la fit regarder avec une bougie, quoi que je pusse dire pour l'empêcher, et on me dit le régime et les remèdes qu'on employoit. J'allai de là chez le roi et la reine, qui me faisoient entrer tous les jours en tiers avec eux, depuis le retour de Lerma, pour me parler de la princesse, de chez laquelle je leur dis d'abord que j'en sortois. Cela leur fit prendre un air serein. Ils se hâtèrent de me demander comment je la trouvois. Après un peu de conversation sur le mal et les remèdes : *Vous ne savez pas tout,* me dit le roi ; *il faut vous l'apprendre. Il y a deux glandes fort gonflées*[2] *à la gorge, et voilà ce qui nous*

1. Le 2 février Saint-Simon écrit au duc d'Orléans (Drumont, p. 248) : « Cette cour a été plus alarmée que de raison de la maladie de la princesse, sur laquelle je ne m'étendrai pas, parce que vous trouverez ci-joint une relation des médecins qui la traitent (Cette relation, signée par Higgins et Servi, est conservée dans le registre *Espagne* 314). Je ne puis dire à Votre Altesse Royale combien LL. MM. Cathol. se louent de sa douceur, de sa patience et de sa docilité dans cette occasion, combien la reine est touchée de toute la confiance qu'elle lui marque, ni quels en sont leurs retours de tendresse et de soins ; ils ont été jusqu'à lui présenter plusieurs fois ses bouillons elle-même, à la ranger dans son lit, et en user en tout avec elle comme la meilleure mère envers la fille la plus chérie. LL. MM. Cath. ont voulu absolument que j'eusse l'honneur de la voir tous les jours. »

2. Notre auteur avait d'abord écrit *une glande fort gonflée* ; il a

inquiète tant; car nous ne savons qu'en penser. Dans l'instant je sentis ce que cela signifioit. Je lui répondis que je comprenois ce qu'il me faisoit l'honneur de me faire entendre, et assez pour pouvoir lui répondre que son inquiétude étoit sans fondement; que je ne pouvois lui dissimuler que la vie de M. le duc d'Orléans n'eût été licencieuse, mais que je pouvois l'assurer très fermement qu'elle avoit toujours été sans mauvaises suites; que sa santé avoit toujours été constante et sans soupçon; qu'il n'avoit jamais cessé un seul jour de paroître dans son état ordinaire; que j'avois vécu sans cesse dans une si grande privance avec lui, qu'il eût été tout à fait impossible que la plus légère mauvaise suite de ses plaisirs m'eût échappé, et que néanmoins je pouvois jurer à Leurs Majestés que jamais je ne m'étois aperçu d'aucune; qu'enfin Mme la duchesse d'Orléans avoit toujours joui de la santé la plus égale et la plus parfaite, rempli chaque jour chez le Roi, chez elle et partout, les devoirs de son rang en public, et qu'aucun de tous ses enfants n'avoit donné lieu, par leur santé, au plus léger soupçon de cette nature.

Pendant ce discours, je remarquai dans le roi et la reine une attention extraordinaire à me regarder, à m'écouter, à me pénétrer, et sur la fin un air de contentement fort marqué. Tous deux me dirent que je les soulageois beaucoup de leur donner de si fortes assurances, bien persuadés que je ne les voudrois pas tromper. Après un peu de conversation là-dessus, le roi me dit qu'à cette inquiétude, que je calmois, en succédoit une autre, qui faisoit d'autant plus d'impression sur lui que le mal dont la feue reine son épouse étoit morte avoit commencé par

corrigé *une* en *deux* et mis le signe du pluriel; dans la suite du récit, où il avait partout mis *cette glande,* il a corrigé partout de la même façon, en oubliant toutefois de remettre au pluriel quelques verbes et quelques adjectifs; nous avons partout suppléé à cet oubli, pour la régularité de la phrase.

ces sortes de glandes, et s'étoit, longtemps après, déclaré en écrouelles, dont aucun remède n'avoit pu venir à bout. Je lui fis observer que, suivant ce qui nous en avoit été rapporté en France, ces glandes de la feue reine n'avoient paru qu'à la suite d'un goître[1] qu'elle avoit apporté de son pays, où le voisinage des Alpes les rend si ordinaires, et dont Mme la duchesse de Bourgogne, sa sœur, n'étoit pas exempte ; qu'en la princesse il n'y avoit rien de pareil, ni dans pas un de ceux dont elle tiroit sa naissance ; qu'il y avoit donc tout lieu de croire que ces glandes ne s'étoient engorgées que de l'humeur de l'érésipèle si voisine, et de ne pas douter qu'elles ne se guérissent avec la cause qui les avoit fait enfler. La conversation, qui fut extrêmement longue, finit par m'ordonner de nouveau et bien précisément de voir tous les jours la princesse, eux ensuite, et me prier de rendre un compte exact à M. le duc d'Orléans de leur inquiétude et de leurs soins, sans toutefois lui laisser rien sentir des ouvertures que leur confiance en moi les avoit engagés à me faire sur les deux origines qu'ils avoient appréhendées du gonflement de ces glandes, qui devoient demeurer à moi tout seul[2].

1. Saint-Simon écrit *gouestre*.

2. Néanmoins le même jour, 2 février, où Saint-Simon envoyait au Régent la lettre dont il a été donné un extrait ci-dessus, il crut lui devoir écrire encore une autre lettre de sa main, confidentielle et explicite. Quoique Drumont l'ait publiée (p. 249-250), son importance nous engage à la reproduire ici pour la rapprocher du récit des *Mémoires*. « Je crois, Monseigneur, vous devoir rendre compte du véritable sujet d'inquiétude sur la princesse que le roi et la reine d'Espagne me firent l'honneur de me dire en secret, le lendemain de mon arrivée ici, qui fut le 27, et qu'ils ont autant de crainte qui ne se répande ici comme il leur fait de peine. C'est qu'elle a au col vers l'oreille deux glandes assez grosses, et que ce qui est arrivé à la feue reine excite les réflexions. Ils sont aussi peinés de ce que, étant réglée depuis onze mois, quoique peu, cela n'a point servi d'écoulement à ces glandes, et de ce qu'elle a dit avoir eu assez souvent l'érésipèle dont elle est présentement incommodée. Quoique je ne

Deux jours après néanmoins, ayant l'honneur d'être en tiers avec eux au sortir de chez la princesse, je m'aperçus que leur inquiétude subsistoit plus qu'ils ne vouloient me la montrer. Raisonnant avec moi sur cette maladie et sur ces glandes qui ne diminuoient point encore, et sur les remèdes qu'on y faisoit, ils me dirent qu'ils avoient commandé à Higgins[1] d'en écrire un détail fort circonstancié à Chirac, premier médecin de M. le duc d'Orléans, et de le consulter, comme ayant plus de connoissance du tempérament de la princesse; sur quoi ils souhaitoient beaucoup que Chirac, mettant à part les compliments et les lieux communs trop ordinaires entre médecins, mandât son avis de bonne foi et sans détour à Higgins. Cela m'engagea à en écrire en conformité au cardinal Dubois[2], en rendant compte à M. le duc d'Orléans et à lui de l'inquiétude, des soins et des attentions infinies de Leurs Majestés Catholiques pour la princesse, sans toutefois leur en toucher le véritable motif, sinon à

sois pas médecin, j'ai essayé de les remettre par la considération de l'âge de la princesse, auquel ces glandes ne sont rien en comparaison d'un âge plus avancé et qui même sont assez fréquentes dans une grande jeunesse. Je leur fis encore remarquer que, lorsqu'elle sera plus avancée et plus réglée, la nature pourra mieux les dissiper par cette voie. Mais il est vrai que leur inquiétude est encore plus grande là-dessus qu'ils ne me l'ont témoignée, bien qu'ils ne s'en soient pas cachés à moi. Il est vrai aussi que tout le sang qu'on lui a tiré est pourri et qu'il est besoin de travailler doucement et assidument à le rétablir. Je dois tout dire à Votre Altesse Royale : ce sang est tel que je crus devoir prévenir des causes d'alarmes qu'on étoit peut-être embarrassé à me dire, et ce que j'ai témoigné sur votre santé et sur celle de Mme la duchesse d'Orléans, qui en ces cas-là dépend de la vôtre, n'a eu aucune peine à trouver toute confiance, et même avec des politesses sur Votre Altesse Royale qu'elle me pardonnera bien si je lui dis qu'elle n'a pas toujours méritées en ce genre ; mais, quoi qu'il en soit, ils sont entièrement en repos sur ce soupçon que j'avois appréhendé et qu'ils assurent ne leur être jamais venu. »

1. Sur l'orthographe du nom, voyez aux Additions et Corrections.

2. Au contraire, il n'en parle qu'en quelques mots à Dubois, se référant à ce qu'il disait au Régent : voyez Drumont, p. 254 et 263.

M. le duc d'Orléans, de ma main, et à lui seul[1]. C'étoit l'affaire de Higgins avec Chirac, s'il trouvoit à propos de toucher cette corde.

Tant que la princesse fut malade, je ne pus omettre d'y aller tous les jours, et chez Leurs Majestés ensuite, sans que jamais elle me dît un seul mot, quoique ses dames et le prince des Asturies, que j'y trouvois souvent, fissent tout ce qu'ils pouvoient pour m'en attirer quelque parole[2]. Quand les glandes commencèrent à se dissiper et l'érésipèle à diminuer, je me contentai d'attendre Leurs Majestés au retour de leur chasse, et de leur dire un mot en passant.

Couverture de mon second fils.

La couverture de mon second fils se fit le 1er février, jour pour jour précisément quatre-vingt-sept ans depuis la réception de mon père au Parlement, comme duc et pair de France[3]. Elle excita une légère altercation entre le duc del Arco qui, comme parrain, en prit le jour du

1. C'est la lettre que nous avons reproduite dans une note précédente. — Au sujet de la consultation demandée à Chirac, il écrit le 7 février au duc d'Orléans (Drumont, p. 257) : « Je crois que la princesse a été purgée trop tôt. Les choses à son égard sont au même état où j'ai eu l'honneur de vous les mander par le dernier ordinaire. Le premier médecin écrit, par ordre secret du roi et de la reine d'Espagne, à M. Chirac, pour savoir des nouvelles certaines de l'ancienneté et de la nature de cette glande du col qui fait la principale inquiétude, et LL. MM. Cath. craignent fort de ne pouvoir compter sur la vérité de la réponse. Comme elle aura néanmoins grande part à régler la conduite des médecins d'ici, je croirois qu'il seroit très important à la santé de la princesse que M. Chirac répondît là-dessus vraiment et catégoriquement. »

2. On a vu que le mutisme de la princesse à l'égard de l'ambassadeur avait commencé dès leur première entrevue à Cogollos : ci-dessus, p. 21. Était-ce antipathie, naturelle, ou inspirée par sa mère, alors brouillée avec Saint-Simon, ou simplement caprice ? Rien ne permet d'éclaircir ce point.

3. Tout ce membre de phrase, depuis *jour pour jour*, a été ajouté après coup en interligne et sur la marge du manuscrit. — C'est en effet le 1er février 1635 que les lettres de pairie de Claude de Saint-Simon avaient été enregistrées au Parlement : notre tome I, p. 440.

roi et en fit avertir les grands, et le marquis de Villena, qui, comme majordome-major, prétendoit que c'étoit à lui à le faire. J'ai donné[1] ailleurs la description de cette belle cérémonie pour chacune des trois classes[2]. Je me contenterai donc de dire ici que le duc del Arco, qui n'alloit que dans les carrosses du roi comme grand écuyer, dans lesquels il ne pouvoit[3] donner la main à personne, sans exception, eut la politesse de venir prendre le marquis de Ruffec et moi dans son propre carrosse, avec ses livrées, suivi de celui du duc d'Albe[4], oncle paternel de celui qui est mort ambassadeur d'Espagne à Paris et son héritier, qu'il avoit prié de lui aider dans cette cérémonie, comme le parrain en prie toujours un grand. Quoi que mon fils et moi pussions faire ou dire, il n'y eut jamais moyen de les faire monter en carrosse avant lui, ni de les empêcher de se mettre tous deux sur le devant du carrosse. On ne sauroit ajouter à la politesse et à l'attention avec laquelle ils s'acquittèrent de la fonction qu'ils avoient bien voulu accepter, soit pour convier à dîner chez moi, en attendant que le roi arrivât dans la pièce de l'audience où la cérémonie s'alloit faire, soit chez moi à y faire les honneurs, plus et mieux que moi. Je fus extrêmement flatté de voir un si grand nombre de grands d'Espagne et d'autres seigneurs à cette couverture, où on m'assura n'en avoir jamais tant vu en aucune, et, au retour chez moi, nous nous trouvâmes quarante-cinq à table, ou grands, ou de ce qu'il y avoit d'ailleurs de plus distingué, avec d'autres tables qui se trouvèrent aussi, mais plus médiocrement, remplies[5]. J'allai et revins du Palais avec

1. *Donné* est en interligne, au-dessus de *fait* biffé.
2. Tome IX, p. 181 et suivantes.
3. Les verbes *n'alloit* et *pouvoit* sont en interligne, au-dessus de *ne va* et *peut*, biffés.
4. François Alvar de Tolède : tome IX, p. 182.
5. Comparez les termes de sa lettre à Dubois du 2 février : Drumont, p. 255 ; voyez aussi la *Gazette*, p. 90-91.

le même cortège de suite de livrées et de carrosses qu'à ma première audience de cérémonie pour la demande de l'Infante, et je sus que cette parité de pompe fut sensible aux Espagnols[1].

Après la cérémonie il y eut chapelle, où j'eus le plaisir de voir mon second fils sur le banc des grands, de celui des ambassadeurs où j'étois. Comme la grandesse étoit la même, et commune entre mon second fils et moi, je crus devoir me contenter de sa couverture, et ne point faire la mienne. De quelque sotte brutalité qu'en eût usé Maulévrier en cette occasion de grandesse, je considérai assez le caractère dont il étoit revêtu pour l'emporter sur le mépris de sa personne. Je le priai au festin de la grandesse; car les ambassadeurs n'assistent point aux couvertures. Il s'en excusa fort grossièrement. Cela ne me rebuta point, et, quoique accablé de visites à recevoir et à rendre, car il faut aller deux fois chez chaque grand, une pour les prier de se trouver à la couverture, une autre pour les inviter et leurs fils aînés au repas, j'allai avec mon second fils chez Maulévrier, qui se résolut enfin d'y venir[2], et qui y fit d'autant plus triste et méchante figure, que tout ce qui s'y trouva voulut par un air de gaieté et de liberté peu ordinaire à la nation, me témoigner prendre part à ma satisfaction, et aussi à la chère, car il y fut bu et mangé plus qu'on ne fait ici en de pareils repas. Il me fallut, après, retourner chez tous les grands avec mon fils, et chez les autres personnes distinguées qui avoient dîné chez moi ce jour-là.

Le cordon bleu donné au duc d'Ossone.

J'appris par une lettre du 27 janvier du cardinal Dubois, le cordon bleu donné au duc d'Ossone, et la manière dont cela s'étoit fait, à laquelle je reviendrai tout à l'heure. J'allai aussitôt attendre le retour de la chasse, et je suivis Leurs Majestés dans leur appartement de retraite. Je leur

1. Tout cela a déjà été raconté dans le tome IX, p. 182-183.

2. Il rend compte au cardinal de la mauvaise humeur de Maulévrier dans la même dépêche du 2 février (Drumont, p. 255-256).

rendis compte de ce qui venoit d'être fait pour M. le duc d'Ossone ; je leur en relevai la singularité, et je leur fis remarquer qu'on ne savoit ni qu'on ne pouvoit savoir alors à Paris les grâces dont il avoit plu à Leurs Majestés de me combler. Elles me parurent extrêmement sensibles à cette marque de considération qu'elles recevoient en la personne de leur ambassadeur, et me chargèrent de le témoigner à M. le duc d'Orléans[1]. Le duc d'Ossone avoit pris auparavant son audience de congé[2] ; mais il demeuroit à Paris, où il donnoit de belles fêtes en attendant l'arrivée de l'Infante.

Je prouve à M. le duc d'Orléans qu'il pouvoit et qu'il devoit faire lui-même le duc d'Ossone chevalier de l'Ordre, et lui propose sept ou huit colliers pour l'Espagne lors de la grande promotion, dont un pour Grimaldo.

On s'étoit franchement moqué de M. le duc d'Orléans et de son cardinal ministre sur le cordon bleu du duc d'Ossone. Le maître méprisoit ces choses-là, qu'il traitoit de bagatelles, et le valet n'étoit pas né et n'avoit pas même vécu à en savoir là-dessus davantage. La vieille cour, abattue par les découvertes sur elle, sur le duc et la duchesse du Maine, sur Cellamare, et par le lit de justice des Tuileries, reprenoit peu à peu vigueur à mesure que le Parlement relevoit la crête[3] et que la majorité approchoit. D'espagnole passionnée qu'elle s'étoit montrée, elle étoit devenue ennemie de l'Espagne depuis la réconciliation de M. le duc d'Orléans, et n'avoit vu qu'avec désespoir le double mariage qui l'avoit immédiatement suivie. Étourdie du coup, elle ne pouvoit supporter le resserrement de ces liens par les bienfaits réciproquement répandus sur les ambassadeurs, sans de nouveaux dépits. Elle chercha donc à affoiblir ce que M. le duc d'Orléans se proposa pour le duc d'Ossone, et, du même coup, à l'arrêter tout court sur la promotion qui

1. Voyez les lettres de Saint-Simon au cardinal Dubois, au Roi et au Régent dans Drumont, p. 258, 265 et 266.

2. Dès le 30 décembre 1721 : *Gazette* de 1722, p. 11.

3. Le *Dictionnaire de l'Académie* de 1718 ne donnait que *baisser la crête*, au sens de perdre son orgueil; *relever la crête* a le sens opposé.

suit toujours le sacre, et lui persuadèrent[1] aisément que, n'y ayant point de grand maître de l'ordre du Saint-Esprit, parce que le Roi, qui n'avoit pas pu faire encore sa première communion, n'en avoit pas reçu le collier, et portoit l'Ordre par le droit de sa naissance, sans en être chevalier, on ne pouvoit faire aucun chevalier de l'Ordre. Cette raison, si elle avoit mérité ce nom, militoit pour l'exclusion de la promotion du lendemain du sacre, parce que le temps n'y auroit pas permis, du jour au lendemain, de nommer les chevaliers en chapitre, à eux de faire leurs preuves, à un second chapitre de les recevoir, et d'être arrivés à Reims avec leurs habits tous faits, le tout en moins de douze heures, à compter de la fin du festin royal, et, si le sacre se faisoit avant la majorité, nécessité de l'attendre, pour que le grand maître de l'Ordre pût faire la promotion par lui-même[2].

Ces bluettes[3] aveuglèrent le cardinal Dubois, et M. le duc d'Orléans eut plus tôt fait de s'en laisser éblouir que d'y faire la plus légère réflexion, de sorte que lui et le cardinal Dubois eurent recours à leurs *mezzo termine* si favoris, et crurent faire merveilles et un grand coup d'autorité d'envoyer le cordon bleu au duc d'Ossone, avec permission de porter dès lors les marques de l'Ordre, qu'il prit sur-le-champ, en attendant que le Roi fût en état de l'en faire chevalier. Mais la réponse à ces deux prétendus obstacles étoit bien aisée. Henri IV au siège de Rouen, huguenot encore, par conséquent, tout roi qu'il étoit, incapable d'être chevalier du Saint-Esprit, et même de le porter, et d'en être fonctionnel-

1. Ce verbe est bien au pluriel, s'accordant avec l'idée.

2. Le cardinal Dubois, dans une lettre du 27 janvier (vol. *Espagne* 299, fol. 365), en apprenant à Saint-Simon la grâce faite au duc d'Ossone, lui explique les raisons qui ont fait adopter ce mode de procéder.

3. « *Bluette*, étincelle ; on dit figurément qu'il y a quelques bluettes d'esprit dans un ouvrage, pour dire qu'il y a quelques petits traits d'esprit » (*Académie*, 1718).

lement[1] grand maître, expédia une commission au premier maréchal de Biron pour tenir le chapitre de l'Ordre, et le donner au baron de Biron son fils[2], devenu depuis duc et pair et maréchal de France, et qui eut enfin la tête coupée, et d'y donner en même temps le cordon bleu à Renaud de Beaune, archevêque de Bourges, depuis de Sens, comme grand aumônier de France, dont Henri IV venoit de lui donner la charge, qu'il venoit d'ôter à Jacques Amyot, évêque d'Auxerre, passionné ligueur[3]. Voilà qui est sans réplique pour faire des chevaliers de l'Ordre sans qu'il y ait de grand maître, et la cérémonie s'en fit dans l'église[4] paroissiale du faubourg de Darnetal[5] de Rouen, dont le roi étoit maître. A l'égard d'un roi, non seulement point grand maître de l'Ordre, mais de plus mineur, Louis XIII, né à Fontainebleau dans le cabinet de l'Ovale, le jeudi 17 septembre 1601, sur les onze heures du soir, sacré à Reims le dimanche 17 octobre 1610, n'étoit ni grand maître de l'Ordre ni majeur, et toutefois il fit le prince de Condé chevalier de l'Ordre le lendemain de son sacre[6]; tellement que, de quatre rois immédiats prédécesseurs du Roi, deux seulement, dont l'instituteur de l'Ordre est le premier, et l'autre est le feu Roi, étoient majeurs et sacrés quand ils ont fait des chevaliers de l'Ordre, et deux autres, l'un huguenot, par conséquent ni sacré, ni grand maître, ni même portant l'Ordre, l'autre sacré mineur, ont fait des chevaliers de l'Ordre, l'un par commission,

1. Adverbe que ne donnait alors aucun lexique, et que *l'Académie* n'admet pas encore, bien que le *Littré* l'ait accepté.
2. Armand et Charles de Gontaut.
3. Ces deux exemples ont déjà été cités dans le tome XI, p. 173, et répétés plusieurs fois depuis.
4. *L'église* corrige *la paroi[sse]*.
5. Écrit *Dernetal*. — Ce gros bourg, à quelques kilomètres de Rouen dans la direction de Paris, donnait son nom au faubourg Est de la ville.
6. *Mercure françois*, tome I, 1610, p. 543 v°.

étant hors d'état de les faire lui-même, l'autre le lendemain de son sacre et sous la régence de la Reine sa mère. Qu'auroient pu répondre à cela ces Messieurs de la vieille cour? Mais, quoique trivial et moderne, le cardinal n'en savoit pas tant, et le Régent ne prenoit pas la peine d'y penser un moment, et de se rappeler ces exemples décisifs.

Quoique chose faite, je ne laissai pas de leur mander ce que j'en pensois, et qu'ils s'étoient laissé prendre grossièrement pour dupes[1]. Mais je me gardai bien de dire à personne en Espagne que cela se pouvoit et devoit faire autrement, et que la Régente, sous Louis XIII, nomma et fit faire Monsieur le Prince chevalier de l'Ordre. Cela est clair par conséquent que M. le duc d'Orléans régent avoit le même pouvoir. Je leur rendis compte du très bon effet et de la joie que cette distinction accordée au duc d'Ossone avoit fait dans toute la cour d'Espagne, et j'en pris occasion de leur représenter combien il étoit du service de M. le duc d'Orléans de réserver sept ou huit colliers, qui étoient presque tous vacants, quand il feroit la promotion entière, et de les envoyer sans destination au roi d'Espagne pour les donner à qui il lui plairoit, excepté le marquis de Grimaldo, dont les services et le constant attachement à l'union des deux couronnes méritoit la distinction d'être nommé par le Roi uniquement, sur quoi je leur remis devant les yeux la conduite des rois d'Espagne de la maison d'Autriche, qui envoyoient aux empereurs toutes les Toisons qu'ils vouloient pour leur cour, encore que cet ordre ne soit que de la moitié en nombre de celui du Saint-Esprit, et leur rappelai aussi le grand nombre de Toisons données à la France, auquel le petit nombre de colliers du Saint-Esprit accordés à l'Espagne ne pouvoit se comparer, infiniment moins aux grandesses françoises, qui ne peuvent recevoir d'équiva-

1. Lettre du 7 février au cardinal Dubois, où il cite longuement ces deux exemples : Drumont, p. 259-261.

lent[1]. Cette épargne de colliers à l'Espagne pour les prostituer ici à des gens qui, sous le feu Roi, auroient couru avec incertitude après un cordon rouge[2], et s'en seroient crus comblés, n'est pas une des moindres fautes, à tous égards, en laquelle on s'est si opiniâtrément affermi depuis.

L'Ordre offert et refusé par le cardinal Albano. Office au cardinal Gualterio, à qui le feu Roi l'avoit promis.

Je fis en même temps un reproche à M. le duc d'Orléans d'un dégoût que[3] la sottise du cardinal Dubois, que je ne nommois point, venoit de lui faire essuyer. A propos de la résolution prise de donner le cordon bleu au duc d'Ossone[4], ce prince, qui croyoit si peu avoir le pouvoir de faire des chevaliers de l'Ordre, l'envoya au cardinal Albane. C'étoit une reconnoissance du cardinal Dubois pour son chapeau, auquel le cardinal Albane, entraîné par les lettres pressantes du cardinal de Rohan, s'étoit montré favorable, et une galanterie qu'il vouloit faire à tout le parti de la Constitution Il en fut comme des exemples d'Henri IV et de Louis XIII cités ci-dessus. Dubois, petit compagnon alors, ignoroit, et son maître avoit oublié, que, le feu Roi ayant voulu donner l'ordre au cardinal Ottobon, protecteur des affaires de France, et brouillé et comme proscrit par la république de Venise pour avoir accepté cette protection, comme on l'a vu ici en son lieu[5], [celui-ci] le refusa tout net, et répondit que, encore qu'il eût pris un attachement déclaré pour la France par cette protection, elle n'étoit pas incompatible avec rien de ce qu'il étoit, mais que le cordon bleu, qui n'étoit presque jamais que pour les cardinaux françois, ne lui paroissoit pouvoir convenir avec sa charge de vice-chancelier de l'Église, ni avec ce qu'il étoit d'ailleurs dans le sacré collège : il vouloit dire son ancienneté

1. Même lettre, p. 261-262. Voyez ci-après aux Additions et Corrections.
2. Le ruban de l'ordre de Saint-Louis.
3. Il y a *où*, par mégarde, dans le manuscrit.
4. *Ossone* est en interligne, au-dessus d'*Albe*, biffé.
5. Tome XIX, p. 20-22.

qui touchoit au décanat, sa qualité de neveu d'Alexandre VIII[1], qui le mettoit à la tête des créatures de son oncle, enfin sa nation, et le feu Roi eut le dégoût d'en être refusé[2]. Albane, Italien, camerlingue, et chef des nombreuses créatures de Clément XI son oncle[3], eut les mêmes raisons. Il n'avoit pas été pressenti auparavant; Dubois, qui ne doutoit de rien, ne s'en étoit pas donné la peine, tellement que le refus tout plat fut public et l'Ordre renvoyé[4]. Je ne faisois pas cette leçon; mais mon reproche fut que Son Altesse Royale ne pouvoit ignorer la promesse publique et réitérée du feu Roi au cardinal Gualterio de la première place de cardinal qui vaqueroit dans l'Ordre[5]; que ses services et son attachement si marqué, et qui lui avoient coûté tant de dégoût depuis son retour à Rome, méritoient à tant de titres, et non pas le dégoût nouveau, qu'il n'avoit jamais mérité de M. le duc d'Orléans le moins du monde, de se voir oublié et envoyer l'Ordre à un autre cardinal si inférieur à lui, pour ne pas dire plus, en mérites à l'égard de la France[6]. Mais Dubois gouvernoit seul et en plein; les grandes et les petites choses dépendoient entièrement de lui, et M. le duc d'Orléans tranquillement le laissoit faire. J'en écrivis en même sens au cardinal Dubois[7], et je lui représentai que l'estime et l'amitié si marquée du cardinal de Rohan

1. *Alex. VIII* est en interligne, au-dessus de *Clément XI*, biffé; plus loin, avant *creatures* il a biffé *nombreuses*.

2. Saint-Simon n'a parlé nulle part de cette offre faite au cardinal Ottoboni ni de son refus, et le *Journal de Dangeau* est muet à cet égard.

3. Les mots *son oncle* sont ajoutés en interligne.

4. Mathieu Marais (*Mémoires*, tome II, p. 267) enregistre le renvoi, avec des commentaires sur l'insulte faite ainsi « par un cardinal de basse extraction et de peu de mérites », et sur la maladresse du cardinal de Rohan.

5. Lors de son voyage à Paris en 1713 : tome XXIV, p. 9.

6. Lettre au Régent du 7 février : Drumont, p. 256-257.

7. Lettre du même jour : p. 264-265.

pour le cardinal Gualterio ne pourroit pas être insensible à une si grande mortification[1].

Chavigny en Espagne, mal reçu ; son caractère.

En arrivant de Lerma à Madrid, j'avois reçu une lettre du cardinal Dubois, qui, après des raisonnements[2] sur l'état incertain de la santé du Grand-Duc, et de ce qui pouvoit se passer en Italie en conséquence, me mandoit que Chavigny, envoyé du roi à Gênes, étoit si fort au fait de toutes ces affaires-là, qu'il pourroit bien lui envoyer faire un tour en Espagne, et me le recommandoit très fortement[3]. Ce Chavigny étoit le même Chavignard, fils d'un procureur de Beaune, en Bourgogne, qui trompa feu [M.] de Soubise, et se fit présenter par lui au feu Roi avec son frère, comme ses parents, et de la maison de Chavigny[4]-le-Roi, ancienne, illustre, éteinte depuis longtemps, obtint un guidon de gendarmerie aussitôt, et son frère une abbaye. Ils obtinrent aussi des gratifications et des distinctions par les jésuites, qui étoient leurs dupes, ou qui feignoient de l'être, et par M. de Soubise, à l'ombre duquel ils se fourrèrent partout où ils purent. Enfin reconnus pour ce qu'ils étoient, et pour avoir changé leur nom de Chavignard en celui de Chavigny, le Roi les dépouilla de ses grâces et les chassa du royaume. Ils errèrent longtemps où ils purent, sous le nom de Chavigny, pour ne s'écarter que le moins qu'ils purent du beau

1. « Je ne sais si M. le cardinal de Rohan est informé de cette affaire particulière ; mais il parott une telle estime et amitié de sa part pour celui qu'elle regarde qu'il n'est pas possible que, même sans savoir, il ne s'y intéresse véritablement. »

2. Après ce mot, Saint-Simon a biffé l'adjectif *incertains*, qui revient deux mots plus loin.

3. Nous n'avons point trouvé cette lettre dans les volumes du Dépôt des affaires étrangères.

4. Il écrit ici et huit lignes plus bas, par erreur, *Chauvigny* : voyez tome XIX, p. 24, et appendice II, p. 452 et 462-463, où notre auteur distingue nettement la très ancienne maison de Chauvigny, seigneurs de Châteauroux, de celle des le Roy de Chavigny, moins illustre, quoique bonne encore, à laquelle s'étaient rattachés ces Chavignard.

nom qu'ils avoient usurpé[1], et, quoique si châtiés et si déshonorés, l'ambition et l'impudence leur étoient si naturelles que ni l'une ni l'autre ne put en être affoiblie, et qu'ils ne cessèrent, en cédant à la fortune, de chercher sans cesse à se raccrocher. J'en ai parlé ici, dans le temps de leur aventure[2]; mais j'ai cru en devoir rafraîchir la mémoire en cet endroit. En courant le pays, ils se firent nouvellistes, espèces de gens dont les personnes[3] en place ne manquent pas, tous aventuriers, gens de rien et la plupart fripons, dont il m'en est passé plusieurs par les mains. Chavigny avoit beaucoup d'esprit, d'art, de ruse, de manège, un esprit tout tourné à l'intrigue, à l'application, à l'instruction, avec tout ce qu'il falloit pour en tirer parti : une douceur, une flatterie fine, mais basse, un entregent merveilleux, et le tact très fin pour reconnoître son monde, s'insinuer doucement à pas comptés, et juger très sainement de lâcher ou de retenir la bride, éloquent, biendisant, avec une surface de réserve et de modestie, maître absolu de ses paroles et de leur choix, et toujours examinant son homme jusqu'au fond de l'âme, tandis qu'il tenoit la sienne sous les enveloppes les plus épaisses, toutefois puant le faux de fort loin. Personne plus respectueux en apparence, plus doux, plus simple, en effet plus double, plus intéressé, plus effronté, plus insolent, et hardi au dernier point, quand il croyoit pouvoir l'être. Ces talents rassemblés, qui font une espèce de scélérat très méprisable, mais fort dangereux, font aussi un homme dont quelquefois on peut se servir utilement. Torcy en jugea ainsi. De bas

1. Cette phrase s'explique parce que nous venons de dire que Saint-Simon avait écrit *Chauvigny*.

2. L'histoire d'Anne-Théodore Chevignard (et non *Chavignard*) de Chavigny, le diplomate dont il est question ici, et de son frère l'abbé Philibert, a été racontée par Saint-Simon dans le tome XIX des *Mémoires*, p. 23-28. M. de Boislisle a alors donné dans l'appendice III du même tome, p. 456-493, une longue notice sur les deux frères.

3. *Personnes* est en interligne, au-dessus de *gens*, biffé.

nouvelliste, il s'en fit une manière de correspondant, et prétendit s'en être bien trouvé en Hollande et à Utrecht, où néanmoins il n'osoit trop fréquenter nos ambassadeurs, mais se fourroit chez les ministres des autres puissances, en subalterne tout à fait, mais dont il savoit tirer des lumières par leurs bureaux, où il se familiarisoit en leur en laissant tirer de lui qu'il leur présentoit comme des hameçons. Son frère n'en savoit pas moins que lui ; mais son humeur naturellement haute et rustre le rendoit moins souple, moins ployant, moins propre à s'insinuer et à abuser longtemps de suite. Toutefois ils s'entendoient et s'aidoient merveilleusement. Ces manèges obscurs, hors de France et tout à fait à l'insu du feu Roi, durèrent jusqu'à sa mort. Elle leur donna bientôt la hardiesse de revenir en France, où, trouvant Torcy hors de place, et seulement conservant les postes et une place dans le conseil de régence, ils continuèrent à lui faire leur cour pour s'en faire un patron dans le cabinet du Régent, avec qui le secret des postes le tenoit dans un commerce important et intime, mais un patron qui ne pouvoit que les aider. Ils n'osoient pourtant se produire au grand jour; mais ils frappoient doucement à plusieurs portes pour essayer où ils pourroient entrer. Comme ils avoient le nez bon, ils avisèrent bientôt que l'abbé Dubois seroit leur vrai fait, s'ils se pouvoient insinuer auprès de lui, et que, fait comme il étoit et comme étoit aussi M. le duc d'Orléans, il y auroit bien du malheur si l'espèce de disgrâce où il étoit lors[1] ne se changeoit bientôt en une confiance qui le mèneroit loin, et dont eux-mêmes pourroient profiter ; ils cherchèrent donc par où l'approcher. La fréquentation qu'ils avoient eue en Hollande avec les Anglois les introduisit auprès de Stair; ils y firent leur cour à Rémond[2], qui n'en bougeoit. Il faut se souvenir de ce qui a été expliqué

1. Au début de la Régence, où le duc d'Orléans tenait Dubois à l'écart, à la prière de Madame (notre tome XXIX, p. 34).

2. Nicolas-François Rémond : tome XXIX, p. 262.

ici des premiers temps de la Régence, des liaisons, des vues et des manéges de l'abbé[1] Dubois pour se raccrocher auprès de son maître et s'ouvrir un chemin à ce qu'il devint depuis[2]. Rémond, peu accoutumé aux applaudissements et aux respects, fut enchanté de ceux qu'il trouva dans les deux frères. A son tour, il fut charmé de leur esprit et de leurs lumières. Il les présenta à Canillac, à qui ils prostituèrent tout leur encens. Lui et Rémond en parlèrent à l'abbé Dubois. Rémond fit que Stair les lui vanta aussi. Il les voulut voir. Jamais deux hommes si faits exprès l'un pour l'autre que Dubois et Chavigny, si ce n'est que celui-ci en savoit bien plus que l'autre, avoit la tête froide et capable de plusieurs affaires à la fois. Dubois le reconnut bientôt pour un homme qui lui seroit utile, et dont la délicatesse ne s'effaroucheroit de rien. Il l'employa donc en de petites choses quand lui-même[3] commença à poindre; en de plus grandes, à mesure qu'il avança, et en fit enfin son confident dans le soulagement dont il eut besoin dans ses négociations avec l'Angleterre[4]. Parvenu au chapeau et à la toute-puissance, et n'ayant plus besoin de ce second à Londres ni à Hanovre, il l'envoya à Gênes rôder et découvrir en Italie, et enfin exécuter une commission secrète en Espagne.

Au premier mot que je dis de sa prochaine arrivée au marquis de Grimaldo, il fit un cri qui m'étonna; il rougit, se mit en colère : « Comment, Monsieur! me dit-il, dans le moment de la réconciliation personnelle de M. le duc d'Orléans, dans le moment des deux mariages qui en sont le sceau, et de l'union la plus intime des deux couronnes et des deux branches royales, nous envoyer Chavigny, si

1. Avant *de l'abbé*, il a biffé *du Card.*
2. Tome XXIX, p. 262-266.
3. *Luy mesme* remplace *il* en interligne.
4. Voyez nos tomes XXXII, p. 297, XXXIII, p. 111 et 228, et XXXIV, p. 7.

publiquement déshonoré qu'il n'est personne en Europe qui ignore une telle aventure ! Que veut dire votre cardinal Dubois par un tel négociateur ? N'est[-ce] pas afficher qu'il nous veut tromper que de l'envoyer ici chargé de quelque chose ? » Il en dit tant et plus sur le cardinal, et se déboutonna pleinement sur l'opinion qu'il avoit de lui. Je le laissai tout dire, et je ne pus disconvenir avec lui que Chavigny ne portoit pas une réputation qui pût concilier la confiance. Mais enfin je lui dis que le cardinal en avoit fait son confident personnel, qu'il l'envoyoit sans m'en avoir rien mandé auparavant ; que tout ce qu'il m'en marquoit étoit qu'il l'avoit choisi comme étant parfaitement instruit de ce qui se passoit en Italie, en particulier à l'occasion de l'état incertain de la santé du Grand-Duc, et que je n'en savois pas davantage. Grimaldo, tout bouffant, me répondit qu'ils en savoient autant que lui, et que, si le cardinal l'en croyoit si instruit, il n'avoit qu'à lui en faire faire un mémoire et le leur envoyer, et non pas un fripon aussi connu que cet homme-là, auquel il n'y avoit pas même moyen de parler. Je le laissai encore s'exhaler tant qu'il voulut ; puis, le ramenant doucement peu à peu, je lui dis que si[1] falloit-il bien pourtant qu'il le vît, quand ce ne seroit que pour voir ce qu'il voudroit dire. Grimaldo me répliqua[2] que, quand il pourroit se résoudre à le voir, il m'assuroit bien que le roi ne permettroit pas qu'il se présentât devant lui. Je lui représentai que, en convenant avec lui du mauvais air du choix, le Régent auroit droit de se plaindre qu'on ne voulût pas entendre en Espagne celui qu'il y envoyoit, et que le roi d'Espagne, dans la position si heureuse où la France et le Régent se trouvoient avec Sa Majesté Catholique, en usât à l'égard de Chavigny comme on fait tout au plus au moment d'une rupture résolue. Grimaldo me répliqua avec dépit : « Et pourquoi

1. Néanmoins, cependant.
2. *Me répliqua* est en interligne, au-dessus de *m'asseura*, biffé.

aussi nous envoyer un coquin décrié partout? N'est-ce pas tout ce qu'ils pourroient faire dans une rupture? Que veulent-ils que nous pensions de ce beau choix, et si unique à faire? Quelle confiance prétendent-ils que nous lui donnions? Il faut qu'ils nous croient stupides, et qu'ils aient pour nous le dernier mépris. Mais nous le leur rendrons bien aussi, et nous leur renverrons leur fripon tout comme il sera venu. Cela leur apprendra du moins à ne nous plus envoyer des fripons reconnus déshonorés par tout le monde, et, s'ils nous veulent tromper, du moins de ne l'afficher pas d'avance, et de nous envoyer des fripons qui aient du moins la figure de gens ordinaires. » Comme je vis que je ne ferois que l'opiniâtrer davantage, je me retirai, en le priant du moins d'y penser.

Je retournai le voir le lendemain, et je lui demandai en riant de quelle humeur il étoit ce jour-là. Il me fit mille politesses et mille amitiés, sur lesquelles je pris thème de lui dire qu'il ne me pouvoit arriver rien de plus fâcheux que l'exécution de ce qu'il m'avoit dit la veille; qu'il connoissoit les fougues du cardinal Dubois; qu'il avoit vu, par le délai si affecté de m'envoyer la lettre du Roi pour l'Infante, qu'il avoit eu dessein de me jeter dans l'embarras dont j'avois été forcé de lui faire la confidence, et dont il avoit eu la bonté de me tirer[1]; qu'il avoit vu encore par la foiblesse de sa lettre à lui, et de celle qu'il avoit faite de M. le duc d'Orléans pour le roi d'Espagne[2], le peu d'envie qu'il avoit que j'obtinsse les grâces de Leurs Majestés Catholiques auxquelles lui avoit eu toute la part, et avoit voulu supprimer ces lettres, qui l'étoient demeurées en effet, comme plus nuisibles qu'utiles; que j'en aurois bien d'autres à lui apprendre pour lui faire voir quel étoit le cardinal Dubois à mon égard; que, si Chavigny n'étoit point écouté, si le roi d'Espagne lui fai-

1. Tome XXXVIII, p. 343 et 371.
2. Tome XXXIX, p. 363 et suivantes.

soit l'affront de ne vouloir pas permettre que j'eusse l'honneur de le lui présenter, le cardinal, qui pouvoit tout sur M. le duc d'Orléans, feroit qu'il s'en prendroit à moi, l'imputeroit à la jalousie du secret de ce dont Chavigny étoit porteur, publieroit et persuaderoit que je sacrifiois l'honneur du Régent et de la France, l'union et la réconciliation si récente des deux cours à ma vanité personnelle, et que, traité comme je l'étois en Espagne, on ne pouvoit douter que Chavigny n'y eût été très bien reçu et très bien traité, si je l'avois voulu ; que je ne serois pas dans le cabinet de M. le duc d'Orléans pour imposer au cardinal, comme il m'arrivoit souvent, ni pour me défendre ; qu'enfin j'espérois de son amitié à lui, jointe aux autres considérations que je lui avois représentées la veille, qu'il ne voudroit pas me faire échouer au port. Je lui parlai si bien, ou il avoit si bien réfléchi sur ce refus, qu'enfin il me promit de voir Chavigny et de faire ce qu'il pourroit pour que je le pusse présenter au roi d'Espagne, sans toutefois me répondre de venir à bout de ce dernier point[1]. Ce fut tout en arrivant de Lerma que j'eus ces deux conversations avec lui. Il étoit arrivé incommodé et enrhumé ; la fièvre s'y joignit après, et il fut sept ou huit jours sans voir personne, ni sortir de son logis.

Chavigny à Madrid. Sa mission, et de qui. Vision du duc de Parme la plus inepte

Le 16 février, Chavigny arriva et me vint voir le lendemain matin[2]. Après des propos généraux où il déploya toute sa souplesse, ses respects et son bien-dire, il m'apprit qu'il venoit avec une lettre de créance du duc de Parme, qui, comprenant bien l'impossibilité de retirer

1. On comprend qu'il n'est point question de tout cela dans la correspondance de notre duc ; nous n'avons donc sur cette résistance de Grimaldo que l'unique témoignage des *Mémoires*, écrits vingt-cinq ans plus tard.

2. Tout le récit qui va suivre de cette affaire embrouillée, jusqu'à la page 85 ci-après, n'est que le développement, et parfois la copie, d'une longue lettre que Saint-Simon écrivit le 20 février au comte de Belle-Isle, ami et confident de Dubois, publiée par Drumont, p. 276-295, et dont notre auteur va parler plus loin, p. 88.

sur Castro et Ronciglione. Fausseté puante de Chavigny sur le duc de Parme.

des mains du Pape le duché de Castro et la principauté de Ronciglione[1], et toute la difficulté d'en retirer l'équivalent en terres, il se restreignoit à lui en demander un qui seroit aisé, si l'Espagne y vouloit bien contribuer[2] en se joignant à lui pour demander au Pape un indult sur le clergé des Indes, dont le duc de Parme toucheroit l'argent à la décharge du saint-siège, jusqu'à parfait dédommagement. Avec sa manière hésitante et volontairement enveloppée, il ne laissa pas de me dire, quoique non clairement, que le cardinal Dubois approuvoit fort cet expédient, et je sentis qu'il y entroit fort pour sortir par là de l'engagement où il s'étoit mis avec ce prince pour lui procurer cette restitution. Ce qui me surprit fut l'aveu de Chavigny, vrai ou supposé, de n'avoir point de lettres de créance du cardinal Dubois[3], avec l'air d'un assez grand embarras, sur quoi je me divertis à lui dire que la confiance de ce ministre en lui étoit si généralement connue qu'il n'avoit qu'à se présenter pour obtenir la même des ministres avec qui il pourroit avoir à traiter. Il se mit après sur les louanges du duc de Parme : sagesse, capacité, considération dans toute l'Italie ; sur tout, et plus que tout, il me vanta son attachement de tous les temps pour la France, qui l'avoit exposé à tous les mauvais traitements de l'Empereur. Je lui demandai en bon ignorant comment il s'étoit comporté dans l'affaire du double mariage. Chavigny me répondit sans hésiter que tout avoit passé par lui, qu'il y avoit fait merveilles, qu'il y avoit eu la principale part. Je pris cela pour fort bon, et tout comme il me le donna ; mais il ne se doutoit pas que j'en savois là-dessus autant ou plus que lui. Lorsque M. le duc d'Orléans me confia pour la pre-

1. Nos tomes XXXIV, p. 172, et XXXVI, p. 335 et 342.
2. Écrit *contriburer,* par mégarde, dans le manuscrit.
3. En effet, dans sa lettre du 21 février à Dubois (ci-après, p. 349, Chavigny écrit : « Cette présentation (par Saint-Simon à Grimaldo et au roi) suppléera aux lettres de créance que Votre Éminence m'avoit fait espérer. »

mière fois les mariages, avant même que l'affaire fût entièrement achevée, il me dit en même temps que tout se faisoit à l'insu du duc de Parme[1]; qu'un secret profond lui cacheroit cette affaire par les deux cours, jusqu'à ce qu'elle fût entièrement parachevée; que M. de Parme étoit le promoteur et le principal instrument des mariages des infants d'Espagne avec les archiduchesses, dont il avoit toute la négociation; et, lorsque les mariages furent faits, M. le duc d'Orléans me dit qu'ils étoient tombés sur la tête du duc de Parme comme une bombe: qu'il en étoit au désespoir; et quand, après, le cardinal Dubois et moi fûmes, comme je l'ai raconté en son lieu[2], replâtrés, et que nous fûmes à portée de parler d'affaires et de mon ambassade prochaine, je lui parlai du duc de Parme sans lui laisser rien sentir de ce que M. le duc d'Orléans m'en avoit dit, et il m'en rapporta les mêmes choses précisément que j'en avois apprises du Régent. Ce souvenir, que je ne pouvois avoir que très présent en Espagne, me confirma de plus en plus dans l'opinion que j'avois de Chavigny, et de me bien garder de lui en laisser fleurer[3] l'odeur la plus légère. De là, il me battit la campagne avec force bourre[4], à travers laquelle il s'étendit, mais fort en général, sur la nécessité de l'établissement de l'infant don Carlos en Italie, sur les bonnes choses qu'il y auroit à faire en cette partie de l'Europe, sur le respect où le double mariage y alloit retenir l'Empereur à l'égard des deux cou-

1. Lorsqu'il a raconté l'annonce que lui fit le Régent du double mariage (tome XXXIII, p. 190), il s'était contenté de dire: « Le secret en fut si entier, qu'aucune puissance ni aucun particulier ne s'en douta », sans parler spécialement du duc de Parme.

2. Lors de sa nomination au cardinalat: tome XXXVIII, p. 208 et 212 et suivantes.

3. Le *Dictionnaire de l'Académie* de 1718 ne donne *fleurer* qu'au sens de « répandre ou exhaler une odeur: *cela fleure bon*, et ce peut être dans ce sens que notre auteur l'emploie ici; on trouve ce verbe dans Molière, *L'École des maris*, acte I, scène II.

4. Détails inutiles, comme dans le tome XVIII, p. 44.

ronnes, sur sa foiblesse par faute d'argent. Il finit par me dire qu'il avoit un plein pouvoir de M. de Parme si étendu, qu'il lui soumettoit son ministre à Madrid, et lui permettoit même d'agir contre l'instruction qu'il lui avoit donnée, s'il le jugeoit à propos ; enfin que ce prince comptoit tellement sur l'amitié et la protection du cardinal Dubois, qu'il l'avoit chargé de suivre en tout les ordres de ce ministre sur ce qui le regardoit.

Chavigny chargé par le duc de Parme de proposer le passage actuel de l'infant don Carlos à Parme avec six mille hommes, dont le duc de Parme auroit le commandement, les subsides, et l'administration du jeune prince.

Le soir du même jour, tout tard, Pecquet[1] me vint apprendre que Chavigny l'avoit vu et lui avoit dit qu'il arrivoit à Madrid pour une commission qui seroit fort agréable, qu'il s'agissoit de faire passer don Carlos actuellement en Italie, de le confier au duc de Parme, de l'accompagner de six mille hommes, dont M. de Parme auroit le commandement, ainsi que l'administration du jeune prince.

Chavigny me revint voir le lendemain matin, et, après la répétition de plusieurs choses de sa première conversation, et force bourre, pendant quoi j'étois fort attentif à ne lui pas laisser apercevoir que je susse la moindre chose sur don Carlos, il m'en parla lui-même avec ses enveloppes accoutumées. Il me dit que M. de Parme desiroit fort d'avoir dès à présent ce petit prince auprès de lui ; qu'en ce cas il lui faudroit donner six mille hommes pour sa garde, que l'un et l'autre rendroient le duc de Parme fort considérable en Italie, et lui donneroient un maniement de subsides qui l'accommoderoit fort, et l'administration du jeune prince[2]. Je lui fis quelques légères objections pour l'exciter à parler. Il me dit qu'il étoit vrai que ce passage n'étoit peut-être pas bien nécessaire à l'âge de l'Infant, que néanmoins sa présence en Italie pourroit contenir les partis qui se formoient parmi les Florentins pour se remettre en république après la mort du grand

1. Pierre-Antoine Pecquet, qui avait précédé Saint-Simon en Espagne (tome XXXVIII, p. 325).

2. Les six derniers mots ont été ajoutés après coup en interligne.

prince de Toscane[1], et encourageroit ceux qui vouloient un souverain, mais qu'au fond ce passage actuel étoit sans aucun inconvénient. Il me dit cela d'un air simple, comme si en effet il s'agissoit d'une chose indifférente. Je lui répondis, avec la même apparence indifférente, que je n'en savois pas assez pour voir les avantages et les inconvénients de ce projet, qu'il m'assura en passant être fort du goût de la cour d'Espagne. J'ajoutai que je croyois que, par caractère, et par capacité également démontrée par le double mariage et par les affaires du Nord, le cardinal Dubois devoit être la boussole sur laquelle uniquement on se devoit régler ; qu'il avoit si profondément le système de l'Europe dans la tête, et l'art de combiner et d'en tirer les plus grands avantages, que c'étoit de lui et de ses lumières qu'on devoit attendre les ordres pour s'y conformer entièrement.

Chavigny sans ordre ni aucune réponse du cardinal Dubois sur le passage de don Carlos en Italie, sans lettres de créance ni instruction du cardinal Dubois pour la cour d'Espagne ; ordre de lui seulement d'y servir le duc de Parme, mais sans y entrer en trop de détail sur Castro et Ronciglione.

Là-dessus Chavigny me dit, avec un air d'ingénuité plaintive, que c'étoit là tout ce qui faisoit son embarras ; qu'il y avoit dix mois que cette affaire de don Carlos se traitoit ; qu'il en avoit souvent écrit au cardinal Dubois, sans en avoir jamais reçu là-dessus aucune réponse ; qu'il s'étoit contenté de lui écrire sur l'affaire de Castro et de Ronciglione, de lui prescrire de se rendre à Madrid pour y donner un compte général des affaires d'Italie, sans entrer même en beaucoup de détail là-dessus avec la cour d'Espagne, et d'agir pour M. de Parme suivant qu'il lui ordonneroit touchant Castro et Ronciglione. Je me mis à sourire, et je lui dis que, si Monsieur le cardinal ne s'expliquoit pas sur l'affaire du passage, j'en suspendrois[2] aussi mon jugement, ce qui me seroit d'autant plus aisé que je n'avois plus que peu de jours à demeurer à Madrid. Il me répondit, en reprenant son air de plainte, qu'il n'avoit pas seulement d'instruction ni de lettres de créance du cardi-

1. Voyez nos tomes XXXIII, p. 264, 266, 270, et XXXIV, p. 89-90.

2. Saint-Simon écrit ici *suspenderois*.

nal Dubois pour la cour d'Espagne ; puis, reprenant un air plus satisfait, il ajouta tout de suite que cette façon étoit aussi plus simple entre deux cours aussi étroitement unies que l'étoient celles de France et d'Espagne. Il falloit que Chavigny me crût bien neuf pour tâter de cette sottise. Je ne pus m'empêcher de lui répondre, mais en riant en moi-même, que ce qui constituoit le ministre étoit moins sa lettre de créance que celle[1] qu'on lui vouloit bien donner et les affaires qu'on traitoit avec lui. Et, comme le cardinal Dubois me l'avoit extrêmement recommandé, et que j'avois vaincu la répugnance du marquis de Grimaldo, je crus lui devoir offrir de le mener chez ce ministre dès qu'il seroit visible, et au roi d'Espagne, comme un homme de la confiance du cardinal Dubois avec lequel on pouvoit traiter, ce qu'il accepta avec beaucoup de satisfaction et de remerciements.

De ces deux conversations, avec ce que dans l'entre-deux j'avois appris de Pecquet, je compris aisément que la mission apparente de Chavigny, quoique effective, étoit l'affaire de Castro et de Ronciglione, mais que ce qui l'amenoit véritablement à Madrid étoit le passage actuel de don Carlos en Italie. Ce qui me confirma encore dans cette persuasion fut que j'appris deux jours après qu'on armoit six vaisseaux de guerre et quatre frégates à Barcelone, pour être prêts à la fin de mai, même avec beaucoup d'indiscrétion, c'est-à-dire à grands frais et avec beaucoup de bruit[2].

Avant que d'expliquer mon sentiment sur la mission de Chavigny, et ce que je crus devoir faire en conséquence, il faut expliquer l'état d'alors de la cour d'Espagne, des cabales de laquelle je n'ai donné qu'un simple crayon jusqu'à présent[3].

1. La créance.
2. La *Gazette* parle à la fin de mars (p. 165) d'un armement de vaisseaux de guerre, mais contre les Barbaresques.
3. Tome XXXIX, p. 348.

Tableau de la cour intérieure d'Espagne.

Le P. Daubenton avoit très certainement été le seul confident, avec le cardinal Alberoni, de l'entreprise méditée sur Naples, et faite ensuite en Sicile. Ils se craignoient et se ménageoient réciproquement, et le jésuite, qui ne vouloit pas hasarder de perdre sa place une seconde fois, qui seule le pouvoit conduire au chapeau, où il tendoit sourdement de toutes ses forces, trembloit intérieurement devant Alberoni, qui le sentoit et en profitoit pour s'en servir comme il lui convenoit, sans s'aimer le moins du monde ; c'est ce qu'on a vu répandu en mille endroits de ce que j'ai donné de M. de Torcy sur les affaires étrangères[1]. Tous deux haïssoient Grimaldo, pour lequel ils craignoient l'affection et le goût du roi. Quoiqu'ils l'eussent chassé des affaires et du Palais, et quoi qu'on eût fait, depuis les changements de ministère, pour réunir le P. Daubenton et Grimaldo, jamais le confesseur ne put lui pardonner le mal qu'il lui avoit fait, en sorte qu'il n'y eut jamais entre eux que des apparences très superficielles. Castelar, secrétaire d'État de la guerre, et très capable de cet emploi, étoit au désespoir que les troupes ne fussent point payées, de les voir journellement se détruire, et les officiers qui étoient dans l'étendue de la couronne d'Aragon réduits[2] à se faire nourrir par charité dans les monastères; que tous les projets qu'il avoit présentés pour y remédier fussent toujours remis à un examen qui ne se faisoit point ; et tout cela je le savois de lui-même. Il accusoit Grimaldo de soutenir le marquis de Campo-Florido, ministre en chef des finances[3], malade depuis deux ans, hors d'état de donner ordre à rien et qui mourut avant mon départ de Madrid, à qui pourtant toutes les choses qui regardoient les finances étoient renvoyées, qui demeuroient toutes et tomboient dans la dernière confusion, sans

1. Voyez particulièrement nos tomes XXX, p. 263-265, et XXXIII, p. 192.
2. Avant *réduits* Saint-Simon a biffé *fussent*.
3. Jean del Rio Gonzalez : tome XXXI, p. 101.

que le roi d'Espagne y fît autre chose qu'attendre sa guérison, ni voulût, même par *interim*, prendre aucun parti là-dessus.

Castelar, qui m'avoit fait ces mêmes plaintes, mais sans me parler de Grimaldo, avoit desiré d'être remis en union avec lui, qui s'étoit altérée entre eux. On[1] y avoit travaillé utilement, et on fut surpris que, dans le temps que Grimaldo s'y prêtoit le plus, Castelar, de propos délibéré, se retira tout d'un coup, et mit les choses en beaucoup plus mauvais état qu'elles n'avoient été auparavant[2]. L'époque de cette conduite bizarre de Castelar fut du voyage de Lerma ; et la maladie qui, au retour, retint Grimaldo près de quinze jours au lit, ou sans sortir ni voir personne, fut attribuée par gens bien instruits à deux chagrins violents que ce ministre essuya en arrivant de ce voyage. Dans ce même temps, Castelar étoit souvent enfermé avec le P. Daubenton, entroit chez lui par une porte de derrière, en sortoit bien avant dans la nuit. Le confesseur étoit étroitement uni avec Miraval, gouverneur du conseil de Castille[3].

Le lien de cette union étoit qu'Aubenton faisoit, depuis quelque temps, renvoyer toutes les affaires par le roi d'Espagne aux consultes, c'est-à-dire aux conseils et aux tribunaux, en quoi le confesseur trouvoit parfaitement son compte, parce que tout étoit à la cour d'Espagne affaire de conscience, et que, sur le renvoi ou la réponse des différentes consultes que le roi lui renvoyoit toujours, la vraie décision en demeuroit au jésuite tout seul, qu'il montroit comme sienne à qui elle étoit favorable, et comme venant des conseils et des tribunaux à qui elle étoit contraire. D'un autre côté, Miraval étoit dans la

1. Saint-Simon lui-même.
2. Dans le tome XXXIX, p. 296, il a dit que ce fut l'inimitié des femmes des deux ministres qui fit manquer le raccommodement.
3. Louis de Miraval y Spinola, marquis de Miraval : tome XXIX, p. 286.

liaison la plus intime avec le duc de Popoli, jusque-là que, contre la dignité de sa place de gouverneur du conseil de Castille, inviolablement conservée jusqu'alors et dont Miraval étoit lui-même fort jaloux, il alloit souvent chez le duc de Popoli au Palais, et demeuroit fort longtemps tête à tête avec lui dans sa chambre[1].

De tous les Italiens Popoli étoit le plus dangereux par son esprit et par sa haine pour la France. Il étoit l'âme de la cabale italienne, qui se réunissoit toute à lui, laquelle détestoit la France et l'union. Cellamare, qui portoit le nom de duc de Giovenazzo depuis la mort de son père, étoit revenu, deux jours avant mon arrivée, de Galice où il commandoit[2], sans apparence d'y retourner ni qu'on y envoyât personne en sa place, et faisoit sa charge de grand écuyer de la reine, avec qui il étoit fort bien. Le prince Pio étoit aussi de retour de Catalogne, où il commandoit, et préféroit à ce bel emploi la charge, sans fonctions, de grand écuyer de la princesse des Asturies, qui n'avoit point d'écurie, servie par celles de Leurs Majestés. Tout cela montroit qu'on rassembloit à Madrid les principaux seigneurs italiens pour les consulter sur les affaires d'Italie, comme le duc de Popoli le fut sur l'entreprise de Naples, dont il fournit tous les mémoires. Castelar ne pouvoit avoir si brusquement changé sur sa réconciliation avec Grimaldo sans avoir subitement pris d'autres vues et s'être assuré d'autres ressources, qui ne pouvoient être autres que le confesseur et les Italiens, et se mettre bien avec la reine en flattant son ignorance des affaires et son ambition sur le passage de don Carlos, qui d'ailleurs convenoit si bien à Castelar, parce que cela forçoit le roi d'Espagne à mettre enfin ordre à ses troupes et à ses finances, à quoi il butoit[3] pour sa caisse militaire.

1. Comparez le « Tableau de la cour d'Espagne », dans notre précédent volume, p. 439-440.

2. Non pas de Galice, mais de Navarre : tome XXXVIII, p. 5, note 2.

3. Au sens de prendre pour but, comme dans le tome XIII, p. 213.

Et comme il étoit très vrai que le désordre des finances ne venoit que par faute d'administration, parce que le fonds en étoit très bon, et pour ainsi dire sans dettes, Castelar auroit vu avec plaisir quelque rupture en Italie, qui n'auroit pu qu'augmenter le crédit et l'autorité de sa charge. C'étoit là le desir suprême de la cabale italienne, tant pour se mêler d'affaires et acquérir de la considération et du crédit, que dans le desir et l'espérance toujours subsistante, pour raccrocher une partie de leurs biens d'Italie, d'essayer, contre toute raison, quelque restitution au roi d'Espagne de ce que l'Empereur lui détenoit, dont, au pis aller, le mauvais succès ne pouvoit rendre à cet égard leur condition pire.

Chavigny se montre à Pecquet vouloir un établissement actuel à don Carlos en Italie.

Cette vision, quelque insensée qu'elle fût, méritoit d'autant plus d'être considérée, qu'il étoit arrivé à Chavigny de lâcher un grand mot à Pecquet, dans une seconde conversation qu'il eut avec lui, et dont Pecquet me rendit compte incontinent après. Raisonnant ensemble de ce passage actuel de don Carlos en Italie, Pecquet lui dit que c'étoit l'envoyer bien matin pour une succession si éloignée ; à quoi Chavigny répondit avec sa tranquille et balbutiante douceur : *Il faudroit quelque chose de présent, quelque chose de présent.* Or ce quelque chose de présent ne pouvoit s'arracher que par la force, et je découvris en même temps que le duc de Popoli avoit été consulté, comme il l'avoit été sur l'entreprise de Naples. Outre cet objet de la cabale italienne qui vient d'être expliqué, elle avoit encore celui de brouiller les deux couronnes, ce qu'elle prévoyoit facile si elle pouvoit parvenir à faire attacher quelque chose en Italie, par la difficulté des secours militaires, et bien autant par l'impossibilité de satisfaire toutes les volontés de la reine, dont les Italiens se sauroient bien prévaloir pour faire naître des brouilleries continuelles avec notre cour, qui n'en feroit jamais assez à son gré ni au leur, devenus maîtres de son esprit en flattant et entretenant son ambition. Le duc de Bournonville, déjà uni avec la cabale italienne dès avant sa nomination à l'ambassade de France, de laquelle je parlerai ensuite[1], ne bougeoit plus d'avec les Italiens, particulièrement d'avec Popoli et Giovenazzo, au premier desquels il faisoit bassement sa cour. Ils furent tous deux embarrassés, jusqu'à en être déconcertés, d'avoir été rencontrés par l'abbé de Saint-Simon à la promenade tête à tête.

Multiplicité à la fois des ministres de France à Madrid publiquement odieuse et suspecte à la cour d'Espagne.

Le roi et la reine d'Espagne, leurs deux confesseurs, les deux secrétaires d'État principaux ne se cachoient point du dégoût et des soupçons qu'ils concevoient du nombre de ministres dont la France se servoit en leur cour, disoient hautement et nettement qu'ils ne savoient en qui se fier, que, quand on vouloit[2] agir de bonne foi, il ne falloit qu'un canal. Le P. Daubenton s'expliqua même que cette conduite de la France lui faisoit prendre le parti de se mettre à quartier[3] de tout, et de ne se mêler de quoi que ce fût, et je m'aperçus très bien qu'il s'étoit tenu parole avec moi-même. Je sus qu'il avoit conseillé la même conduite à d'autres, et à Castelar à diverses reprises. Quoique cette multiplicité si peu décente fût[4] très propre à produire cet effet, il put très bien être aussi une suite de la liaison du confesseur avec Castelar et Miraval et avec les Italiens. Castelar, qui m'avoit infiniment recherché, et fort entretenu avant et depuis Lerma, s'en étoit retiré tout à coup, et ne me témoignoit plus que de la politesse, quand nous nous rencontrions; je ne laissai pas de le prier deux fois à dîner chez moi dans ce temps-là, où il venoit auparavant fort librement de lui-même.

1. Voyez plus loin, p. 91.
2. *Vouloit* corrige *veut* en interligne, parce que Saint-Simon a sous les yeux la minute de sa lettre à Belle-Isle dont nous avons parlé ci-dessus, p. 67, note 2, qui est rédigée au présent.
3. Se garer, se mettre à l'écart, comme dans le tome XI, p. 166.
4. *Fust* corrige *soit*, pour la raison indiquée ci-dessus.

Enfin un dernier objet, mais vif, de cette cabale italienne, étoit[1] de perdre radicalement Grimaldo et par haine personnelle et comme obstacle à leurs projets, desquels il étoit très éloigné par principes d'État et encore par aversion d'eux comme de ses ennemis; par mêmes principes d'État très favorable à la France, entièrement dévoué à l'union, seul vraiment au fait des affaires étrangères, fort Espagnol et tout à eux, et comme eux tous dans l'aversion active et passive des Italiens.

Après l'exposition fidèle de ce tableau de la cour d'Espagne alors, je viens à celle de ce que je conçus des deux points dont Chavigny m'avoit entretenu, comme du sujet de son arrivée à Madrid.

Dangers et absurdité du passage actuel de don Carlos en Italie, sans aucun fruit à en pouvoir espérer.

Je[2] ne vis aucune sorte de bien à espérer du passage actuel de don Carlos en Italie. Ce n'étoit qu'un enfant dépaysé, dont la présence ne pouvoit hâter en rien la succession qu'on espéroit pour lui, qui dépendoit de la vie des possesseurs doubles dans chacun des États de Parme et de Toscane[3], et il me parut qu'un tel déplacement, sans aucun fruit qui en dût naturellement résulter, devoit pour le moins être mis au rang des choses inutiles, et par cela seul destitué de convenance et de sagesse, sans compter la dignité.

A l'égard des inconvénients, ils me parurent infinis. Hasarder pour rien la santé d'un enfant de cinq ou six ans; l'accompagner nécessairement de personnes qui voudroient considération et profit, qui par conséquent donneroient jalousie aux principaux du pays; et, si on le livroit entre les mains des Parmesans, comme une fille

1. Encore *estoit* corrigeant *est*, pour la même raison, et de même deux lignes plus loin.

2. Saint-Simon continue à copier presque textuellement sa lettre à Belle-Isle, en changeant seulement les temps.

3. C'est-à-dire que, outre le prince régnant, il y avait encore à Parme et en Toscane un prince héritier, mais sans enfants.

qu'on marie en pays étranger, ces Parmesans mêmes voudroient tirer considération et profit de leurs places auprès du petit prince, et donneroient aux autres Parmesans la même jalousie. L'enfant, venant à croître, en seroit gouverné, excité par eux à vouloir se mêler des affaires pour y avoir part eux-mêmes. Le prince, croissant toujours, s'ennuieroit de son état de pupille, et n'ayant pas un pouce de terre à lui, ne pourroit être autre chose, d'où résulteroient des cabales et des brouilleries, qui feroient également repentir les possesseurs et leur futur héritier de se trouver ensemble, dont les suites ne pourroient être que très fâcheuses, et peut-être devenir ruineuses à tous. Cette situation pourroit durer nombre d'années de la maturité du prince, parce que le frère et successeur direct du duc de Parme n'avoit lors que quarante-deux ans[1], et le grand prince de Toscane[2], successeur direct du Grand-Duc son père, n'en avoit que cinquante-trois[3]; que si, par l'événement, le grand prince de Toscane, ou le duc de Parme, beaucoup plus jeune que la duchesse de Parme[4], venoient à perdre leurs épouses, que l'amour si naturel de leur maison et d'avoir postérité les engageât à se remarier, ou seulement que le prince de Parme, qui n'étoit point marié, s'avisât de prendre une femme[5], quelle pourroit devenir alors la situation de don Carlos ?

Je considérai que ce prince étoit de droit petit-fils de France, et par accident fils de France en rang et en traitement, fils du roi d'Espagne, cousin germain du Roi et son

1. Antoine Farnèse : tome XXX, p. 277.
2. Jean-Gaston de Médicis : tome V, p. 73.
3. Il n'avait que cinquante ans, étant né en mai 1671.
4. Le duc François de Parme était né en 1678, et la duchesse sa femme, Dorothée-Sophie de Bavière-Neubourg, dont il était le second mari, était de 1670.
5. Il se maria en effet en 1728 avec Henriette d'Este-Modène, mais n'en eut pas d'enfants.

futur beau-frère. Nos simples princes du sang jouissent depuis longtemps par toute l'Europe d'un rang plus distingué que nulle autre maison régnante. MM. les princes de Conti trouvèrent des Électeurs à Vienne et en Hongrie, sur lesquels ils conservèrent toujours la supériorité, dans une sorte d'égalité qui ne les empêchoit pas de les précéder sans embarras ni difficulté[1]. Néanmoins l'électeur de Bavière, qui en étoit un, sut, depuis son union avec la France, usurper d'abord, puis se faire donner des distinctions jusqu'alors inouïes et jamais prétendues sur[2] les premiers sujets du Roi et sur les généraux en chef de ses armées, d'où il résulta que ce même électeur qui s'étoit toujours contenté d'un tabouret devant le prince d'Orange devenu roi d'Angleterre assis dans un fauteuil, venu à Paris, obtint l'incognito de la complaisance du feu Roi, d'en être reçu debout, sans aucun siège pour l'un ni pour l'autre, toutes les fois qu'il le vit, et que le Roi souffrit l'énormité de sa prétention de la main chez Monseigneur, puisqu'il consentit qu'il ne le verroit que dans les jardins de Meudon, sans entrer dans le château, et qu'ils montassent tous deux dans la même calèche en même instant, chacun par sa portière[3], ce qui n'avoit jamais été prétendu par aucun souverain, même sans être incognito, quoique dans le même temps l'électeur de Cologne, son frère, mais plus raisonnable, incognito aussi, mais vêtu en évêque, ne prétendit rien de semblable, et vit debout le Roi dans un fauteuil, après souper, avec sa famille, plus d'une fois, ou véritablement Monseigneur et Messeigneurs ses fils étoient debout aussi, et les Princesses sur des tabourets. A l'égard de Monseigneur, il le vit à Meudon, y dîna avec lui, vis-à-vis de lui au bas bout, avec les dames et les courtisans, tous sur des sièges à dos faits pour la table comme à

1. Voyez tome XV, p. 140.
2. Les deux prépositions *sur* sont en interligne, au-dessus de *par*, biffé.
3. Tomes IX, p. 254-255, et XVIII, p. 221-226.

l'ordinaire, et suivit toujours Monseigneur, se reculant même aux portes, qui lui montra toute la maison, puis les jardins, où l'Électeur ne fit aucune difficulté de monter dans la calèche de Monseigneur toujours après lui[1]. De ces variations on pouvoit conclure quels seroient les embarras du cérémonial entre don Carlos, le duc de Parme lui-même, les autres princes d'Italie, les cardinaux et les autres principaux grands, desquels tous il faudroit continuellement encourir la haine pour des points de cérémonial, ou laisser flétrir en sa personne la dignité de sa naissance et celle des deux couronnes,

Rien ne m'avoit été plus recommandé en partant que d'écarter toutes les idées de la cour d'Espagne sur l'Italie, particulièrement sur tout ce qui pouvoit de près ou de loin tendre à quelque entreprise et à quelque rupture de ce côté-là[2]. Rien n'y pouvoit pourtant conduire d'une façon plus directe que ce passage actuel de don Carlos avec des troupes. C'étoit réveiller toute l'Europe sur un projet dont elle s'embarrassoit peu tandis qu'il paroissoit éloigné au point où il l'étoit par sa nature, mais qui auroit tout à coup changé de face dès qu'on auroit vu paroître don Carlos armé en Italie. Il auroit fallu payer et entretenir ses troupes, et ce n'eût pas été aux dépens du duc de Parme. Quand bien même ce prince eût pu consentir de soudoyer ces troupes de l'argent qui lui seroit accordé par le Pape et par le roi d'Espagne, de l'indult sur le clergé

1. Tomes XIV, p. 97-98 et 101, et XX, p. 240-241.

2. Si l'on se reporte aux instructions écrites données à Saint-Simon, elles étaient loin d'être aussi précises ; on y lisait seulement (*Recueil des instructions aux ambassadeurs de France : Espagne*, tome II, p. 420) : « Il faut aussi que le duc de Saint-Simon ait attention à ne pas faire renaître dans le cœur du roi d'Espagne l'espérance et le désir que ce prince a conservés, depuis son accession aux traités de Londres, de pouvoir, à la faveur des secours de la France, porter une seconde fois la guerre en Italie pour y faire valoir ses prétentions. » Il est possible que ces prescriptions aient été accentuées dans les conversations avec Dubois avant le départ de l'ambassadeur.

des Indes pour le payement de Castro et de Ronciglione, indult néanmoins qui étoit une chimère[1], on auroit dû s'attendre que l'Espagne, sur les sujets de laquelle ces sommes seroient tirées, nous auroit[2] demandé de contribuer de notre part. L'Empereur, qui ne verroit point cet événement sans une jalousie extrême, pourroit prétendre de s'y opposer par la voie des armes, comme à une chose qui, n'ayant point d'apparence par l'éloignement naturel de ces successions, le menaceroit d'une manière effective. Mais par impossible, prenant la chose avec plus de modération, il pourroit prendre une autre voie, qui à la fin ne conduiroit pas moins à la rupture : il diroit que les États de Parme et de Toscane sont menacés d'invasion, tout au moins d'oppression ; qu'encore que le duc de Parme y consentît pour le sien, lui Empereur n'étoit pas moins obligé de protéger ses feudataires. Il prétendroit garder les places de ces États ; il y trouveroit toute sorte de facilité pour celui de Toscane, et, pour six mille hommes que nous aurions en Italie, il y en auroit le nombre que bon lui sembleroit, avec toute la facilité que lui donnent les États qu'il possède en Italie, et que lui présente le passage par le Tyrol de ce qu'il y voudroit envoyer d'Allemagne. Le roi de Sardaigne, qui gardoit[3] si étroitement ses frontières dans la crainte de la peste, auroit ce prétexte pour nous refuser tout passage, et les Suisses pareillement, qui n'auroient osé choquer l'Empereur. Nous serions donc par là, et l'Espagne par sa situation naturelle, à ne pouvoir secourir don Carlos tant de recrues que de troupes d'augmentation, sinon par mer, dont les transports sont infiniment ruineux, et dont l'Espagne a peu de moyens, et de vaisseaux encore moins. Alors l'Angleterre avec ses flottes

1. Les six derniers mots ont été ajoutés en interligne.
2. Il y a *auroient* au pluriel, dans le manuscrit.
3. Encore ici *gardoit* corrige *garde*, qui était dans la lettre à Belle-Isle, et on trouve encore deux exemples pareils dans les phrases suivantes.

deviendroit maîtresse des secours. Quelque bien que nous fussions avec elle, il ne faudroit pas se flatter qu'un prince d'Allemagne, tel que de son estoc[1] étoit le roi d'Angleterre, résistât aux mouvements de l'Empereur dans le point le plus sensible, tel que lui étoit l'Italie. Il faudroit de plus compter que la jalousie de se conserver le Port-Mahon et Gibraltar, que les Anglois ont usurpé dans le sein de l'Espagne, lui feroit embrasser ardemment cette cause de l'Empereur, dans la crainte que l'établissement d'une branche d'Espagne en Italie ne le forcât enfin à la restitution. Une entreprise si prématurée pour du présent en Italie à don Carlos n'auroit pas manqué d'échauffer les esprits de toutes parts, jusqu'à produire une guerre où bientôt après la France n'auroit pu éviter d'entrer, et, comme il s'y agiroit de fiefs de l'Empire, que le roi de Pologne avoit marié le prince électoral de Saxe, son fils, à une archiduchesse[2], que l'électeur de Bavière recherchoit passionnément l'autre archiduchesse pour le sien, ces deux princes, les plus considérables de l'Empire, regarderoient d'un œil de propriété les États héréditaires de l'Empereur, tellement que, avec le concours certain du roi d'Angleterre, électeur d'Hanovre, cette guerre deviendroit aisément une guerre de l'Empire. Or, en quelque disette d'argent que pût être l'Empereur, il n'est jamais si puissant ni si riche que lorsqu'il a une guerre de l'Empire. Ses prétentions sur nos bords du Rhin, même sur les Trois-Évêchés, qu'il n'abandonnera jamais, les difficultés subsistantes avec lui pour les limites entre ses Pays-Bas et les nôtres, lui fourniroient bientôt des prétextes de porter la guerre sur ces deux frontières, et je ne voyois point que nous fussions en état de la bien soutenir par nous-mêmes ni par nos alliances. Je sentois le triste état de nos finances, et je voyois le désordre de celles d'Espagne.

1. « *Estoc* se prend quelquefois pour ligne d'extraction » (*Académie*, 1718).
2. Tome XXXVI, p. 134 et 343.

Notre épuisement d'hommes se présentoit à moi, et je le trouvois encore plus grand en Espagne. Notre peste[1], par surcroît de malheur, détruisoit encore les hommes, et les finances aussi par l'interception du commerce. Nous touchions au congrès de Cambray, que cette guerre auroit dissipé ou tourné contre nous, et, pour ne rien oublier, le Roi majeur dans un an, à qui on ne manqueroit pas de peindre cette entreprise avec les couleurs les plus noires.

Toutes ces raisons mises d'un côté, l'inutilité indécente du passage de don Carlos actuellement, même de bien longtemps, de l'autre, et avant l'ouverture de la première des deux successions, me fit conclure que si j'étois du conseil de l'Empereur, je ne desirerois rien davantage qu'une telle entreprise si fort à contretemps, qui ne pouvoit mériter que le nom d'une folle équipée, qui n'auroit pu que lui procurer une augmentation de grandeur en Italie et en Europe, une grande jalousie et l'épuisement aux deux couronnes, et tout au moins faire échouer l'établissement de don Carlos en Italie. Que si, au contraire, je m'étois trouvé à la tête du conseil du Roi ou de l'Espagne, je n'aurois songé qu'à éteindre l'inquiétude causée par la nouvelle réunion des deux branches royales et des deux couronnes par la plus profonde apparence d'inaction, de prétentions, de desirs; qu'à éviter tout ce qui pourroit entraîner le plus petit engagement; qu'à terminer utilement le congrès de Cambray pour nous procurer une situation stable, paisible, assurée avec tous nos voisins; entretenir[2] une longue et profonde paix; éteindre toute crainte et tout soupçon, quelque légers qu'ils pussent être; étreindre soigneusement l'union des deux couronnes; profiter continuellement, mais doucement et sans éclat, des avantages de son commerce; acquérir au Roi la confiance,

1. La peste de Marseille, qui semblait alors s'étendre en Languedoc et en Dauphiné.

2. Tout ce qui suit, jusqu'à la fin du paragraphe, est beaucoup plus développé ici dans les Mémoires que dans la lettre à Belle-Isle.

et, s'il étoit possible, la dictature de l'Europe, et se faire de plus en plus aimer et considérer par assoupir les différends, étrangers à nous, des grandes et des petites puissances ; n'oublier rien pendant ce grand repos pour réparer les finances, faire respirer les peuples, les laisser multiplier, croître, devenir robustes et féconds par leur laisser les moyens de se nourrir, et de fournir utilement à l'agriculture et aux autres travaux ; réparer soigneusement et augmenter doucement notre marine, ou, pour mieux dire, la créer peu à peu de nouveau ; ne point perdre de vue le grand événement, quoique très apparemment très éloigné, de la mort de l'Empereur sans enfants mâles, ni la faute énorme de la guerre qui fut terminée par la paix de Ryswyk, qui ligua toute l'Europe contre la France, et que cette paix[1] faite depuis deux ans n'[avoit] pas encore assez séparée pour ne s'être pas incontinent rassemblée dès qu'elle vit la France résolue à profiter du testament de Charles II et du vœu unanime de tous les Espagnols, quoique si affoiblie d'hommes et d'argent, et n'avoir pas eu le temps de respirer depuis la fin de cette dernière guerre, qui avoit duré dix ans contre toute l'Europe ; enfin se mettre en état, à force de sagesse au dehors et de soins continuels au dedans, de pouvoir bien profiter de l'ouverture des successions auxquelles don Carlos étoit appelé du consentement de toute l'Europe, en faire un grand prince en Italie, capable d'y tenir de court la puissance de la maison d'Autriche, et, si elle venoit à s'éteindre tôt ou tard, se trouver en force et en moyens de profiter grandement de sa chute.

Chimère ridicule de l'indult.

Pour l'affaire de Castro et de Ronciglione, elle étoit si chimérique qu'il suffira de raconter ici que, ayant rencontré le P. Daubenton au Palais, qui, d'un air instruit de tout, me demanda si Chavigny m'avoit dit le sujet de

1. Les mots *que cette paix* corrigent *qui quoyque la paix* et, plus loin, Saint-Simon a biffé le verbe *estoit* après *n'*, sans le remplacer par *avoit*.

son voyage, je ne jugeai pas à propos de lui parler d'autre chose que de l'indult, sur quoi le bon Père, se prenant à rire, me répondit qu'il étoit assez plaisant de payer et de retirer ses dettes sur le fonds d'autrui, et, riant encore plus fort, ajouta qu'il ne savoit pas si cette voie accommoderoit fort le roi et ses sujets. Je me mis à rire aussi, et je l'assurai que je laisserois cette fusée à démêler[1] à qui en étoit chargé. Il me demanda ensuite avec quelque empressement si je ne savois rien de plus. Quoiqu'il pût être que Chavigny lui eût confié qu'il m'en avoit parlé, j'aimai mieux me tenir fermé qu'entrer en affaire avec un homme dont les liaisons, ci-dessus expliquées, le jetoient très vraisemblablement dans une opinion toute différente de celle que j'avois prise, et dont je ne le ferois pas revenir, parce que les meilleures raisons échouent toujours contre celles des intérêts personnels et des cabales, et que, de plus, j'ignorois les sentiments du cardinal Dubois là-dessus. J'en sortis donc par lui dire que les fêtes du carnaval et les fonctions des premiers jours de carême ne m'avoient pas permis d'entretenir Chavigny qu'à la hâte.

Mon embarras du silence opiniâtre du cardinal Dubois sur le projet du passage de don Carlos en Italie.

Cette ignorance où j'étois de ce que le cardinal Dubois pensoit sur ce passage actuel de don Carlos en Italie, et sur cet étrange *présent* qu'il faudroit à ce prince que Chavigny avoit lâché à Pecquet[2], m'embarrassa beaucoup. Dubois et Chavigny étoient si faux, si doubles, si consommés fripons et si parfaitement connus pour l'être, qu'il n'y avoit personne qui ajoutât la moindre foi en leurs discours; par-dessus cela, si sordidement[3] intéressés, si ambitieux, si étrangement personnels, si profonds en leurs vues et leurs allures, si fort méprisant tout autre intérêt que le leur particulier, si excellemment impudents[4], et si étroitement liés de confiance par leur commune scéléra-

1. Comme dans le tome XV, p. 372.
2. Ci-dessus, p. 76.
3. Écrit *sordim'*, évidemment par inadvertance.
4. Les trois derniers mots ont été ajoutés en interligne.

tesse, à laquelle tous moyens étoient bons, quels qu'ils pussent être, et si accoutumés aux voies les plus tortueuses, que les serpents ne pouvoient être d'un plus dangereux ni d'un plus difficile commerce. Je ne pouvois donc allier ces deux choses si opposées : l'une que Chavigny fût venu en Espagne sans lettres de créance du cardinal Dubois, l'autre que, chargé de deux affaires par le duc de Parme, il n'eût d'ordre du cardinal que sur la première, et encore foible, et que sur l'autre, qui étoit si importante, non-seulement il n'en eût point, mais que, depuis dix mois qu'elle se tramoit et que Chavigny lui en écrivoit, il n'en eût pas reçu là-dessus un seul mot de réponse. Cette affectation me sembloit étrange, encore plus l'aveu très volontaire que Chavigny m'en faisoit, et que, malgré un silence si opiniâtre, il osât mettre sur le tapis une affaire de cette conséquence, lui si mesuré, si froid, si circonspect, et si fort au fait de l'incomparable jalousie d'autorité du cardinal Dubois, qui ne souffroit pas qu'une affaire de la plus petite bagatelle se traitât sans sa participation. Je soupçonnai donc là-dessus un jeu joué entre le maître et le valet : que celui-ci savoit bien ce qu'il faisoit, et que l'autre avoit ses raisons de le faire agir ainsi sans y vouloir paroître. Mais de pénétrer les raisons d'un homme qui n'agissoit que par intérêt personnel, auquel il rapportoit et soumettoit sans bornes les plus grands intérêts de l'État, très souvent encore par fougue ou par caprice, c'étoit ce qu'il n'étoit pas possible de découvrir. Je n'osai donc hasarder de lui écrire de cette affaire. Il ne m'en avoit écrit en aucune sorte, et son confident Chavigny se plaignoit gratuitement à moi de n'en avoir pu tirer un seul mot de réponse là-dessus. Je n'avois donc aucun compte à rendre de ce dont je n'étois point chargé, et que je pouvois ignorer[1] ; mais la chose me parut tellement

1. En effet, il n'en parle pas dans sa lettre à Dubois du 19 février (Drumont, p. 268), où il fait part au cardinal de l'arrivée de Chavigny et de sa première entrevue avec lui.

importante que je ne pus pour cela m'en tenir quitte.

Mesures que je prends en France et en Espagne pour faire échouer la proposition du passage de don Carlos en Italie, qui réussissent.

J'avois laissé Belle-Isle, ami intime de le Blanc, duquel le cardinal Dubois se servoit en toutes choses, en usage[1] d'aller tous les soirs avec le Blanc passer une heure chez le cardinal, seuls avec lui, à parler de toutes sortes d'affaires[2]. Mon fils aîné devoit s'en retourner incessamment à Paris[3]. Par lui, je fis à Belle-Isle une ample dépêche de tout ce que je viens d'expliquer et de raconter[4]. Je le priai de la communiquer à le Blanc, et de voir ensemble ce qu'ils pourroient faire pour empêcher l'exécution d'un projet dont l'absurdité étoit la moins mauvaise partie. En même temps, je fis prier Grimaldo par Sartine que je le pusse voir dès qu'il seroit en état d'entendre un peu parler d'affaire qui pressoit, et que ce fût même avant de recommencer d'aller travailler au Palais. Il le fit en effet de très bonne grâce, et c'est la seule fois que je l'aie vu dans sa maison à Madrid. Je lui appris tout ce que j'avois su de Chavigny, et il me parut que je lui faisois grand plaisir. Il admira autant que moi ce manège apparent de silence obstiné du cardinal avec Chavigny sur le passage de don Carlos, et l'apparente témérité de cet intime confident de la traiter à Madrid sans ordre, instruction, ni lettre de créance[5].

Grimaldo n'avoit pas besoin de cette touche[6] pour former son opinion sur tous les deux. Nous continuâmes à nous déboutonner ensemble sur l'un et sur l'autre. De là

1. Ces deux mots sont en interligne.
2. Tome XXXVIII, p. 243.
3. Dans la lettre au cardinal du 19, il annonce en effet le départ prochain de ce jeune homme, pour raisons de santé.
4. C'est la lettre dont il a été question plus haut, p. 67, note 2, et qui a servi à la composition de toutes ces longues considérations politiques.
5. Il fait une allusion à cette entrevue dans sa lettre à Belle-Isle (Drumont, p. 295); mais il se garde bien de lui dire qu'il a mis le ministre espagnol au courant des propositions de Chavigny.
6. Tome XXXV, p. 276.

je lui représentai au long tout ce que je viens d'expliquer de l'absurdité et des dangers de ce prématuré passage; surtout je ne lui laissai pas ignorer le mot de Chavigny, échappé à Pecquet, d'établissement présent pour don Carlos, et lui en exposai toutes les conséquences. Grimaldo ne feignit point de s'ouvrir entièrement avec moi là-dessus et fut totalement de mon sentiment. Il me donna ensuite une plus grande marque de confiance, quoique en me parlant plus obscurément de sa crainte d'un si funeste projet, mais qui pouvoit flatter et éblouir, et, comme j'étois au fait des intérêts, des liaisons, des cabales que j'ai ici rapportées, son discours, tout mesuré, tout enveloppé là-dessus, me fit sentir que j'étois parfaitement informé. Il me remercia de cette visite comme d'un service essentiel que je lui avois rendu pour le mettre au fait de ce que Chavigny lui proposeroit, et le mettre en état de prévenir, et, s'il pouvoit, de prémunir Leurs Majestés Catholiques là-dessus, et de les garantir du précipice. Il me rassura sur l'armement de Barcelone[1], qu'il me répondit être fait pour l'Amérique. Il fut encore quelques jours sans pouvoir aller au Palais.

Pour achever cette matière de suite, Grimaldo me dit qu'il avoit heureusement prévenu le roi et la reine, leur avoit expliqué les embarras, puis les dangers où les jetteroit ce passage, qui, au mieux aller, ne pouvoit apporter aucun fruit, et si bien combattu les raisons dont il pouvoit bien être que quelques gens se fussent déjà servis auprès d'eux, qu'il espéroit tout à fait les maintenir dans la négative ; d'autant plus qu'il les avoit trouvés si choqués de l'arrivée de Chavigny, dont ils savoient les aventures et connoissoient la réputation, qu'il avoit eu toutes les peines du monde à gagner sur le roi et la reine[2] de ne pas trouver mauvais que je le leur présentasse, parce que je ne pouvois m'en dispenser sans me faire une

1. Ci-dessus, p. 72.
2. Les trois mots *et la reine* sont ajoutés en interligne.

affaire fâcheuse avec le cardinal Dubois, qui me l'avoit très particulièrement recommandé.

Je mène Chavigny au marquis de Grimaldo et le présente au roi et à la reine d'Espagne, desquels il est extrêmement mal reçu. Il échoue sur les deux affaires qu'il me dit l'avoir amené à Madrid.

Le lendemain de cette conversation[1], je menai Chavigny au marquis de Grimaldo, qui le reçut fort civilement, mais fort froidement, et, le soir, comme Leurs Majestés Catholiques revenoient de la chasse, je le leur présentai à la porte de leur appartement intérieur. En effet le roi passa sans s'arrêter et sans tourner la tête vers lui, ni par conséquent vers moi qui le présentois, et sans dire un seul mot. La reine me dit quelque chose, pour me parler seulement et sans aucun rapport à Chavigny, qu'elle ne regarda pas non plus. Quoique j'eusse lieu de m'attendre à une assez mauvaise réception, celle-ci la fut tellement et si marquée que j'en demeurai confondu. Chavigny, avec toute sa douce et timide effronterie, ne laissa pas d'en être embarrassé. Comme cela se passa en public, la cour et la ville en discoururent[2]. Chavigny se garda bien de m'en parler, et moi à lui; mais il m'en parut mortifié pendant plusieurs jours. Cette présentation faite, il marcha par lui-même, et je ne m'en mêlai plus. Il mangeoit très souvent chez moi; j'en fus quitte pour des civilités et pour prendre pour bon le peu qu'il s'avisoit quelquefois de me dire, et qui n'alloit à rien, et sans m'entremettre de la moindre chose. Il ne trouva pas mieux son compte avec Grimaldo sur l'indult que sur le passage. Ce ministre se moqua bien avec moi de cette vision du duc de Parme, et n'en rit pas moins qu'avoit fait le P. Daubenton. Chavigny échoua donc sur l'affaire de l'indult et sur celle du passage de don Carlos en Italie. Il demeura néanmoins deux mois après moi à Madrid, soit que la cabale italienne l'y retînt dans l'espérance de faire enfin goûter ce projet à la reine, ou que le cardinal Dubois l'eût chargé de choses qui passoient Maulévrier, et qui ne sont point venues à ma con-

1. Non pas le lendemain, mais seulement le 23 février : Drumont, p. 301.

2. *Discoururent* en interligne, au-dessus de *parlerent*, biffé.

noissance, mais dont il n'a résulté aucun effet qui ait été aperçu[1].

Le duc de Bournonville, nommé à l'ambassade de France, en est exclus.

Une autre affaire m'occupoit en même temps. On avoit su avant mon départ de Paris que le duc de Bournonville briguoit fort à Madrid l'ambassade de France, dont Laulès avoit fini son temps, et le cardinal Dubois, qui ne vouloit point absolument du duc de Bournonville, m'avoit fort recommandé de n'oublier rien pour l'y traverser[2]. J'eus si peu de temps entre mon arrivée à Madrid et le départ pour Lerma, et ce temps si occupé d'affaires, de fêtes, de cérémonial, de fonctions et de visites infinies que je n'eus pas celui[3] d'entamer rien sur cette ambassade, dont je comptai avoir tout loisir à Lerma. Mais, en arrivant au quartier que je devois occuper, je tombai malade le jour même, et la petite vérole, qui se déclara, me mit pour quarante jours hors de moyen de sortir de mon village. Pendant ce temps-là, le duc de Bournonville, bien averti de Paris, et qui me craignoit fort pour son ambassade, intrigua [si] bien qu'il se la fit donner et déclarer[4]. Je reçus à Villalmanzo une lettre du cardinal Dubois, dès qu'il eut appris cette nouvelle[5], pleine de regrets sur la

1. Sur l'objet et le résultat de la mission de M. de Chavigny, voyez le *Recueil des instructions aux ambassadeurs en Espagne*, tome III, p. 1-69, et Baudrillart, *Philippe V et la cour de France*, tome II, p. 515 et suivantes. En mars, Saint-Simon insistait encore auprès de Dubois sur la difficulté qu'il y avait à accréditer Chavigny auprès de la cour de Madrid (Drumont, p. 312-313).

2. Il n'en est rien dit dans les instructions de Saint-Simon; mais il en fut avisé verbalement (voyez la lettre de Dubois qui va être citée).

3. *Celuy* remplace en interligne *le temps* biffé.

4. M. de la Fare annonça cette nomination dès le 23 décembre par deux lettres au cardinal et à Belle-Isle: vol. *Espagne* 309, f. 99 et 101.

5. Lettre de Dubois du 13 janvier: ci-après, appendice II. Le cardinal n'avait pas attendu si tard pour agir contre cette nomination: dès le 4 janvier, il avait écrit au P. Daubenton (ci-après, appendice II) une lettre confidentielle pour le prier d'intervenir pour la faire révoquer. Comme argument principal il se servait de la parenté de

lacune de ma petite vérole et de ma séparation de la cour, qui eût, à ce qu'il me disoit, paré ce choix. De là, s'étendant sur le caractère du duc de Bournonville, sur ses liaisons intimes avec le duc de Noailles, et c'étoit là le principal point du cardinal, car la maréchale de Noailles et lui étoient enfants des deux frères, le cardinal se lamentoit des inconvénients qui résulteroient sûrement de cette ambassade, et pour les cabales de la cour, et contre l'union si nécessaire des deux couronnes, que le duc de Bournonville et le duc de Noailles sacrifieroient à leurs vues et à leurs intérêts particuliers. Enfin il m'avançoit que l'usage constant entre les grandes couronnes étoit de faire pressentir celle où il falloit un ambassadeur sur la personne qu'on pensoit à y envoyer, afin de ne lui pas donner un ministre désagréable ; à plus forte raison l'Espagne devoit ce ménagement à la France, dans la position actuelle où les deux couronnes se trouvoient si heureusement ensemble. Il m'exhortoit à faire valoir cette raison, et de tâcher à faire révoquer une disposition si peu propre à entretenir l'amitié et l'union si desirable entre les deux branches royales et entre les deux cours. Il étoit vrai que la maréchale de Noailles, qui aimoit fort sa maison, et en général à obliger, avoit pris soin, tant qu'elle avoit pu, de ce cousin germain, qui étoit un arrière-cadet sans bien, et que, le duc de Noailles l'ayant trouvé fort homogène à lui, ils s'étoient intimement liés depuis fort longtemps. Depuis que le duc de Noailles avoit perdu l'administration des finances, quoique comblé en même temps des plus grandes grâces pour lui en adoucir l'amertume, il n'avoit pu digérer la perte de ce grand emploi. Il s'étoit éloigné de ceux à qui il s'en prenoit et de ceux qui lui avoient succédé. Dubois et d'Ar-

M. de Bournonville avec le cardinal de Noailles, ce qui l'inciterait à prendre dans les affaires religieuses de France un parti nuisible à la bonne doctrine. Avec Saint-Simon, ami du cardinal de Noailles, il n'use pas de cet argument.

genson étoient dans la plus grande liaison et ne s'éloignèrent pas moins du duc de Noailles. Ils ne songèrent qu'à le rendre suspect et à l'écarter de M. le duc d'Orléans, dont la confiance pour lui, tant qu'il avoit eu les finances, leur étoit fâcheuse, dans la crainte des retours, tellement que cette liaison si étroite, formée à l'entrée de la régence, entre l'abbé Dubois, le duc de Noailles, Canillac et Stair, formée avec tant d'art et de soin par Dubois pour s'ouvrir un chemin à la fortune, de délaissé qu'il étoit alors de M. le duc d'Orléans, et la liaison particulière[1] du duc de Noailles avec lui pour s'en servir contre moi et pour lui-même, lorsque Dubois, à leur aide, seroit revenu sur l'eau, cette union se refroidit à mesure que Dubois sentit fortifier ses ailes, et se changea en éloignement, quoique caché, depuis la perte de l'administration des finances. Outre ces raisons, et celles du caractère du duc de Bournonville, que je crois avoir suffisamment expliqué ici en plus d'un endroit[2], le cardinal en avoit une autre plus secrète et plus personnelle, qu'il n'est pas temps de développer, et qui m'étoit encore inconnue[3]. Ce n'étoit pas une petite affaire que d'empêcher que l'ambassade de Bournonville eût lieu. Sa déclaration étoit pour le roi d'Espagne un engagement public[4] : la rétracter étoit un affront à un homme qui, à la vérité, ne fut jamais à ces choses-là près, mais qui par sa dignité, sa naissance, sa charge, et la Toison qu'il portoit, méritoit plus d'égards. Je ne laissai pas de l'entreprendre,

1. Les trois derniers mots sont en interligne.
2. Tomes XXIII, p. 350, et XXXIX, p. 85.
3. Dubois voulait se débarrasser du duc de Noailles, qu'il craignait toujours auprès du Régent, en l'exilant (voyez ci-après, p. 180 et 228), et il redoutait de le voir soutenu par un ambassadeur d'Espagne si proche parent des Noailles.
4. Dans une lettre du 22 janvier (ci-après, appendice II), le prince de Rohan dit que cette nomination avait été faite à la sollicitation de la princesse de Robecq et de sa mère Mme de Solre, parentes des Bournonville.

tant pour ne pas déplaire au cardinal Dubois en choses qui m'étoient aussi indifférentes, que parce qu'en effet je ne pouvois que tout craindre pour l'union des deux cours d'un homme du caractère de Bournonville, asservi à Popoli, à Miraval, à toute la cabale italienne si ennemie de la France et de l'union, conduit par le duc de Noailles de même caractère que lui, et à qui tout seroit bon pour rentrer en danse; enfin d'un homme haï et craint par le cardinal Dubois, qui ne pourroit traiter qu'avec lui. Je représentai donc ce dernier inconvénient à Grimaldo. Je lui demandai quel choix on pouvoit faire entre se servir d'un canal qui devoit être plus que suspect en Espagne à tout ce qui en aimoit les vrais intérêts, la grandeur et l'union avec la France, odieux à celui avec qui il auroit uniquement à traiter, et qui étoit le maître de toutes les affaires, ou faire une peine à un seigneur à qui on pouvoit trouver d'autres emplois capables de le dédommager[1] de celui où il étoit personnellement impossible qu'il pût réussir. Je lui parlois plus librement par l'amitié et la confiance qui s'étoit établie entre lui et moi, et plus hardiment par la connoissance que j'avois des cabales de cette cour, et que Grimaldo n'ignoroit pas combien Bournonville étoit engagé avec ses ennemis. Je lui expliquai la situation où le cardinal Dubois étoit avec le duc de Noailles, et les intimes et anciennes liaisons de parenté, d'amitié, d'homogénéité qui étoient entre les ducs de Noailles et de Bournonville, et ce que la maréchale de Noailles étoit et dans sa famille et dans le monde; en un mot, que s'il vouloit humeurs, caprices, brouilleries, dégoûts réciproques entre les deux cours, leur désunion certaine, il seroit servi par un tel ambassadeur, avec lequel tout cela seroit infaillible, tandis que les deux cours ne recevroient que satisfaction réciproque, intelligence, union de plus en plus resserrée dans le desir

1. Écrit *démager*, par inadvertance.

qu'elles en avoient l'une et l'autre, en envoyant ambassadeur quel que ce fût, pourvu que ce fût un homme d'honneur, droit, de nulle cabale, uniquement attaché aux intérêts de l'Espagne, et à bien servir dans son emploi. Grimaldo goûta mes raisons; mais l'embarras fut d'en persuader assez Leurs Majestés Catholiques pour entraîner la reine, qui méprisoit Bournonville comme faisoient tous ceux qui le connoissoient, mais qui avoit les plus fortes protections auprès d'elle, à l'abandonner à cet affront. Je répondis que, si Bournonville avoit un grain de sens, il seroit le premier à demander d'être déchargé d'une ambassade où il ne pourroit jamais réussir, à voir que le cardinal Dubois mettroit toute son industrie à faire retomber sur lui, par l'Espagne même, tous les fâcheux succès de ses négociations, à sentir que ce qui réussiroit en toutes autres mains romproit entre les siennes, et que, en prétextant santé, dépense, affaires, il pouvoit remettre l'ambassade sans affront. Je donnai courage à Grimaldo; je lui dis qu'il n'y avoit qu'à continuer Laulès, qui servoit l'Espagne à son gré, et qui étoit extrêmement agréable à notre cour, prétexter qu'il avoit entamé des affaires qu'il n'étoit pas à propos de changer de main, et se donner ainsi tout le temps nécessaire de lui choisir un successeur qui lui ressemblât, et qui marchât sur ses mêmes errements. Enfin Grimaldo, convaincu de mes raisons, peut-être des siennes personnelles qui se trouvoient couvertes par les miennes, me promit merveilles et me les tint[1]. Bournonville, qui m'accabloit de

1. La révocation du duc de Bournonville se fit sans que Saint-Simon intervînt, comme il veut s'en donner le mérite dans les *Mémoires*. On en trouve la preuve dans sa correspondance : dès le 22 janvier, alors qu'il venait seulement de recevoir la lettre du 13 de Dubois, il lui écrit (Drumont, p. 239-240) : « En arrivant hier matin à Lerma, j'y ai trouvé public que M. le duc de Bournonville ne va plus ambassadeur en France et que M. le duc d'Ossone y demeure en cette qualité. Cela m'a engagé à en parler un peu plus librement à M. le marquis de Grimaldo, chez lequel je m'allai chauffer en attendant la cérémonie

souplesses et de bassesses, ne fut pas assez sage pour refuser. Il insista toujours, comptant sur la publicité de sa déclaration et sur le crédit de sa cabale. Il en fut la dupe, et ses Italiens avec lui, qui en furent outrés de dépit. Pour lui, il sentit le coup, et parut comme un condamné ; mais il ne m'en fit que mieux, et me conjura sans cesse de détruire à mon retour les préventions qu'on avoit prises contre lui, et d'obtenir la permission du Régent et du cardinal Dubois d'aller en France se justifier auprès d'eux. Il me faisoit parler par tous ses amis, me raccrochoit partout, et me désoloit en plaidoyers qui ne finissoient point. Cela dura jusqu'à la veille de mon départ, que je le trouvai tout tard qui m'attendoit à mon carrosse, dans la cour du Retiro, où il me demanda une dernière audience, et, quoi que je pusse faire, m'y promena près de deux heures [1].

Si j'eus le bonheur de réussir en ces deux affaires, j'eus le malheur d'échouer en deux autres, dont la seconde surtout ne me tenoit pas moins au cœur qu'avoit fait la grandesse de mon second fils, seule cause de mon voyage en Espagne et d'en avoir desiré et obtenu l'ambassade.

Je tente en vain d'obtenir la restitution de l'honneur

Sur la première, il faut se souvenir que, lors[que] le cardinal Dubois embarqua M. le duc d'Orléans à faire si follement la guerre à l'Espagne pour faire sa cour aux

de la vélation... M. de Grimaldo m'avoua franchement que les bruits qui couroient étoient vrais et que le changement de cette disposition étoit fondé sur ce qu'on avoit su que M. le duc de Bournonville étoit extrêmement désagréable en France, sans néanmoins m'expliquer de quelle façon ces sentiments de notre cour avoient été si promptement connus et suivis... » C'est que Saint-Simon ignorait la lettre de Dubois au P. Daubenton dont on a parlé ci-dessus, et peut-être d'autres ressorts secrets. Mais il est bien évident que le changement d'ambassadeur fut accompli en dehors de lui. Nous donnerons à l'appendice II la lettre du 20 janvier par laquelle le P. Daubenton annonça cette nouvelle au cardinal Dubois, et qui était antérieure de deux jours à celle que nous venons de citer de Saint-Simon.

1. Déjà dit dans le tome XXXIX, p. 85. Il y a dans le volume *Espagne* 309 une lettre de M. de Bournonville au Régent.

Anglois et obtenir son chapeau, le duc de Berwick accepta sans balancer le commandement de l'armée de Guipuzcoa, prit des places et brûla la marine d'Espagne au Ferrol, qui étoit le grand objet des Anglois[1], ce que le roi d'Espagne, qui l'avoit comblé lui et son fils aîné de bienfaits, ne put jamais lui pardonner. C'étoit ce pardon que le cardinal Dubois avoit extraordinairement à cœur, pour la même raison, qui m'étoit lors cachée[2], dont j'ai parlé de même sur autre chose, il n'y a pas longtemps[3]. Par conséquent M. le duc d'Orléans, qui n'y entendoit pas finesse, desiroit aussi ce pardon, et l'un et l'autre me l'avoient très particulièrement recommandé, et m'en avoient écrit en Espagne depuis le plus fortement du monde. Le duc de Liria, qui le souhaitoit ardemment avec grande raison, me pressoit aussi là-dessus, tellement que j'en parlai à Grimaldo. Ce ministre me dit que je ne pouvois parler de cette affaire à personne qui l'eût plus à cœur que lui, par son ancien et véritable attachement pour le duc de Berwick, et pour la fidèle amitié qui étoit entre le duc de Liria et lui, mais que je ne devois point me tromper sur cet article ; que le roi et la reine n'avoient encore rien rabattu de leur première indignation ; qu'il leur en échappoit de temps en temps des marques fort vives et telles que lui, qui les connoissoit, se garderoit bien de toucher cette corde auprès d'eux ; qu'à mon égard, après cet avis, il n'avoit rien à me dire, mais que je pouvois me régler là-dessus. Ce début me parut fâcheux. J'avois espéré de l'amitié de Grimaldo pour le père et le fils qu'il me frayeroit un chemin que je n'aurois qu'à suivre. Son refus me le fit voir bien plus difficile que je ne m'y étois attendu. Je me

des bonnes grâces de LL. MM. Catholiques au duc de Berwick.

1. Tomes XXXV, p. 322-323, et XXXVI, p. 100, 203-205 et 235-236. Saint-Simon dit par erreur le Ferrol pour le Passage.

2. Dubois désirait envoyer Berwick comme ambassadeur en Espagne, pour se débarrasser de lui auprès du Régent : voyez ci-après, p. 181.

3. Ci-dessus, p. 93.

tournai vers le P. Daubenton sans lui parler de ma tentative ; mais j'eus beau lui parler conscience et son caractère de confesseur, il me fit toutes les protestations possible pour le duc de Berwick et même pour le duc de Liria, me dit que c'étoit une affaire en quelque sorte d'État dans laquelle il ne devoit point entrer de lui-même ; m'en laissa entendre toute la difficulté, et me renvoya à Grimaldo, à qui aussi je me gardai bien de dire que j'en eusse parlé au confesseur, et que j'en avois été éconduit. Je lui dis seulement que, réflexion faite, je ne pouvois manquer à des ordres si précis ; que je ne pouvois m'imaginer que Leurs Majestés Catholiques me pussent savoir mauvais gré de les exécuter ; que je m'en acquitterois avec tout le respect, les mesures et l'attention possibles[1] à ne les point blesser que j'y pourrois mettre, qu'au pis aller, si je ne réussissois pas, j'aurois fait ce que je devois, et évité de me faire une affaire de l'inexécution d'ordres si précis et réitérés. Dans cet esprit, je demandai une audience. Je dis à Leurs Majestés Catholiques que j'avois à m'acquitter auprès d'elles d'un ordre de bouche avant mon départ, et réitéré très fortement depuis ; que ce dont il s'agissoit étoit une grâce que le Roi et M. le duc d'Orléans avoient extrêmement à cœur d'obtenir de Leurs Majestés ; qu'ils[2] la leur demandoient avec toute la confiance qu'ils devoient prendre non-seulement en leur générosité, mais encore en leur piété ; que néanmoins Sa Majesté et Son Altesse Royale en prenoient encore une nouvelle de ce moment de réunion aussi parfaite et aussi intime de Leurs Majestés avec elles ; et que Leurs Majestés se pouvoient assurer d'une reconnoissance parfaite si elles en obtenoient ce dont Sa Majesté et Son Altesse Royale étoient si véritablement

1. Ce mot ajouté en interligne.

2. Il y a *elles* dans le manuscrit, et, deux mots plus loin, Saint-Simon a mis par erreur *luy* et non *leur*, et il a répété encore *elles* avant *devoient*.

touchées et qu'elles desiroient avec tant de passion. Ils me laissèrent tout dire; puis le roi me demanda ce que c'étoit donc que le Roi et M. le duc d'Orléans lui demandoient. Je répondis: le retour de l'honneur de leurs bonnes grâces pour le duc de Berwick, qui ne se consoloit point d'avoir eu le malheur de les perdre. A ce nom le roi rougit, m'interrompit, et me dit d'un air allumé et d'un ton ferme : « Monsieur, Dieu veut qu'on pardonne ; mais il ne faut pas m'en demander davantage. » Je baissai la tête; puis, regardant la reine comme pour lui demander assistance, je dis en rebaissant la tête : « Votre Majesté me ferme la bouche, et le respect m'empêchera de la rouvrir là-dessus, sans néanmoins éteindre les espérances que je mettrai toujours en la générosité et la piété de Votre Majesté. » Je me tus ensuite, comprenant bien à leur contenance qu'insister davantage seroit sans autre fruit que les opiniâtrer et les aigrir. Après quelque silence, la reine parla d'autre chose, mais de simple conversation, qui dura quelque peu, et l'audience finit de la sorte[1]. Grimaldo, à qui je rendis ce qui s'étoit passé, n'en fut pas surpris : il me l'avoit bien prédit. Le duc de Liria en fut très affligé, quoique toujours personnellement bien traité. L'un et l'autre, qui furent les deux seuls qui surent cet office, ne jugèrent pas à propos que j'en reparlasse davantage. J'en pensois comme eux, et les choses en demeurèrent là.

Je tente en vain d'obtenir la grandesse pour le duc de Saint-Aignan.

La seconde affaire, la cour n'y avoit nulle part et n'en avoit pas même de connoissance. La duchesse de Beauvillier, qui, par le mariage de sa fille au duc de Mortemart[2], dont elle étoit dans le repentir depuis longtemps, avoit

1. Dans sa correspondance publiée par Drumont, Saint-Simon ne parle pas de son intervention en faveur de Berwick, ni de celle qu'il va raconter encore pour le duc de Saint-Aignan ; mais, pour cette seconde, cela est compréhensible, puisqu'il va dire que « la cour n'y avoit nulle part ».

2. Tome XI, p. 330-334.

fait passer presque toute la fortune du duc de Beauvillier sur ce gendre, étoit touchée après coup de voir sa grandesse sortie de sa maison[1]. Elle m'en témoigna sa peine avant mon départ, et me pria de voir si je ne pourrois point obtenir une grandesse pour le duc de Saint-Aignan, qui avoit peu de bien et beaucoup d'enfants. J'aimois et je respectois extrêmement la duchesse de Beauvillier, et M. de Beauvillier étoit vivant et agissant dans mon cœur dans la dernière vivacité du sentiment le plus tendre et le plus rempli de vénération. Quoique le duc de Saint-Aignan ne m'eût jamais cultivé que suivant la mesure de son besoin, et que sa futilité me fût désagréable, il m'étoit cher, parce qu'il étoit frère du duc de Beauvillier, et, par cette raison, lui et tout ce qui porta son nom me l'a été toute ma vie, sans nul égard à rien de tout ce qui auroit dû émousser les pointes de ce vif attachement. Je partis donc bien résolu de ne rien oublier pour le succès d'une chose que je desirois assez passionnément pour ne savoir de bonne foi ce que j'aurois choisi, si on m'eût donné en Espagne l'option de cette grandesse ou de la mienne. Les services et la reconnoissance pour de tels morts, et desquels ni des leurs on ne peut rien attendre, sont d'une suavité si douce, et jettent dans l'âme quelque chose de si vif, de si délicieux, de si exquis, que nulle sorte de plaisir n'y est comparable et dure toujours, et je l'éprouve encore sur la charge de premier gentilhomme de la chambre que le duc de Mortemart avoit eue du duc de Beauvillier, sur laquelle j'ai raconté ici en son temps ce qui se passa[2]. Plein de ce desir, j'en fis la confidence à Grimaldo, à qui, en peu de mots, j'en expliquai la cause pour qu'il ne crût pas

1. Par la mort de la duchesse de Mortemart en 1718, qui avait hérité de la grandesse concédée naguère par Philippe V au duc de Beauvillier, son père, et qui en avait porté le titre à son mari, cette grandesse était passée à son second fils Charles-Auguste de Rochechouart, encore enfant et titré comte de Buzançais.

2. Tomes XIX, p. 35-37, et XXXV, p. 280-284.

cet office que je voulois rendre du nombre de ceux dont on se soucie peu, pourvu qu'on s'en soit acquitté, et qu'il sentît au contraire à quel point le succès m'en tenoit au cœur. Sa réponse m'affligea. Après la préface de politesse et d'amitié, il m'avertit que je trouverois dans Leurs Majestés Catholiques un grand éloignement, parce que, outre que le duc de Saint-Aignan[1] y avoit donné lieu lui-même par force futilités et petites choses pendant son ambassade à Madrid, où le soin tardif de sa parure avoit souvent impatienté Leurs Majestés Catholiques, en attendant souvent fort longtemps qu'il fût arrivé pour ses audiences, le cardinal Alberoni, qui ne l'aimoit pas, avoit jeté dans leur esprit des impressions fâcheuses qui y étoient toujours restées, qui paroissoient toutes les fois que le hasard leur rappeloit le nom du duc de Saint-Aignan, et qui formeroient un obstacle que j'aurois bien de la peine à surmonter, ce qu'il ne pouvoit me cacher qu'il n'espéroit pas. Je le pressai vainement d'en jeter quelques propos à Leurs Majestés Catholiques. Il m'assura que, bien loin de me préparer la voie, cela nuiroit et les arrêteroit au refus; au lieu que, s'il y avoit un moyen de réussir, c'étoit la surprise et l'embarras de me refuser en face; que, s'ils ne me refusoient ni n'accordoient, alors il m'offroit de venir de son côté à l'appui, et de m'y rendre tout le service qu'il lui seroit possible. C'étoit parler raison; il fallut bien s'en contenter. Je cherchai à prendre un temps de satisfaction et de bonne humeur de Leurs Majestés Catholiques; un temps où la conduite de la princesse des Asturies, dont je parlerai bientôt[2], m'attiroit leur confidence et de fréquents particuliers; un temps enfin où j'avois lieu de me flatter que je leur étois personnellement fort agréable. L'extrême desir me faisoit espérer sur ce que la duchesse de Beauvillier avoit été l'unique personne, en

1. Les mots *le duc de S. Aignan* ont été ajoutés sur la marge du manuscrit, à la fin d'une ligne, en remplacement de *il*.
2. Ci-après, p. 103.

femmes et en hommes, dont le roi d'Espagne, la maison royale à part, m'eût demandé des nouvelles[1]. Je pris donc des moments de pure conversation en tiers avec eux pour la jeter sur la jeunesse du roi d'Espagne, et par là sur le duc et la duchesse de Beauvillier. J'excitai tant que je pus les souvenirs d'estime et d'amitié ; puis, me mettant sur la morale du renversement des fortunes les plus sagement et les mieux établies, je parlai de la perte des deux fils du duc de Beauvillier, qui avoit jeté toute sa fortune sur son gendre, dont les enfants privoient le duc de Saint-Aignan de la décoration que Sa Majesté avoit donnée à sa maison. Je me tus quelques moments pour voir si le roi prendroit à ce discours ; mais, son silence continuant, j'ajoutai que ce seroit une grâce de sa générosité, et digne de son ancienne amitié pour le duc et la duchesse de Beauvillier, de remettre la grandesse à sa destination première, et de l'accorder au duc de Saint-Aignan, et je dirois, si je l'osois, qu'un tel souvenir si dignement placé feroit un honneur infini à la gloire de Sa Majesté ; que, comblé comme je l'étois de ses bienfaits, j'oserois encore moins hasarder ma très humble et très instante intercession, mais que l'extrême desir que j'en avois me forçoit d'avouer que ce seroit pour moi la plus grande satisfaction de ma vie, égale, pour le moins, à celle que je ressentois des grâces qu'elles avoient[2] daigné de répandre sur moi. Pendant cette reprise, j'aperçus le roi piétiner, comme il faisoit toujours quand il vouloit finir l'audience, et, quand j'eus achevé, au lieu de me répondre, il se mit à tirer la robe de la reine, qui étoit le signal de me congédier, ce qu'elle fit fort poliment quelques moments après. Je sortis pénétré de douleur d'un silence et d'une fin d'audience de si mauvais augure. Je descendis tout de suite dans la *covachuela* du marquis de Grimaldo, à qui je fis le récit

1. Tome XXXIX, p. 335.

2. Il y a bien ici *qu'elles avoient*, dans le manuscrit, comme si Saint-Simon avait mis plus haut *Leurs Majestés*.

de ce qui venoit de se passer. Il n'en fut point surpris, et me répéta les mêmes choses qu'il m'avoit dites du peu de disposition qu'il avoit prévu que je trouverois. Au lieu de me plaindre du peu de digne souvenir que j'avois trouvé dans le roi d'Espagne de son gouverneur et de sa famille, au lieu de prier Grimaldo de faire quelque effort, je crus plus efficace et moins embarrassant pour lui de me contenter de lui exposer amèrement les motifs de mon desir, et de l'affliction où me jetoit le mauvais succès qu'il avoit eu, parce que je ne pouvois interpréter un silence si opiniâtre, suivi incontinent de l'impatience de finir l'audience, que comme un refus tacite. Je me répandis là-dessus si pathétiquement avec Grimaldo, sans lui faire même aucune sorte d'insinuation, qu'il me dit enfin de la meilleure grâce du monde qu'il ne manqueroit pas de prendre son temps de parler à Leurs Majestés de la douleur où il m'avoit vu au sortir de cette audience, et de faire tout ce qui lui seroit possible pour le duc de Saint-Aignan. Je lui répondis que je n'aurois osé lui demander rien là-dessus, mais que cette offre si obligeante me combloit, et je l'embrassai de tout mon cœur. Mais ce ministre ne réussit pas plus que moi. Il en parla deux fois; il fut refusé, et, à la dernière, le roi d'Espagne lui dit qu'après tout ce qu'il avoit fait pour moi je devois être content; de sorte que Grimaldo me conseilla, et me pria même, par l'amitié qu'il avoit pour moi, de ne pas tenter l'impossible, et de ne me pas rendre désagréable à Leurs Majestés Catholiques en les pressant de nouveau de ce que très certainement elles ne feroient pas. Je le sentis bien moi-même, et je n'osai plus rien dire ni rien faire sur une chose que j'avois si ardemment desirée. Revenons maintenant à la princesse des Asturies.

Conduite étrange de la princesse des Asturies à l'égard

Sa convalescence avançoit, et son humeur se manifestoit en même temps. Je sus par l'intérieur qu'elle résistoit avec opiniâtreté à aller chez la reine, après tous les soins, les marques extraordinaires de bonté, les visites conti-

de LL. MM. Catholiques.

nuelles qu'elle en avoit reçues pendant sa maladie et qu'elle en recevoit encore tous les jours. Elle ne vouloit point sortir de sa chambre ; elle s'amusoit à sa fenêtre, où elle se montroit en bonne santé. Son appartement, de plain pied à celui de la reine, n'en étoit séparé que par cette petite galerie intérieure dont j'ai souvent parlé[1] ; car elle étoit dans l'appartement qu'avoit l'Infante. Elle ne vouloit plus écouter sur rien les médecins sur sa santé, ni ses dames sur sa conduite, et répondoit même à la reine fort sèchement lorsqu'elle essayoit à la ramener par les insinuations les plus douces. La reine même m'en parla et m'ordonna de la voir et de lui aider à la rendre plus traitable. Je répondis que je n'étois que trop informé de ce que j'étois très peiné qui fût ; que je ne devois pas me flatter de pouvoir plus que Sa Majesté sur l'esprit de la princesse ; et, après un peu de conversation sur ce qu'elle croyoit m'en apprendre, et que j'y eus ajouté ce que je savois de plus, qu'elle ne me nia pas, je pris la liberté de lui dire qu'il y avoit aussi trop de bonté et de ménagement ; que Sa Majesté gâtoit la princesse ; qu'il falloit la ployer sans retardement à ses devoirs, et que si, dans l'excès de la patience de la reine, la considération de M. le duc d'Orléans y entroit pour quelque chose, non-seulement je me chargeois de tout auprès de lui, mais que je répondois à Sa Majesté que non-seulement il trouveroit bon tout ce qu'il plairoit à Sa Majesté de dire à la princesse, et de faire, mais qu'[il] lui en seroit aussi extrêmement obligé, parce que personne ne connoissoit mieux que moi ses sentiments pour Leurs Majestés, combien il se sentoit aise du retour de leurs bonnes grâces et desireux de les conserver, combien aussi il se sentoit honoré du mariage de sa fille, combien, par conséquent, il desiroit qu'elle sentît son bonheur et sa grandeur, et qu'elle s'en rendît digne par sa reconnoissance, son obéissance, ses

1. Tome XXXVIII, p. 338-339.

respects pour Leurs Majestés et par une application continuelle, non-seulement à leur plaire et à répondre à leurs bontés, mais à deviner même tout ce qui pourroit la leur rendre plus agréable, et à s'y porter continuellement; qu'outre que M. le duc d'Orléans regardoit cette conduite comme le devoir de Madame sa fille le plus juste et le plus pressant, il le considéroit aussi comme le seul fondement solide du bonheur de la princesse et comme ce qui pouvoit le plus contribuer au sien, par savoir que sa fille ne fît rien qu'à leur gré, et par se pouvoir flatter de leur avoir fait un présent dont l'agrément pouvoit contribuer à la continuation de leurs bontés pour lui-même et au resserrement de plus en plus de cette heureuse union qu'il avoit toujours si passionnément desirée.

Ce discours fut fort bien reçu. La conversation s'étendit sur de pareils détails à ceux qui l'avoient commencée, et finit par des ordres fort exprès du roi et de la reine de voir souvent la princesse et de lui parler. La duchesse de Monteillane et ses autres dames m'en pressoient continuellement. J'avois déjà vu la princesse bien des fois, même au lit[1]; il n'y avoit donc rien de nouveau à m'y voir retourner. D'ailleurs cette opiniâtreté à demeurer dans sa chambre perçoit au dehors, parce qu'elle suspendoit les fêtes qui étoient préparées, et que chacun attendoit avec impatience. J'allai donc chez la princesse deux ou trois fois sans en avoir eu aucune parole que *oui* et *non* sur ce que je lui demandois de sa santé, et encore pas toujours[2]. Je pris le tour de dire à ses dames devant elle ce que je lui aurois dit à elle-même; ses dames y applaudissoient, y ajoutoient leur mot. La conversation se faisoit ainsi devant la princesse, en sorte qu'elle lui étoit une véritable leçon; mais elle n'y entroit en aucune façon. Néanmoins, elle alla pourtant[3]

1. Ci-dessus, p. 47.
2. Ce mutisme habituel à l'égard de Saint-Simon a déjà été relevé deux fois : ci-dessus, p. 21 et 52.
3. *Pourtant* a été ajouté en interligne.

une fois ou deux chez la reine, mais en déshabillé et d'assez mauvaise grâce.

Le grand bal demeuroit toujours préparé et tout rangé dans le salon des Grands[1], et n'attendoit que la princesse, qui n'y vouloit point aller. Le roi et la reine aimoient le bal, comme je l'ai dit ailleurs[2]. Ils se faisoient un plaisir de celui-là, le prince des Asturies aussi, et la cour l'attendoit avec impatience. La conduite de la princesse transpiroit au dehors, et faisoit le plus fâcheux effet du monde. Je fus averti du dedans que le roi et la reine en étoient très impatientés, et, pressé par les dames de la princesse de lui en parler, j'allai chez elle[3] et fis avec ses dames la conversation sur la santé de la princesse, qui, apparemment, ne retarderoit plus les plaisirs qui l'attendoient. Je mis le bal sur le tapis; j'en vantai l'ordre, le spectacle, la magnificence; je dis que ce plaisir étoit particulièrement celui de l'âge de[4] la princesse; que le roi et la reine l'aimoient fort, et qu'ils attendoient avec impatience qu'elle pût y aller. Tout à coup elle prit la parole, que je ne lui adressois point, et s'écria comme ces enfants qui se chêment[5] : *Moi y aller? je n'irai point.* — « Bon! Madame,

1. Ci-dessus, p. 47.
2. Tome XXXIX, p. 6-7, où il a parlé de leur talent de danseurs.
3. *Elle* est en interligne, et *donc* est biffé avant *chez*.
4. Les mots *l'age de* ont été ajoutés sur la marge à la fin d'une ligne.
5. Le *Dictionnaire de l'Académie* ne donnait pas ce vieux mot, pas plus que les lexiques de Furetière et de Richelet. Le *Dictionnaire de Ménage* (2e édition, 1694) l'a seul relevé et le définit ainsi : « Terme populaire, qui se dit particulièrement des enfants qui ont du chagrin, du dégoût, ou quelque mal inconnu qui les fait crier »; Ménage, ou plutôt ses continuateurs, en font à tort une déformation du latin *gemere*, et le *Dictionnaire de Trévoux* adopte la même définition et la même étymologie. Le *Littré*, au contraire, qui ne cite pas notre présent exemple, donne au verbe *se chêmer* le sens de « maigrir, tomber en chartre » (ce qui veut dire devenir étique), et le fait venir du bas-latin *semare*, mutiler. M. Antoine Thomas estime beaucoup plus justement que, étymologiquement, *chêmer* ne peut venir que du

répondis-je, vous n'irez point! Vous en seriez bien fâchée! Vous vous priveriez d'un plaisir où toute la cour s'attend à vous voir, et vous avez trop de raisons et de desir de plaire au roi et à la reine pour en manquer aucune occasion. »

Elle étoit assise et ne me regardoit pas. Mais, aussitôt après ces paroles, elle tourna la tête sur moi, et d'un ton le plus décidé que je n'en ouïs[1] jamais: « Non, Monsieur, me dit-elle, je le répète, je n'irai point au bal; le roi et la reine y iront, s'ils veulent; ils aiment le bal, je ne l'aime point; ils aiment à se lever et à se coucher tard, moi à me coucher de bonne heure. Ils feront ce qui est de leur goût, et je suivrai le mien. » Je me mis à rire, et lui dis qu'elle vouloit se divertir à m'inquiéter, mais que je n'étois pas si facile à prendre sérieusement ce badinage: qu'à son âge on ne se privoit pas si volontiers d'un bal, et qu'elle avoit trop d'esprit pour priver toute la cour et le public de cette attente, encore moins à montrer un goût si peu conforme à celui du roi et de la reine, et qui paroîtroit si étrange à son âge et à son arrivée; mais que, après cette plaisanterie, le mieux étoit de ne prolonger pas plus longtemps une attente, dont le délai d'un bal, tout rangé et tout prêt depuis si longtemps, devenoit indécent. Les dames m'appuyèrent, et la conversation entre elles et moi continua de la sorte sans que la princesse fît seulement contenance de nous entendre.

En sortant, la duchesse de Monteillano me suivit avec la duchesse de Liria et Mme de Riscal d'Alègre[2]. Elles m'entourèrent hors de la porte de la chambre, et me témoignèrent leur effroi d'une volonté si arrêtée dans une personne de cet âge contre devoir et plaisir, et dans un pays

verbe *scismaré*, diviser, séparer (d'où schisme); de ce sens primitif découle celui de se fâcher, se contrarier, bouder, et c'est bien là le sens que lui donne Saint-Simon.

1. *J'ouïs* corrigé en interligne en *je n'en ouïs*.

2. Tome XXXIX, p. 275.

où elle ne faisoit qu'arriver, et toute seule parmi tous gens inconnus. J'en étois plus épouvanté qu'elles ; j'en voyois des conséquences capables d'apporter de grandes suites. Mais j'essayai de les rassurer sur un reste de maladie et d'humeurs en mouvement qui pouvoient causer ce méchant effet, mais qui cesseroit avec le retour de la pleine santé. Toutefois, j'étois bien éloigné de m'en flatter. Je me gardai bien néanmoins de faire ce récit au roi et à la reine ; mais, comme ils me parlèrent du bal, et le roi surtout avec amertume sur la fantaisie de la princesse, je pris la liberté de lui dire que je n'imaginois pas qu'il se voulût gêner pour le caprice d'un enfant qui venoit sûrement de sa maladie, ni priver sa cour et tout le public d'une fête aussi agréable et aussi superbe qu'étoit le premier bal que j'avois vu au Palais, et que j'avouois qu'en mon particulier j'en serois affligé, parce que je m'en étois fait un fort grand plaisir. *Oh ! cela ne se peut pas*, reprit le roi, *sans la princesse*. « Et pourquoi donc, Sire ? lui répliquai-je. C'est une fête que Votre Majesté donne à sa joie et à la joie publique. Ce n'est pas à la princesse, quoique à son occasion, à régler les plaisirs de Votre Majesté, et ceux qu'elle veut bien donner à sa cour, qui s'y attend et les desire. Si la princesse croit que sa santé lui permette, elle y viendra, sinon la fête se passera sans elle. »

Tandis que je parlois, la reine me faisoit signe des yeux et de la tête de presser le roi, tellement que j'ajoutai que tout ce qui se faisoit et se passoit n'étoit et ne pouvoit être que pour Leurs Majestés ; qu'elles en étoient le seul objet et la décoration unique ; que, quelque grands princes que fussent les Infants, ils n'y étoient que comme leurs premiers courtisans et pour illustrer l'assemblée, mais jamais l'objet ; que la confiance dont Sa Majesté daignoit m'honorer sur ce qui regardoit la princesse m'engageoit[1] par devoir à supplier Leurs Majestés de

1. Écrit par mégarde *m'enageoit*.

considérer qu'il ne falloit pas accoutumer la princesse à croire que tout se fît pour elle, et que rien ne se pouvoit faire sans elle ; que plus la fête étoit digne de la présence de Leurs Majestés, plus cette leçon de la faire sans elle lui feroit d'impression ; que je ne pouvois m'empêcher de regarder cela comme appartenant très essentiellement à une éducation si importante, et dont le bonheur de la princesse dépendoit, en lui faisant sentir dès la première qu'elle n'étoit rien, et qu'on se passoit très aisément d'elle. La reine appuya fort ce discours ; mais, le roi ne répondant rien, elle tourna doucement la conversation ailleurs. En finissant l'audience, elle prit l'instant que le roi se retournoit après ma révérence pour me faire signe de la tête et des yeux que j'avois bien parlé, et, me montrant le roi du doigt et comme le poussant sur lui, elle me fit entendre de ne me pas rebuter. Cela fit que je me hâtai de dîner pour me trouver à leur sortie pour la chasse, et je demandai tout haut à la reine pour quel jour enfin seroit le bal, dont j'avouois que je mourois d'envie. Elle me répondit avec action qu'il falloit le demander au roi, et lui demanda s'il m'avoit entendu. Il lui répondit : *Mais nous verrons.* Ce court dialogue les conduisit au haut du petit degré qui étoit tout proche, par où ils descendoient et remontoient toujours[1], et je demeurai au haut, parce qu'à peine y pouvoit-on passer deux de front.

Le lendemain, je trouvai moyen de leur parler en particulier sur quelque bagatelle ; puis je remis le bal sur le tapis. La reine me dit en riant qu'il étoit vrai que j'en avois bien envie, et elle aussi, et se mit doucement à presser le roi. Comme il sourioit sans répondre, je pris la liberté de leur dire que je les suppliois de se souvenir que j'avois pris celle de leur représenter que Leurs Majestés gâtoient la princesse ; qu'aujourd'hui j'osois

1. Tome XXXIX, p. 329.

ajouter qu'elles s'en repentiroient ; qu'elles y voudroient remédier quand il n'en seroit plus temps ; que M. le duc d'Orléans en seroit au désespoir, et que, s'il pouvoit avoir le même honneur que j'avois d'être en leur présence, il leur parleroit là-dessus en même sens que moi, mais bien plus fortement, comme il lui convenoit. Ce propos tourna par eux-mêmes la conversation sur de nouvelles bagatelles fort maussades d'opiniâtreté, de fantaisie, d'inconsidération pour ses dames, qui échappoient à la princesse, de la brèveté de ses visites chez Leurs Majestés[1], de la sécheresse de ses manières avec elles, sur quoi je les suppliai de me pardonner si je leur disois que c'étoit la faute de Leurs Majestés plus que d'un enfant[2], qui ne savoit ce qu'elle faisoit, et que, au lieu de l'accoutumer par leur trop de bonté à ne se refuser aucun caprice, rien n'étoit plus pressé ni plus important que de les réprimer, de lui imposer, de lui faire sentir tout ce qu'elle montroit ignorer à leur égard, et même à l'égard de ses dames ; enfin l'accoutumer au respect et à la crainte qu'elle leur devoit, à lire dans leurs yeux et jusque dans leur maintien leurs volontés, pour s'y conformer à l'instant, et avec un air comme si c'étoit la sienne par l'empressement à leur obéir et à leur plaire. Tout cela fut encore poussé de ma part et raisonné de la leur assez longtemps, après quoi je me retirai. Je n'allois plus chez la princesse, et je le dis à Leurs Majestés, parce que j'en voyois l'inutilité. Je ne reparlai plus de bal à leur retour de la chasse, au passage de leur appartement, dans la crainte de rebuter le roi.

Le surlendemain, je me trouvai à leur passage pour la chasse. Au sortir de l'appartement, la reine me dit qu'il n'y auroit point de bal ; que l'ordre étoit donné d'ôter le préparatif qui étoit rangé depuis si longtemps, en me faisant des signes d'en parler encore au roi. Je lui dis donc que j'en serois désolé par le plaisir que je m'en étois fait, et

1. Il a dit ci-dessus, p. 103, qu'elle ne voulait même pas y aller.
2. Il y a bien *d'un enfant* au manuscrit, comme plus haut, p. 108.

que, si j'osois, je lui demanderois ce bal comme une grâce. Ce dialogue conduisit à ce petit degré qui étoit tout contre. A l'entrée, la reine me fit signe de suivre. Je me fourrai donc à côté de celui qui lui portoit la queue, lui parlant haut de ce bal pour que le roi, qui marchoit devant elle, pût entendre. Un moment après, elle se tourna à moi avec un air que je dirois penaud, si on pouvoit hasarder ce terme[1], et me fit signe de ne plus rien dire. Apparemment que le roi lui en avoit fait quelqu'un là-dessus; car cette rampe étoit obscure, et je ne pus l'apercevoir. Au repos du degré, qui étoit assez long, la reine s'approcha du roi. Je demeurai où j'étois sans m'avancer. Ils se parlèrent bas ; puis la reine m'appela, et, quand je fus près d'elle; « Voilà qui est fait, me dit-elle : il n'y aura point de bal ; mais, pour s'en dépiquer, ce fut son terme, le roi en aura un petit ce soir[2], après souper, dans notre particulier, où il n'y aura que du Palais, et le roi veut que vous y veniez. » Je leur fis une profonde révérence et mon remerciement, tout cela arrêtés sur ce repos du degré. La reine me répéta : *Mais vous y viendrez donc*. Je répondis à cet honneur comme je devois. Le roi me dit : *Au moins, il n'y aura que nous*. Et la reine continua : *Et nous danserons tout à notre aise et en liberté ;* et tout de suite achevèrent de descendre, et je les vis monter en carrosse.

Bal de l'intérieur du Palais.

Le bal fut dans la petite galerie intérieure. Il n'y eut que les seigneurs en charge, le premier écuyer, les majordomes de semaine, la camarera-mayor[3], les dames du palais, les jeunes *señoras de honor* et camaristes. Le roi, la reine, le prince des Asturies s'y divertirent fort ; tout le monde y dansa force menuets, encore plus de contredanses, jusque sur les trois heures après minuit,

1. L'*Académie* de 1718 disait que cet adjectif n'avait d'usage que dans le style familier ; voyez notre tome XXII, p. 40.

2. Les mots *ce soir* sont en interligne.

3. Même remarque pour les mots *la camareira mayor*.

La Pérégrine, perle incomparable.

que Leurs Majestés Catholiques se retirèrent et le prince des Asturies. Ce fut là où je vis et touchai à mon aise la fameuse *Pérégrine*[1], que le roi avoit ce soir-là au retroussis de son chapeau, pendante d'une belle agrafe de diamants. Cette perle, de la plus belle eau qu'on ait jamais vue, est précisément faite et évasée comme ces petites poires qui sont musquées, qu'on appelle de sept-en-gueule, et qui paroissent dans leur maturité vers la fin des fraises[2]. Leur nom marque leur grosseur, quoiqu'il n'y ait point de bouche qui en pût contenir quatre à la fois sans péril de s'étouffer. La perle est grosse et longue comme les moins grosses de cette espèce, et sans comparaison plus qu'aucune autre perle que ce soit. Aussi est-elle unique[3]. On la dit la pareille et l'autre pendant d'oreilles de celle qu'on prétend que la folie de magnificence et d'amour fit dissoudre par Marc-Antoine dans du vinaigre, qu'il fit avaler à Cléopatre[4]. Quoique l'appartement de la princesses des Asturies fût à l'un des bouts de cette galerie intérieure[5], elle ne parut pas un instant[6]. Je

1. Ici Saint-Simon écrit, dans le texte seulement, *Pelegrine*, conformément au nom espagnol. Il a déjà été parlé de cette perle incidemment dans le tome XIII, p. 406. On ne sait ce qu'elle est devenue ; en 1903, on la croyait à Moscou, dans une collection particulière.

2. Cette variété de poire est ainsi décrite dans *le Jardinier universel* paru à Bruxelles en 1805 : « Petit muscat ou Sept-en-gueule, la plus petite de toutes les poires, fruit rouge brun, demi-beurré, musqué, fin juin. » On en rencontrait encore en Beauce et en Beauvaisis il y a quelques années, et Saint-Simon en avait vu sans doute aux environs de la Ferté. Il est à craindre que cette variété très précoce, mais peu recherchée à cause de sa petitesse, n'ait à peu près disparu.

3. C'est pour cela qu'on l'appelait aussi *la Sola*.

4. Raconté par Pline l'Ancien, qui attribue à Cléopâtre elle-même cette prodigalité, pour montrer à Antoine sa magnificence.

5. Comme il a été dit plus haut, p. 104.

6. Dans sa correspondance, Saint-Simon ne parle pas de cet entêtement de la princesse ; dans sa lettre au Roi du 21 février il se contente de dire : « La santé de la princesse, qui ne lui permet pas encore de veiller beaucoup, empêcha qu'il n'y eut de bals publics pen-

ne prédis que trop vrai à Leurs Majestés Catholiques. La princesse en fit de toutes les façons les plus étranges, excepté la galanterie, et, à son retour ici, on eut le temps de voir quelle elle étoit, dans le peu d'années qu'elle a vécu veuve et sans enfants[1]. J'ai rapporté ce bal tout de suite de ce qui regarde la princesse[2]; il faut parler maintenant des autres fêtes qui furent données à l'occasion des doubles mariages.

Illuminations, feux d'artifice, admirables

Elles commencèrent le 15 février par une illumination et un feu d'artifice dans la place qui est devant le Palais[3]. J'ai déjà parlé ici de la surprenante beauté des illuminations d'Espagne[4]. Les feux d'artifice ne leur y cèdent point. Ils durent plus d'une heure, et ordinairement davantage, dans toute la plénitude, et dans une variation perpétuelle de paysages, de chasses, de morceaux d'architecture admirables, de places et de châteaux. Les fusées merveilleuses, innombrables à la fois, continuelles, les fleuves et les cascades de feu, en un mot, tout ce qui peut remplir et orner le spectacle et le rendre toujours surprenant, ne cesse, ne diminue, ne s'affoiblit pas un moment, en sorte qu'on n'a pas assez d'yeux pour voir le tout ensemble. Nos plus beaux feux d'artifice ne sont rien en comparaison.

dant ces trois jours; il y en eut seulement dans l'appartement de la reine, fort en particulier, où LL. MM. Cath. m'ordonnèrent de me trouver. » Rien au Régent, ni à Dubois.

1. On sait qu'elle devint reine d'Espagne en 1724 par suite de l'abdication de Philippe V; mais la mort de son mari, le roi Louis Ier, survenue au bout de peu de mois, la fit revenir en France; elle alla habiter au Luxembourg et scandalisa la cour et la ville par ses bizarreries et ses emportements; elle mourut dans ce palais le 16 juin 1742, quelques années avant l'époque où écrit Saint-Simon.

2. Il veut dire: immédiatement à la suite de ce qui regarde la princesse.

3. Sur cette place voyez nos tomes VIII, p. 166, et IX, p. 172 et 217. — La princesse des Asturies assista à la fête sur son balcon entre le roi et la reine (*Gazette*, p. 122; *Gazette de Leyde*, n° 19 bis).

4. Tome XXXIX, p. 3.

LL. MM. Catholiques en cérémonie à l'Atoche. Raison qui me fait abstenir d'y aller.

Le lendemain, Leurs Majestés Catholiques allèrent en cérémonie à Notre-Dame d'Atocha, telle qu'[elle] a été ici décrite ailleurs[1] ; mais, en celle-ci, elles étoient dans un carrosse tout de bronze doré et de glaces, avec le prince et la princesse des Asturies sur le devant, et suivies de trente carrosses remplis des grands et de toute la cour[2]. Je n'y fus point, ni Maulévrier, comme nous n'y avions point été la première fois, sur l'avis du marquis de Montalègre, sommelier du corps, à qui je le demandai, mais qui ne m'en dit point la raison[3]. J'appris, à l'occasion de celle-ci, que c'étoit parce que les grands étoient avertis de se trouver à ces cérémonies, et y avoient leurs places, et non les ambassadeurs. J'aurois pu m'y trouver comme grand, ainsi que je faisois en d'autres fonctions où les ambassadeurs ne se trouvent pas ; mais celle-ci étoit si solennelle et si marquée sur le double mariage que, n'y pouvant assister comme ambassadeur, je crus m'en devoir abstenir, quoique grand. Au retour de l'Atoche, le roi passa par la place Major, tout illuminée, et s'y arrêta quelque temps[4]. J'y étois à une fenêtre. Il trouva, en arrivant au Palais, la place qui est devant illuminée. J'avois eu l'honneur d'être admis sur le balcon de Leurs Majestés Catholiques et près d'elles au feu d'artifice dont j'ai parlé ; mais je me retirai peu après à une autre fenêtre gardée pour mes enfants et ma compagnie, et je ne retournai au balcon du roi que pour en voir sortir Leurs Majestés et les accompagner à leur appartement.

Fête de la course des flambeaux.

On eut un autre jour, dans la place Major illuminée, un divertissement fort galant. La maison où j'étois étoit vis-à-vis de celle du roi, et de l'une à l'autre une lice entre deux barrières. Rien ne pouvoit être plus brillant,

1. Tome XXXIX, p. 16 et suivantes.
2. Voyez la *Gazette*, p. 133-134.
3. Tome XXXIX, p. 20.
4. Selon la *Gazette*, p. 134, la place était éclairée par plus de trois mille flambeaux de cire blanche.

plus rempli ni avec un plus grand ordre. Le duc de Medina-Celi, le duc del Arco et le corrégidor de Madrid[1] avoient chacun leur quadrille[2] de deux cent cinquante bourgeois ou artisans de Madrid, toutes trois diversement masquées, c'est-à-dire magnifiquement parées en mascarades diverses, mais à visage découvert, tous montés sur les plus beaux chevaux d'Espagne avec de superbes harnois. Les deux ducs, couverts des plus belles pierreries, ainsi que les harnois de leurs admirables chevaux, étoient, ainsi que le corrégidor, en habits ordinaires, mais extrêmement magnifiques. Les trois quadrilles, leur chef à la tête suivi de force gentilshommes, pages et laquais, entrèrent l'une après l'autre dans la place, dont elles firent le tour et toutes leurs comparses[3] dans un très bel ordre et sans la moindre confusion au bruit de leurs fanfares, celle de Medina-Celi la première, celle del Arco après, puis celle de la ville. Les chefs, l'un après l'autre, se rendirent après les comparses sous le balcon de Leurs Majestés Catholiques, où étoient le prince et la princesse, les Infants et leurs plus grands officiers, tandis que la brigade arrivoit vis-à-vis, sous le balcon où j'étois. De cet endroit ils partirent deux à la fois, prenant chacun à l'entrée de la lice un grand et long flambeau de cire blanche, bien allumé, qui leur étoit présenté de chaque côté en même temps, d'où prenant d'abord le petit galop quelques pas, ils poussoient leurs chevaux à toute bride tout du long de la lice, et les arrêtoient tout à coup sur cul sous le balcon du roi. L'adresse de cet

1. Il s'appelait François-Antoine de Salcedo, marquis de Vadillo (*Gazette* de 1721, p. 586).

2. *Quaterille* corrigé en *quadrille*. En termes de carrousel, ce mot est du féminin.

3. « La *comparse*, dit le *Dictionnaire de Trévoux*, est l'entrée de la quadrille dans la carrière, dont elle fait le tour pour se faire voir aux spectateurs, mesurer la lice et se rendre au poste qui lui est marqué. » Nous avons déjà rencontré ce mot au figuré dans le tome XXXII, p. 87.

exercice, où pas un ne manqua, est de courir de front sans se dépasser d'une ligne ni rester d'une autre plus en arrière, tête contre tête et croupe contre croupe, tenant d'une main le flambeau droit et ferme, sans pencher d'aucun côté et parfaitement vis-à-vis l'un de l'autre, et le corps ferme et droit. La quadrille del Arco suivit dans le même ordre, puis celle de la ville. Chaque couple de cavaliers n'entroit en lice qu'après que l'autre étoit arrivée, mais partoit au même instant, et à mesure qu'ils arrivoient ils prenoient leur rang en commençant sous le balcon du roi, et, quand chacune avoit achevé de courir, force fanfares en attendant que l'autre commençât. Les courses de toutes trois finies, leurs chefs en reprirent chacun la tête de la sienne, et dans le même ordre, mais alors se suivant toutes trois, firent leurs comparses et le tour de la place au bruit de leurs fanfares, sortirent après de la place et se retirèrent comme elles étoient venues. L'exécution en fut également magnifique, galante et parfaite, et dans un ordre et un silence qui en releva beaucoup la grâce, l'adresse et l'éclat[1].

Fête d'un combat naval.

On eut une autre fête dans la même place[2], avec la même illumination, que la cour vit de la même maison dans la place, et moi vis-à-vis, dans celle d'où j'avois vu la course des flambeaux, avec le nonce, Maulévrier et tout

1. Il semble difficile, à première vue, que trois quadrilles de chacune deux cent cinquante cavaliers aient pu manœuvrer sur la place Major. Saint-Simon a fait confusion ici entre deux exercices différents : dans sa lettre au Roi, du 21 février (Drumont, p. 296-297), il raconte qu'il y eut d'abord une « mascarade à cheval de sept ou huit cents bourgeois ou artisans » (probablement la mascarade des métiers dont parle la *Gazette* de 1693, p. 293), puis, au retour d'Atocha, la course des flambeaux dans la place Major par trois quadrilles. La *Gazette* de 1722 (p. 134) dit qu'elles étaient composées en tout de quarante-huit seigneurs soit seize par quadrille ; ce qui est plus conforme à la réalité. Une lettre de Robin au cardinal Dubois du 16 février (ci-après, appendice II) donne des détails précis sur toutes ces fêtes.

2. Après *place*, il a répété *une autre feste*, qu'il a ensuite biffé.

ce qui étoit de chez moi. J'ai expliqué ailleurs les places des grands[1], et comment les balcons des cinq étages de la place tout autour sont remplis et les toits chargés de peuple, ainsi que le fond de la place en foule, mais sans faire au spectacle le plus petit embarras. Ce fut un combat sur mer d'un vaisseau turc contre une galère de Malte, qui eut la victoire après deux heures de combat, le désempara et le brûla. L'eau étoit si parfaitement représentée, et les mouvements des deux bâtiments si aisés, leur manœuvre si vive et si multipliée, les événements des approches et du combat si vifs, si justes, si variés, si souvent douteux pour la victoire, qu'on ne se doutoit plus que ce fût un jeu qui se passoit à terre. Le spectacle dura plus de deux heures et fut toujours également intéressant. Les agrès, les habillements, les armes, rien d'oublié, et tout représentoit si naïvement un vaisseau turc et une galère maltoise, les services et les mouvements des combattants et des manœuvres des gens de mer, qu'on ne pouvoit se rappeler que tout cela fût factice. Jusqu'au vent favorisa la fête en dissipant la fumée de la mousqueterie et des bordées de canon. La mêlée de l'abordage fut surtout merveilleusement exécutée, repoussée et reprise à diverses fois. Enfin ce combat parut tellement effectif et sérieux que l'événement seul déclara la victoire[2].

Enfin il y eut encore un autre feu d'artifice, dans la place du Palais, tout différent, mais tout aussi beau que

1. Tome IX, p. 215-217.

2. Ici encore le récit de Saint-Simon prête à critique ; sa lettre est plus claire. Ce divertissement, y est-il dit, suivit immédiatement le carrousel, et fut « un feu d'artifice très ingénieux tiré de dessus dix galères, très galamment ornées, qui représentoient un combat naval, dont l'exécution fut parfaite. » On voit qu'il n'est question ni de galère maltaise ni de vaisseau turc, et que l'imagination tient une grande place dans le récit des *Mémoires*, écrits vingt-cinq ans plus tard. La *Gazette* (p. 135) disait de même : « Plusieurs corps d'artifice représentant des galères, avec leurs amirantes et leurs capitanes, commencèrent un combat dont le spectacle fut magnifique. »

le premier[1], où Leurs Majestés Catholiques me firent l'honneur de me retenir fort longtemps près d'elles sur leur balcon.

Anniversaire de la reine première femme de Philippe V. LL. MM. Catholiques au Buen-retiro.

Le carême mit fin aux fêtes, et Leurs Majestés Catholiques quittèrent le Palais, et allèrent habiter celui du Buen-Retiro. Ce fut aussi le temps de l'anniversaire de la feue reine, dite *la Savoyana*, dans l'église de l'Incarnation, qui est grande et belle[2], quoique ce soit un couvent de religieuses. Les grands y furent invités à l'ordinaire, par conséquent mon second fils et moi, et non les ambassadeurs[3]. Le banc des grands et le siège ployant du major-dome-major du roi y étoient disposés comme en chapelle, mais sans prié-Dieu du roi, sans siège de cardinaux et sans banc d'ambassadeurs. Mais les majordomes du roi s'y trouvèrent debout à leurs places comme en chapelle, et le clergé comme en chapelle, assis vis-à-vis des grands, et tous autres debout. Le duc d'Abrantès, évêque de Cuenca[4], y fit pontificalement l'office dans une chaire à l'antique, dont j'ai fait la description et donné la figure ici avec le plan de la séance du roi tenant chapelle[5]. Il y eut, la veille, des premières vêpres; j'y allai avec le duc de Liria. Il n'y avoit encore personne en place. Nous entrâmes dans la sacristie, où nous trouvâmes deux ou trois grands. Il s'y en amassa bientôt davantage, et, quand nous fûmes une quinzaine, quelqu'un proposa d'aller prendre place et d'envoyer prier le prélat de commencer. Quand ce fut pour sortir de la sacristie[6], aucun ne voulut passer devant moi, et par conséquent me vouloient céder la première

1. Ce feu d'artifice eut lieu encore le même jour : voir Drumont, p. 297.
2. Tome XXXIX, p. 76.
3. Ce service eut lieu le 13 ou le 14 février, jours pendant lesquels la cour prit le deuil pour cet anniversaire (*Gazette*, p. 123).
4. Jean-Emmanuel-de-la-Croix d'Alencastro : tome VIII, p. 139.
5. Dans le tome IX, p. 207, où est le plan d'une « chapelle », il n'est point parlé de ce « siège à l'antique ».
6. Ces trois derniers mots sont en interligne.

place sur le banc. Après quelques compliments, je leur dis que je leur parlerois comme me faisant un grand honneur d'être leur confrère ; que j'avois en même temps ceux d'être ambassadeur de France et grand d'Espagne ; que, si j'acceptois ce qu'ils avoient la bonté de m'offrir, cela feroit un exemple et fort aisément une règle pour d'autres cérémonies et pour d'autres ambassadeurs ; que, quelque estime que je fisse d'un si grand caractère, il n'étoit que passager ; que je faisois bien plus de cas de la dignité solide, permanente, héréditaire de grand d'Espagne ; et que par ces raisons je leur conseillois et les supplois de passer cinq ou six devant moi pour entrer dans l'église et se placer sur le banc ; que[1], de cette façon, il n'y auroit rien à dire, et qu'ils éviteroient un exemple qui pourroit leur devenir désagréable. Ils me remercièrent avec beaucoup de reconnoissance, et me crurent. Le duc de Medina-Celi passa le premier, quatre ou cinq autres le suivirent, moi ensuite, puis les autres, et nous nous rangeâmes de même sur le banc. Aussitôt la musique du roi commença les vêpres, le prélat étant arrivé tout revêtu à son siège comme nous nous placions. Une vingtaine de grands arrivèrent ensuite les uns après les autres.

Le lendemain, nous nous trouvâmes en bien plus grand nombre à la messe chantée par la musique du roi et célébrée par le même prélat. Ma politesse fit un grand effet à la cour ; tous les grands m'en surent un gré, et infini[2], et beaucoup d'entre eux me le témoignèrent. Je n'étois point là comme ambassadeur, et je me crus en liberté et en raison d'en user de la sorte.

Le Retire, dont je ne ferai point la description[3] parce que celles d'Espagne en sont remplies, est, à mon gré, un palais aussi magnifique que le palais de Madrid, plus grand et beaucoup plus agréable. Il a des cours, dont une

Buen-Retiro.

1. Après *que*, il y a dans le manuscrit un *ce* inutile.
2. Tel est bien le texte du manuscrit.
3. Voyez notre tome VIII, p. 101.

est réservée, comme ici, pour ce qui s'y appelle les honneurs du Louvre[1], où entrent les carrosses des cardinaux, des ambassadeurs et des grands seulement, et un parc admirable, si les arbres y venoient mieux et que l'eau des fontaines et des magnifiques pièces d'eau fût plus abondante. Rien ne ressemble tant, de tout point à son parterre en face du palais, que celui de Luxembourg, à Paris : même forme, mêmes terrasses, même contour, et même tour de fontaines et de jets d'eau. Le mail y est admirable et d'une prodigieuse grandeur. J'ai observé qu'en cette saison, qui est toujours belle en Espagne, le mail succède[2] tous les jours à la chasse, où le roi n'alloit plus qu'un peu après Pâques ; et j'ai aussi expliqué comment se passoit ce jeu de mail et cette promenade[3], où j'allois presque tous les jours faire ma cour. Un jour que je vis la reine y prendre plusieurs fois du tabac, je dis que c'étoit une chose assez extraordinaire de voir un roi d'Espagne qui ne prenoit ni tabac ni chocolat. Le roi me répondit qu'il étoit vrai qu'il ne prenoit point de tabac[4] ; sur quoi la reine fit comme des excuses d'en prendre, et dit qu'elle avoit fait tout ce qu'elle avoit pu, à cause du roi, pour s'en défaire, mais qu'elle n'en avoit pu venir à bout, dont elle étoit bien fâchée. Le roi ajouta que pour du chocolat, qu'il en prenoit avec la reine les matins, mais que ce n'étoit que les jours de jeûne. « Comment, Sire ? repris-je de vivacité, du chocolat les jours de jeûne ? — Mais fort bien, ajouta[5] le roi gravement ; le chocolat ne le rompt pas. — Mais, Sire, lui dis-je, c'est prendre quelque chose, et quelque chose qui est fort bon, qui soutient, et même qui nourrit. —

Morale et pratique commode des jésuites sur le jeûne en Espagne.

1. Tome IX, p. 171.
2. Au sens de remplace.
3. Tome XXXIX, p. 353-354.
4. On peut voir à ce sujet une lettre de Philippe V au duc de Vendôme, du 8 août 1707, dans le ms. Franç. 14178 de la Bibliothèque nationale, fol. 163.
5. Le verbe *ajousta* est en interligne, au-dessus de *dit*, biffé.

Et moi je vous assure, répliqua le roi avec émotion et rougissant un peu, qu'il ne rompt pas le jeûne ; car les jésuites, qui me l'ont dit, en prennent tous les jours de jeûne, à la vérité sans pain ces jours-là, qu'ils y trempent les autres jours. » Je me tus tout court ; car je n'étois pas là pour instruire sur le jeûne ; mais j'admirai en moi-même la morale des bons Pères et les bonnes instructions qu'ils donnent, l'aveuglement avec lequel ils sont écoutés et crus privativement à qui que ce soit, du petit des observances au grand des maximes de l'Évangile et des connoissances de la religion, dans quelles ténèbres épaisses et tranquilles vivent les rois qu'ils conduisent[1] !

Pendant le séjour de la cour au Retire, le palais de Madrid étoit vide, et je le voulus voir en détail. Je m'adressai pour cela à don Gaspard Giron, qui voulut bien se donner la peine de me promener partout. C'est encore une description que je laisse aux voyageurs et à ceux qui ont traité localement de l'Espagne[2] ; mais j'en donnerai un morceau que je n'ai rencontré nulle part.

Je veux voir la prison de François Ier. Délicate politesse de don Gaspard Giron.

En nous promenant, je dis à don Gaspard que je craignois sa politesse, et qu'elle ne me privât de ce que je desirois voir principalement. Le bonhomme m'entendit bien, car il étoit spirituel et fin ; mais la galanterie espagnole lui fit faire le sourd. Il m'assura toujours qu'il ne me cacheroit rien. « Je parie que si, seigneur don Gaspard, lui dis-je : la prison de François Ier ? — Hé ! fi et fi ! *señor duque*, de quoi parlez-vous là ? » et changea tout de suite de propos en me montrant des choses. Je l'y ramenai, et, à

1. Ces trois derniers mots ont été ajoutés à la fin du paragraphe. — Si Saint-Simon avait été plus documenté sur cette question du jeûne, il aurait su que, en Italie et à la cour romaine, de même qu'en Espagne, le chocolat léger et cuit à l'eau était regardé comme un liquide et comme ne rompant pas le jeûne ; l'usage de l'église gallicane, plus sévère, s'est adouci sur ce point de nos jours.

2. Voyez notamment la *Relation* de Mme d'Aulnoy, tome I, p. 325-328, et les *Mémoires du marquis de Villars*, édition Morel-Fatio, p. 3.

force de compliments et de propos, je le forçai de m'accorder ma demande ; mais ce fut avec des façons si polies, si honteuses, si ménagées, qu'il ne se pouvoit marquer plus d'esprit et de délicatesse. Il voulut que je me défisse de ce qui étoit avec moi, excepté M. de Céreste et ma famille ; puis me mena dans une salle très vaste par où nous avions passé, qui est entre la salle des gardes et l'entrée du grand appartement du roi.

Expédient de Philippe III contre l'orgueil des cardinaux.

En attendant que les clefs fussent venues, qu'il avoit envoyé chercher, il me montra deux enfoncements faits après coup, vis-à-vis l'un de l'autre, dans l'épaisseur de la muraille, qui avoient chacun un siége de pierre, tous deux égaux, dans l'enfoncement d'une fenêtre. Cette pièce avoit quatre fenêtres de chaque côté sur la cour et sur le Mançanarès, et la muraille du côté du Mançanarès est si épaisse qu'elle fait de chaque fenêtre de ce côté-là comme un vrai cabinet enfoncé, tout ouvert. Après m'avoir fait remarquer et bien considéré ces deux sièges de pierre, il me demanda ce qu'il m'en sembloit. Je lui dis que cette curiosité me paroissoit[1] fort médiocre et ne pas mériter la peine de la remarquer. « Vous allez voir que si, me répliqua-t-il, et vous en conviendrez tout à l'heure. » Il me conta alors que Philippe III, fatigué de l'orgueil des cardinaux, qui prenoient un fauteuil devant lui dans leurs audiences, se mit à ne leur en plus donner que debout dans cette salle, en s'y promenant, et que, lassé ensuite d'être debout ou de se promener quand les audiences s'allongeoient, il fit creuser ces deux enfoncements avec ces siéges de pierre pour s'y asseoir d'un côté, le cardinal de l'autre, et de cette façon éviter le fauteuil[2]. Et voilà où conduisent l'usurpation d'une part, et la foiblesse de l'autre !

1. Le verbe *paroissoit* est en interligne, au-dessus de *sembloit*, biffé.

2. Saint-Simon avait déjà noté cela dans l'Addition à Dangeau, n° 796 : notre tome XIV, p. 484. Nous ne croyons pas qu'aucun autre auteur en parle.

Il me dit ensuite, toujours en attendant les clefs, que François Ier avoit d'abord été logé dans la maison, alors bien plus petite, où le duc del Arco demeuroit actuellement, qu'on avoit accommodée en prison, et qui est au centre de Madrid[1]; mais que, au bout de quelques mois, on ne l'y avoit pas cru assez en sûreté, et que, le trouvant trop ferme sur les propositions qu'on lui faisoit, on avoit voulu le resserrer pour tâcher de l'ébranler, et qu'on l'avoit mis dans le lieu qu'il m'alloit montrer, puisque je m'obstinois si opiniâtrément à le voir.

Prison de François Ier.

Les clefs à la fin arrivées, et tout étant prêt à entrer, don Gaspard nous mena tout au bas bout de cette salle, dans l'enfoncement de la dernière fenêtre sur le Mançanarès. Arrivé là, je regardai de côté et d'autre, et n'y aperçus point d'issue. Don Gaspard rioit cependant et me laissoit chercher ce que je ne trouvois point; puis il poussa une porte dans l'épaisseur du mur, du côté d'en bas de l'espèce de cabinet, dans l'épaisseur de la longue muraille où étoit cette fenêtre, si artistement prise, et sa serrure tellement cachée qu'il n'étoit pas possible de s'en apercevoir. La[2] porte étoit basse et étroite, et me présenta un escalier entre deux murs, qui ne l'étoit pas moins. C'étoit une espèce d'échelle de pierre, d'une soixantaine de marches fort hautes, ayant pourtant assez de giron[3], au haut desquelles, sans tournant ni repos, on trouvoit un petit palier[4] qui, du côté du Mançanarès, avoit une fort petite fenêtre bien grillée et vitrée, de l'autre côté une petite porte à hauteur d'homme, et une pièce assez petite avec une cheminée,

1. Mme d'Aulnoy parle de cette maison : *Relation*, tome I, p. 313.

2. Avant ce mot, Saint-Simon a biffé *pr mieux faire*.

3. « On appelle *giron*, en terme d'architecture, la partie de la marche sur laquelle on pose le pied en montant ou en descendant » (*Académie*, 1718).

4. Saint-Simon écrit ici *paillier*, et plus bas *pallier*; voyez notre tome XXXIX, p. 319.

qui pouvoit contenir quelque peu de coffres et de chaises, une table et un lit, qui ne tiroit de jour que, la porte ouverte, par la petite fenêtre vis-à-vis du palier. Continuant tout droit, on trouvoit au bout de ce palier, c'est-à-dire quatre ou cinq pieds après la dernière marche, quatre ou cinq autres marches aussi de pierre, et une double porte très forte avec un passage étroit entre deux, long de l'épaisseur du mur d'une fort grosse tour. La seconde porte donnoit dans la chambre de François Ier, qui n'avoit point d'autre entrée ni sortie. Cette chambre n'étoit pas grande, mais accrue[1] par un enfoncement sur la droite en entrant, vis-à-vis de la fenêtre, assez grande pour donner du jour suffisamment, vitrée, qui pouvoit s'ouvrir pour avoir de l'air, mais à double grille de fer, bien forte et bien ferme, scellée dans la muraille des quatre côtés. Elle étoit fort haute du côté de la chambre, donnoit sur le Mançanarès et sur la campagne au delà. Il y avoit de quoi mettre des sièges, des coffres, quelque table et un lit. A côté de la cheminée, qui étoit en face de la porte, il y avoit un recoin profond, médiocrement large, sans jour que de la chambre, qui pouvoit servir de garde-robe. De la fenêtre de cette chambre au pied de la tour, au bord du Mançanarès, il y a plus de cent pieds, et, tant que François Ier y fut, deux bataillons furent jour et nuit en garde sous les armes, au pied de cette tour, au bord du Mançanarès, qui coule tout le long et fort proche. Telle est la demeure où François Ier fut si longtemps enfermé, où il tomba si malade, où la reine sa sœur[2] l'alla consoler, et contribua tant et si généreusement à sa guérison et à disposer sa sortie, et où Charles V, craignant enfin de le perdre et avec lui tous les avantages qu'il se promettoit de tenir un tel prisonnier, l'alla enfin visiter, et commença à le traiter d'une manière plus humaine.

1. Ce mot est écrit *acrué* dans le manuscrit.

2. Marguerite de Valois ou d'Angoulême, reine de Navarre: tome XXII, p. 220.

Je considérai cette horrible cage de tous mes yeux et de toute ma plus vive attention, malgré les soins de don Gaspard Giron à m'en distraire et à me presser d'en sortir. Souvent je ne l'entendois pas, tant j'étois appliqué à ce que j'examinois ; souvent aussi en l'entendant je ne répondois point. Ils n'avouèrent ni ne désavouèrent que l'escalier ne fût gardé en dedans, et que cette chambre obscure sur le palier fût un corps de garde d'officiers. Enfin il ne manquoit rien aux précautions les plus recherchées pour que François Ier ne pût se sauver[1].

Je vais voir Tolède. Causes particulières de ma curiosité.

Je pris ensuite cinq ou six jours pour un voyage que, dès en allant en Espagne, j'avois bien résolu de faire[2]. Je voulus voir Tolède, où plusieurs raisons de curiosité m'attiroient[3]. Je voulois voir cette superbe église si renommée par son étendue et sa magnificence, tout ce qu'elle renferme de richesses, et ce clocher superbe dont le revenu est de cinq millions. Je voulois voir le lieu où s'étoient tenus ces célèbres conciles de Tolède, dont toute l'Église a adopté plusieurs canons, et si augustes par la science et la sainteté de presque tous les Pères qui les composèrent[4]. Enfin je voulois voir et entendre le rit et la messe connus sous le nom de mozarabiques, qui ne sont plus conservés qu'à Tolède, où le grand cardinal Ximenez les a fondés pour toujours dans une chapelle de la cathédrale et dans

1. Aucun auteur contemporain n'a, croyons-nous, donné de description de cet appartement.

2. Saint-Simon fit ce voyage du 24 au 28 février, après la réception de son fils à l'ordre de la Toison, quoiqu'il le raconte avant (voyez le recueil de Drumont, p. 275).

3. Outre la curiosité, il donne en badinant un autre but à son voyage dans une lettre au duc d'Orléans du 22 février (Drumont, p. 298) : « c'est de voir, dit-il, si des prières pour vous en langue mozarabique seront plus efficaces que celles qu'on fait en latin et en françois, et je m'achemine après demain à Tolède en pèlerinage à cette occasion. »

4. Le *Dictionnaire de Moréri* donne l'énumération des dix-huit conciles tenus à Tolède de l'an 400 à l'an 701.

les sept paroisses de la ville, où on n'en célèbre point d'autre. Cette liturgie, qui est latine, et qui, pour l'offertoire et le canon de la messe, est, pour tout l'essentiel, tout semblable à la messe d'aujourd'hui, c'est-à-dire à l'oblation, aux espèces, au *memento* des vivants et des morts, aux paroles et à la forme de la consécration, à l'ostension et à l'adoration de l'Eucharistie et du calice consacré, à la communion, et aux mêmes sens des différentes prières qui précèdent et qui suivent, même à la lecture de l'épître et de l'évangile, est un grand et précieux monument[1]. C'est la messe qui se disoit avant le sixième[2] siècle, puisqu'elle est antérieure à la conquête d'une partie de l'Espagne par les Arabes, ou, comme on dit communément, par les Maures, dans les premières an-

1. Le rit mozarabique est en effet celui qui était en usage en Espagne sous la domination des rois wisigoths et même plus anciennement. Toléré par les conquérants dans les premiers siècles de la domination arabe, il avait complètement disparu avant la fin du treizième siècle, par suite des massacres qui avaient en fait supprimé les chrétiens dans l'Espagne musulmane, et, quand les rois de Castille reprirent Tolède, ils imposèrent dans les églises le rit romain qu'ils avaient adopté. Mais, au début du seizième siècle, le cardinal Ximenez, archevêque de Tolède, ayant fait imprimer les livres liturgiques du rit mozarabe, obtint des papes que ce rit serait conservé et pratiqué dans une chapelle de sa cathédrale et dans plusieurs des églises de la ville. Garma (*Teatro de España*, tome III, p. 269-271) parle de cette liturgie, et une *Historia de los Mozarabes* a été publiée en 1903 dans le tome XIII des *Memorias de la real Academia de la historia*; voir aussi un article de Dom Fernand Cabrol dans la *Revue des Questions historiques*, janvier 1905. D'après les *Mémoires sur la vie de Claude Pellot*, par Ernest O' Reilly (1881), tome II, p. 522, Colbert aurait acheté un missel mozarabique, qui serait l'unique exemplaire que l'on connût avec celui de la cathédrale de Tolède ; mais ce doit être une erreur ; car ce manuscrit n'existe pas à la Bibliothèque nationale.

2. Dans les premières éditions des *Mémoires*, on avait corrigé ici *sixième* en *huitième*, parce que la conquête des Arabes n'eut lieu qu'après 710 ; mais il faut remarquer que la liturgie mozarabique, dans sa perfection, est attribuée à saint Léandre, évêque de Séville vers 590.

nées du sixième siècle, excités et introduits par le comte Julien, outré de ce que Roderic, ou, comme on le nomme plus communément, Rodrigue, roi d'Espagne, avoit violé sa fille[1]. Je pris donc mes mesures avec l'archevêque de Tolède, avec qui on a vu ici que j'étois en commerce fort particulier[2], et je fis ce petit voyage.

Quoiqu'il y ait près de vingt lieues des environs de Paris de Madrid à Tolède, des relais bien disposés m'y firent arriver en un jour, et de fort bonne heure. Le chemin est beau, ouvert, uni ; mais Tolède est au pied et dans la montagne. En arrivant dans le faubourg qui est en bas, au pied d'un haut rocher sur lequel est le reste de l'ancien château, on me fit tourner le dos à l'entrée de la ville, et aller aux Cordeliers, dont le couvent fut[3] le lieu de l'assemblée de ces fameux conciles de Tolède. A peine eus-je mis pied à terre que les notables du couvent s'empressèrent autour de moi, et me firent d'abord remarquer une vieille fenêtre grillée du château, d'où ils me dirent que le roi Rodrigue avoit vu la fille du comte Julien, qui demeuroit dans l'emplacement d'un côté de leur maison, et que c'étoit là que ce prince s'étoit embrasé d'un amour qui avoit été si funeste à lui et à toutes les Espagnes. Cette tradition sur cette fenêtre ne me fit pas grande impression, d'autant que la fenêtre et ses appartenances me parurent fort éloignées de plus de mille ans d'antiquité. Ces moines me conduisirent dans leur église, qui, non plus que son portail, assez neuf, ne me semblèrent que fort communs. A peine y fus-je entré qu'ils m'arrê-

Contes et sorte de forfait des cordeliers de Tolède.

1. Cette histoire, rapportée à l'origine par des sources arabes, semble aujourd'hui pour le moins douteuse.

2. Tome XXXIX, p. 281-282.

3. Le verbe *fut* est en interligne au-dessus d'*est basti dans*, biffé. Cette première rédaction était préférable ; car, si cette tradition est exacte, le couvent des Cordeliers ne fut fondé que plusieurs siècles après le dernier concile de Tolède. Saint-Simon va d'ailleurs remarquer lui-même que les bâtiments n'en paraissaient pas si anciens.

tèrent et me demandèrent si je n'apercevois pas quelque chose de fort extraordinaire. Je vis un crucifix de grandeur naturelle, de relief, au lieu de tableau du grand autel, en caleçons[1] et en perruque, comme ils sont presque tous en Espagne, qui ne me surprit point, parce que j'en avois vu beaucoup d'autres pareils. Comme je ne répondois point, cherchant des yeux ce qu'ils vouloient me faire remarquer : *Eh ! les bras !* me dirent-ils. En effet, j'en vis un attaché à l'ordinaire, et l'autre pendant le long du corps. A mon tour, je leur demandai ce que cela signifioit : un grand miracle toujours existant, à ce qu'ils m'assurèrent d'un ton grave et dévot ; et aussitôt me contèrent[2], en supprimant toute date et ce qu'étoit alors cette église, qu'un riche bourgeois ayant fait un enfant à une fille sous promesse verbale de l'épouser, il l'avoit niée et s'étoit moqué d'elle, mais qu'elle et ses parents, qui n'avoient point de preuve, l'engagèrent à s'en rapporter à ce crucifix, tellement qu'étant tous venus à l'église, suivis d'une foule de peuple, la fille et le garçon ne s'étoient pas plus tôt présentés devant le crucifix que son bras gauche s'étoit détaché de la croix de soi-même, et doucement baissé et placé tel qu'il étoit demeuré depuis et que nous le voyions, sur quoi on s'étoit écrié au miracle, et le garçon avoit épousé la fille. Quoique à l'abri de l'Inquisition par mon caractère d'ambassadeur, il falloit éviter de donner du scandale dans un pays aussi dominé par la superstition ; j'avalai donc le plus doucement que je pus ce pieux conte que ces moines exaltoient et me pressoient d'admirer. Ils me menèrent faire un moment d'adoration au pied du grand autel, puis me firent faire le tour des chapelles de l'église, dont chacune avoit ses miracles particuliers qu'il me fallut essuyer. D'une chapelle à l'autre je les priois de me mener à la salle des conciles, ou à ce qui en restoit, qui

1. Ce mot est bien au pluriel dans le manuscrit.

2. *Contèrent* est écrit en interligne, au-dessus de *contraire,* écrit par mégarde et biffé.

étoit uniquement ce qui m'amenoit chez eux. Ils me répondoient: *Tout à l'heure; mais encore cette chapelle-ci; car elle est bien remarquable;* et il falloit y aller, et entendre les miracles, auxquels je me refroidissois beaucoup. Enfin, quand tout fut épuisé et qu'il fut question d'aller à la salle des conciles, ils me dirent qu'il n'en restoit rien, et que, depuis cinq ou six mois, ils en avoient abattu les restes pour y bâtir leur cuisine. Je fus saisi d'un si violent dépit que j'eus besoin de me faire la dernière violence pour ne les pas frapper de toute ma force. Je leur tournai le dos en leur reprochant cette espèce de sacrilège en termes fort amers. Je gagnai mon carrosse sans vouloir mettre le pied dans leur maison, et y montai sans leur faire la moindre civilité. Voilà ce que deviennent les monuments les plus précieux de l'antiquité, par l'ignorance, l'avarice ou la convenance, sans que la police ni que personne se mette en peine de les revendiquer et de les faire conserver. J'eus[1] à celui-ci un regret extrême.

L'archevêque de Tolède m'avoit engagé à loger chez lui, où j'allai descendre. Céreste, le comte de Lorge[2], mes enfants, l'abbé de Saint-Simon et son frère, l'abbé de Mathan, et deux officiers principaux de nos régiments étoient avec moi, et furent logés dans l'archevêché ou dans les maisons joignantes. J'y fus reçu par les deux neveux de l'archevêque, et servi par ses officiers, qu'il y avoit envoyés exprès. Les neveux étoient chanoines, et le cadet montroit de l'esprit et de la politesse. Nous nous parlions latin; l'aîné, quoique inquisiteur, croyant que je lui parlois une autre langue qu'il n'entendoit pas, me pria de me servir avec lui de la latine. C'est que nous autres, François, prononçons le latin tout autrement que les Espagnols, les Italiens et les Allemands. A la fin pourtant il m'enten-

Différence de notre prononciation latine

1. Cette dernière phrase a été ajoutée après coup.
2. Les mots *le C. de Lorge* ont été ajoutés sur la marge.

d'avec celle de toutes les autres nations.

dit. Ils ne manquèrent à rien de la plus grande civilité, sans se rendre le moins du monde incommodes. Le palais archiépiscopal n'est pas grand ; toutes petites pièces assez obscures et vilaines, fort simplement meublées[1]. Il est sur une petite place latéralement au portail de la métropole. On nous servit un grand nombre de plats et trois services, rien du tout de gras[2], et nous fûmes servis de la sorte toujours soir et matin, mais le soir de toutes choses de collation[3].

Le carême fort fâcheux dans les Castilles.

Le carême est fort fâcheux dans les Castilles. La paresse et l'éloignement de la mer font que la marée est inconnue. Les plus grosses rivières n'ont point de poisson, les petites encore moins, parce qu'elles ne sont que des torrents. Peu ou point de légumes, si ce n'est de l'ail, des oignons, des cardons, quelques herbes ; ni lait ni beurre ; du poisson mariné, qui seroit bon si l'huile en étoit bonne ; mais elle est si généralement mauvaise, qu'on en est infecté jusque dans les rues de Madrid en carême ; car presque tout le monde le fait, jeunes et vieux, hommes et femmes, seigneurs, bourgeois et peuple. Ainsi on est réduit aux œufs de toutes les façons et au chocolat, qui est leur grande ressource. Le *vesugo*[4] est l'unique poisson de mer qui se mange à Madrid. Il vient de Bilbao vers Noël, et tout le monde se félicite lorsqu'il commence à paroître. De figure et de goût il tient du maquereau et de l'alose, et a la délicatesse et la fermeté des deux : il est excellent. On en mange les jours gras comme les maigres sans s'en lasser ; mais il commence à piquer[5] dès le com-

Vesugo excellent poisson de mer.

1. Mme d'Aulnoy dit au contraire (*Relation*, tome I, p. 473) : « Le palais archiépiscopal est fort ancien et fort grand, très bien meublé. »

2. Parce qu'on était en carême, comme il va le rappeler.

3. C'est-à-dire, de choses qu'on pouvait manger à la collation les jours de jeûne.

4. Ou plutôt *besugo*, poisson de mer du golfe de Biscaye, analogue au rouget.

5. « On dit que *du poisson pique* pour dire qu'il pique la langue

mencement du carême[1], et bientôt après on n'en peut plus manger. La chère que nous fîmes à Tolède n'étoit donc pas friande, à l'espagnole et fort grande ; mais il étoit impossible de mieux.

Église métropolitaine de Tolède.

Dès le matin, j'allai voir l'église ou plutôt les églises, car il s'en détache deux chapelles à angle égal, grandes comme des églises, qui s'appellent, l'une des Anciens-Rois, l'autre des Nouveaux-Rois, qui ont de magnifiques tombeaux, et chacune un grand et beau chœur de plain pied devant le grand autel, et chacune un riche et nombreux chapitre, où l'office se fait comme dans la grande église, sans s'interrompre ni s'entendre réciproquement toutes trois. La sacristie, pleine de richesses immenses, est vaste et pourroit passer pour une quatrième église. J'y vis la chape impériale de Charles V, de toile d'or fort ample et à queue d'un pied, semée près à près d'aigles noirs éployés, à double tête, le chaperon et les orfrois d'une étoffe qui paroît avoir été magnifique et surbrodée[2], avec une large attache de même étoffe et des agrafes d'or. On m'y ouvrit une armoire, entre bien d'autres, remplie des raretés les plus précieuses, au fond matelassé de laquelle étoit attachée la belle croix du Saint-Esprit de diamants, que le feu Roi avoit envoyée au cardinal Portocarrero, environnée d'un grand tour d'admirables diamants, d'où pendoit la Toison d'or que portoit Charles II d'ordinaire et qu'il donna peu avant sa mort à cette église : deux présents fort inutiles comme ils sont. Je ne m'arrêterai point ici à une description de structure ni de richesses, qui est un des plus curieux et des plus satisfai-

d'une manière désagréable et qu'il n'est pas bien frais » (*Académie*, 1718).

1. Avec le printemps, la température devenant moins froide, il n'était plus possible d'amener ce poisson de la Biscaye sans qu'il commençât en route à se corrompre.

2. Mot non admis par l'*Académie*, mais qu'on trouve dans Mme de Sévigné à propos d'une robe de Mme de Montespan.

sants morceaux des relations et des voyages d'Espagne[1], et qui, seule et exacte, feroit plus d'un volume; je me bornerai à de simples remarques et en fort petit nombre.

Humble sépulture du cardinal Portocarrero.

La tombe plate du cardinal Portocarrero est sans nul ornement dans le passage entre le chœur métropolitain et la chapelle des Nouveaux-Rois, en sorte qu'elle est foulée aux pieds de tout le monde, avec cette seule inscription et sans armes : *Hic jacet cinis, pulvis, et nihil*, suivant qu'il l'ordonna expressément; mais on a mis vis-à-vis sur la muraille une magnifique épitaphe en son honneur[2]. L'église métropolitaine n'a point le défaut de presque toutes les églises d'Espagne. Le chœur y est de plain pied, c'est-à-dire relevé de trois ou quatre marches plus que la nef, entre la nef et le grand autel, et fermé à peu près comme est celui de Notre-Dame à Paris, mais la nef[3] presque le double plus longue, et plus large, et haute à proportion.

Beauté admirable des stalles du chœur.

Le chœur a tout autour trois rangs de stalles, tous trois plus élevés l'un que l'autre, ce qui en fait un nombre prodigieux. Elles sont commodes, et tant les stalles que la boiserie entière, qui est fort élevée et richement travaillée, sont de bois précieux. Pas une stalle des trois rangs ne ressemble à une autre pour le travail. Le dossier, les côtés, les dessus des séparations, le devant de chaque stalle relevée, est d'une ciselure en bois plus finement travaillée et plus exactement recherchée que les plus belles tabatières d'or. Les sujets en sont pris de la vie de Ferdinand le Catholique et d'Isabelle, sa première femme, qui, par leur mariage, réunirent les couronnes d'Aragon et de Castille et leurs dépendances, et dont les conquêtes éteignirent la domination des Maures en Espagne; et, comme rien n'y est oublié en aucun genre, jusqu'aux plus

1. *Relation de Mme d'Aulnoy*, p. 470-472; abbé de Vayrac, *État présent de l'Espagne*, tome I, p. 548-553.

2. Déjà dit au tome XVIII, p. 228-229.

3. Il y a dans le manuscrit *mais le chœur et la nef presque le double*, etc., ce qui est évidemment une inadvertance de Saint-Simon.

petites choses, les événements depuis leur naissance jusqu'à leur mort ont pu fournir à toutes ces stalles sans aucun vide. Il n'y en a aucune qui ne méritât plusieurs heures d'application à les considérer, et dont la rare beauté ne fît trouver ces heures courtes.

Chapelle et messe mozarabique.

L'archevêque avoit ordonné que, encore qu'on fût en carême, la messe mozarabique fût chantée et célébrée devant moi aussi solennellement que le jour de Pâques. Cette chapelle de la cathédrale, où cet office est fondé, a son chœur particulier et est vers le bas de la nef[1]. On mit un prie-Dieu avec un tapis et quatre carreaux, deux en bas pour les genoux, deux en haut pour les coudes, pour mon second fils et pour moi, qui est le traitement des cardinaux, des ambassadeurs et des grands dans toutes les églises d'Espagne. Cela étoit préparé du côté de l'évangile, tout près de l'autel, en sorte qu'étant à genoux je voyois pleinement dessus. Mon second fils et moi fûmes conduits sur ce prie-Dieu, et on donna seulement un carreau au comte de Lorge, à Céreste, à mon fils aîné, à l'abbé de Saint-Simon et à son frère[2].

Je vis et j'entendis cette messe avec une grande curiosité et un extrême plaisir. Je ne la décrirai point ici, parce que je la vis telle que je l'ai lue décrite et expliquée dans le cardinal Bona[3] et dans d'autres livres liturgiques. Elle se dit en latin, avec les ornements ordinaires, tant des

1. On peut voir la description de l'état actuel de cette chapelle dans *España, sus monumentos*, etc., par Quadrado et de la Fuente (1886), tome III, p. 183.

2. Ceci a déjà été dit dans le tome IX, p. 220-221.

3. Jean Bona, d'une famille piémontaise qu'on disait être une branche de la maison de Bonne en Dauphiné, naquit en 1609, entra dans l'ordre des Feuillants en 1626 et devint général de l'ordre en 1651 ; créé cardinal en 1669, on crut qu'il succéderait à Clément IX ; mais le cardinal Altieri l'emporta. Il mourut le 27 octobre 1674. Il composa de nombreux ouvrages ; c'est dans celui intitulé *De Rebus liturgicis*, publié à Paris en 1672, qu'il parle de la messe mozarabique. Saint-Simon ne l'avait pas dans sa bibliothèque.

célébrants que de l'autel. Il y a seulement toujours deux livres aux deux côtés sur l'autel : l'un est pour tout ce qui est de la messe, l'autre pour les collectes pour le peuple, qui sont fort multipliées, ainsi que les *amen* du chœur. Cela et la séparation de l'Eucharistie en quinze parties en croix sur la patène, en prononçant un nom de mystère sur chaque particule en la séparant et la posant, et, dans la suite, en prenant pour se communier chaque particule l'une après l'autre, en prononçant le même nom de mystère, rend la messe un peu plus longue que les nôtres ; mais cela est peu perceptible à une grand messe par le chant du chœur, qui allonge toujours.

Évêques mêlés avec les chanoines sans aucune distinction. Drapeau blanc au clocher de l'église de Tolède pour chaque archevêque ou chanoine devenu cardinal, qui n'en est ôté qu'à sa mort.

De là je fus conduit au chœur, dont je voulus voir l'office, où je fus placé au bout le plus près de l'autel, et sur le devant de ma stalle et de celle de mon second fils, il y avoit un tapis et des carreaux comme dans la chapelle mozarabe ; les autres eurent chacun leur stalle et un carreau. Je remarquai avec surprise deux évêques en rochet et camail violet, avec leur croix au cou, dans les stalles parmi les chanoines, sans aucune distinction ni distance, et des chanoines également au-dessous et au-dessus d'eux. Il y avoit des bancs disposés en travers dans le milieu, dans le large espace entre les stalles de chaque côté, où les chanoines se vinrent asseoir pour entendre le sermon d'un jacobin après l'évangile. Ces deux évêques s'y placèrent parmi les chanoines en leur rang d'ancienneté, comme ils étoient dans les stalles, sans distance, sans distinction, joignant les chanoines au-dessus et au-dessous d'eux. C'étoient deux évêques *in partibus* suffragants pour soulager l'archevêque dans ses fonctions épiscopales, comme confirmations, ordinations, consécrations des saintes huiles, etc. Ce qui me parut singulier fut une espèce de drapeau blanc arboré et flottant au plus haut du superbe clocher de cette église, qui est prodigieusement élevé, et d'une riche et admirable[1]

1. Saint-Simon avait d'abord mis *d'une richesse admirable* ; il a biffé *sse* et ajouté *et*.

structure. Je crus qu'on étoit dans l'octave de la dédicace de l'église ; mais on me détrompa bientôt en m'apprenant que ce drapeau étoit là pour le cardinal Borgia. C'est qu'aussitôt qu'un chanoine de Tolède, ou l'archevêque, devient cardinal, on met ce drapeau au clocher, et, s'il arrive qu'il se trouve plusieurs chanoines cardinaux, on met un drapeau pour chacun d'eux, et le drapeau de chacun n'est ôté qu'à sa mort.

Députation du chapitre de Tolède pour me complimenter.

Au retour de l'église, et avant le dîner, on m'annonça deux chanoines qui venoient me complimenter au nom du chapitre. En même temps, je fus averti que l'un étoit un Pimentel, archidiacre de l'église de Tolède, par conséquent d'une des plus grandes maisons d'Espagne, et de la même que le comte de Benavente ; que ce chanoine avoit quatre-vingt mille livres de rente de sa prébende, et qu'il avoit refusé les archevêchés de Séville et de Saragosse ; qu'il étoit aussi chef de l'inquisition du diocèse, et qu'il étoit accompagné d'un autre chanoine de qualité dont la prébende lui valoit soixante mille livres de rente. C'étoient là des chanoines tant soit peu renforcés en comparaison des nôtres. Tout ce qui étoit avec moi, et beaucoup d'autres gens de la ville, dont le corps m'étoit venu saluer, les neveux et les principaux officiers de l'archevêque[1] remplissoient la pièce où j'étois, où nous étions tous debout. Je fis quelques pas au-devant des deux chanoines ; je leur fis donner deux sièges à côté l'un de l'autre, et j'en pris un vis-à-vis d'eux. Je les priai par signes de se couvrir, et nous nous couvrîmes tous trois, tout le reste debout, faute de sièges et de place. Les chanoines étoient en habit long avec un chapeau. Dès que je fus couvert, je me découvris et ouvris la bouche pour les remercier ; à l'instant, le Pimentel, le chapeau à la main, se leva, s'inclina, me dit *Domine*, sans m'avoir donné l'instant d'articuler un seul mot, se rassit, se couvrit, et

1. Les mots *de l'Arch.* ont été ajoutés en interligne.

me fit une très belle harangue en fort beau latin, qui dura plus d'un gros quart d'heure. Je ne puis exprimer ma surprise ni quel fut mon embarras. De répondre en françois à un homme qui ne l'entendoit pas, quel moyen? en latin, comment faire? Toutefois, je pris mon parti; j'écoutai de toutes mes oreilles, et, tandis qu'il parla, je bâtis ma réponse pour dire quelque chose sur chaque point, et finir par ce que j'imaginai de plus convenable pour le chapitre et pour les députés, en particulier pour celui qui parloit. Il finit par la même révérence qui avoit commencé son discours, et je voyois en même temps toute cette jeunesse qui me regardoit et riochoit[1] de l'embarras où elle n'avoit pas tort de me croire.

Le Pimentel rassis, j'ôtai mon chapeau, je me levai, je dis *Domine*. En me rasseyant et me couvrant, je jetai un coup d'œil à cette jeunesse, qui me parut stupéfaite de mon effronterie, à laquelle elle ne s'attendoit pas. Je dérouillai mon latin[2] comme je pus, où il y eut sans doute bien de la cuisine[3] et maints solécismes; mais j'allois toujours, répondant point par point, puis appuyant sur mes remerciements, avec merveilles pour le chapitre, pour les députés et pour le Pimentel, à qui j'en glissai sur sa naissance, son humilité, son mépris des grandeurs et son refus de deux si grands et si riches archevêchés. Cette fin leur fit passer mon mauvais latin, et les contenta extrêmement, à ce que j'appris. Je ne parlai pas moins longtemps que le Pimentel avoit fait. En finissant par la même révérence, je jetai un autre coup d'œil sur

1. Verbe déjà relevé dans nos tomes XVII, p. 357, et XXII, p. 151.

2. Comparez dans le tome XXI, p. 211, « cela me feroit encore dérouiller du latin et des passages »; et si l'on rapproche cette expression de celle « rouiller les yeux » (tome XXXV, p. 193), on peut penser que *dérouiller* est une forme populaire pour *dérouler*, et n'a pas de rapport avec la rouille qui aurait recouvert les connaissances latines de notre auteur.

3. « On appelle *latin de cuisine* un très mauvais latin », disait *l'Académie*.

la jeunesse, qui me parut tout éplapourdie[1] de ce que je m'en étois tiré si bien. Il est vrai qu'elle n'admira pas mon latin, mais ma hardiesse et ma suite, parce que j'avois répondu à tout, et que je les avois, après, largement complimentés. Après quelques moments de silence, ils se levèrent pour s'en aller, et je les conduisis jusque vers le bout de la pièce suivante. Les neveux et l'assistance me félicitèrent sur mon bien-dire en latin. Ce n'étoit pas, je pense, qu'ils le crussent, ni moi non plus ; mais enfin j'en étois sorti, et quitte.

Nous dînâmes bientôt après. Le maître d'hôtel, les porteurs de plats, ceux qui nous donnoient à boire et des assiettes, ceux qui étoient au buffet, tous me sembloient des jésuites, à qui je n'osois demander mes besoins. J'ai déjà remarqué que tous les domestiques de l'archevêque de Tolède, même tous ses laquais, cochers, postillons, étoient tous vêtus en ecclésiastiques, sans aucune différence des prêtres, et que l'habit ecclésiastique est demeuré en Espagne précisément le même que celui que portent les jésuites, qui étoit l'habit de tous les ecclésiastiques du temps de saint Ignace, leur instituteur. L'après-dînée, j'allai visiter les deux chanoines qui m'étoient venus complimenter, qui, par politesse, firent dire qu'ils étoient sortis.

Ville et palais de Tolède.

De là je fus voir le palais de Tolède, que Charles V avoit comme bâti de nouveau. Les troupes de l'Archiduc y mirent le feu la dernière fois qu'elles abandonnèrent cette ville et les Castilles, et par le peu qui en resté, on voit que ç'a été le plus grand dommage du monde, et la plus insigne brutalité[2]. Je retournai ensuite à l'église, que

1. Étonné, ébahi, abasourdi. C'est un mot normand qu'Édélestan du Méril, *Dictionnaire du patois normand* (1849), a relevé dans l'arrondissement de Bayeux, mais qui devait être en usage aussi dans le Perche, où se trouvait la Ferté-Vidame et où Saint-Simon dut l'entendre.

2. On le nommait l'Alcazar, et Saint-Simon a raconté sa destruction

j'eus loisir de voir bien plus à mon aise que je n'avois pu faire le matin. On m'y arracha de chaque endroit pour m'en faire admirer d'autres. On y passeroit bien du temps à satisfaire sa curiosité. On ne m'indiqua rien d'ailleurs à voir à Tolède. La ville est collée à une haute chaîne de montagnes ; elle est toute bâtie sur un penchant fort roide, les rues étroites et obscures, en sorte que les voitures n'y peuvent presque aller. Elle est assez grande, impose par un air d'antiquité, et quoi[que] vilaine et sans aucune maison d'une certaine apparence, paroît beaucoup par la roideur de l'amphithéâtre qu'elle occupe, et qui la montre toute entière. Je n'y séjournai qu'un jour entier.

Aranjuez.

De Tolède, j'allai à Aranjuez, environ comme de Paris à Meaux. On me fit descendre et loger chez le gouverneur, qui étoit absent, dans un grand et beau corps de logis, tout près du château, à droite en arrivant[1]. C'est le seul endroit des Castilles où il y ait de beaux arbres, et ils y sont en quantité. De quelque côté qu'on y arrive, c'est par une avenue d'une lieue ou de trois quarts de lieue, dont plusieurs ont double rang d'arbres, c'est-à-dire une contre-allée de chaque côté de l'avenue. Il y en a douze ou treize qui arrivent de toutes parts à Aranjuez, où leur jonction forme une place immense, et la plupart percent au-delà à perte de vue. Ces avenues sont souvent coupées

en 1710 (tome XX, p. 129-130) ; Mme d'Aulnoy, qui le vit vingt ans auparavant, en a fait une description dans sa *Relation*, tome I, p. 476 et 481.

1. Aranjuez, alors simple village, aujourd'hui ville de dix mille habitants au confluent du Tage et de la Xarama, à une trentaine de kilomètres de Madrid, avait un ancien château qui servait de résidence d'été au grand maître de l'ordre de Saint-Jacques, lorsque Philippe II y fit bâtir par Juan de Herrera un château beaucoup plus vaste. Deux incendies, en 1660 et 1665, l'avaient fort abîmé, et Philippe V en entreprit la reconstruction à partir de 1727. Il y en a des descriptions contemporaines de Saint-Simon dans la *Relation de Mme d'Aulnoy*, tome I, p. 454-458, dans le *Voyage d'Espagne* de 1699, p. 68-70, et dans le livre de l'abbé de Vayrac, tome I, p. 557-558.

par d'autres transversales, avec des places dans leurs coupures, et par leur grand nombre forment de vastes cloîtres de verdure ou de champs semés, et se vont perdre à une lieue de tous côtés dans les campagnes.

Le château est grand ; les appartements en sont vastes et beaux, au-dessus desquels les principaux de la cour sont logés. Le Tage environne le jardin, qui a une petite terrasse tout autour, sur la rivière, qui est là étroite et ne porte point bateau. Le jardin est grand, avec un beau parterre et quelques belles allées. Le reste est coupé de bosquets, de berceaux bas et étroits et pleins de fontaines de belle eau, d'oiseaux et d'animaux, de quelques statues qui inondent les curieux qui s'amusent à les considérer. Il en sourd[1] dessous leurs pieds ; il leur en tombe de ces oiseaux factices, perchés sur les arbres, une pluie abondante, et une autre qui se croise en sortant de la gueule des animaux et des statues, en sorte qu'on est noyé en un instant, sans avoir où se sauver[2]. Tout ce jardin est dans l'ancien goût flamand, fait par des Flamands que Charles V fit venir exprès. Il ordonna que ce jardin seroit toujours entretenu par des jardiniers flamands sous un directeur de la même nation, qui auroit seul le droit d'en ordonner, et cela s'est toujours observé fidèlement depuis. Accoutumés depuis au bon goût de nos jardins amené par le Nostre, qui en a eu tout l'honneur, par les jardins qu'il a faits et qui sont devenus des modèles, on ne peut s'empêcher de trouver bien du petit et du colifichet à Aranjuez ; mais le tout fait quelque chose de charmant et de surprenant en Castille par l'épaisseur de l'ombre et la fraîcheur des eaux[3]. J'y fus fort choqué

1. Il sourd de l'eau.

2. Mme d'Aulnoy décrit longuement les fontaines, mais ne dit rien de cette particularité d'inonder les spectateurs.

3. Sur la beauté des jardins d'Aranjuez, voyez la *Gazette* de 1662, p. 551, et de 1680, p. 313, et le *Mercure*, avril 1681, p. 304-307, et juillet 1714, p. 66-82.

d'un moulin sur le Tage, à moins de cent pas du château, qui coupe la rivière, et dont le bruit retentit partout. Derrière le logement du gouverneur sont de vastes basses-cours, et joignant un village fort bien bâti. Derrière tout cela est un parc fort rempli de cerfs, de daims, et de sangliers, où on est conduit par ces belles avenues, et ce parc est un massif de bois, étendu, pressé, touffu, pour ces animaux. Une avenue fort courte nous conduisit à pied sous une manière de porte fermée d'un fort grillage de bois qui donnoit sur une petite place de pelouse environnée du bois. Un valet monta assez haut à côté de cette porte, et se mit à siffler avec je ne sais quel instrument. Aussitôt cette petite place se remplit de sangliers et de marcassins de toutes grandeurs, dont il y en avoit plusieurs de grandeur et de grosseur extraordinaire. Ce valet leur jeta beaucoup de grain à diverses reprises, que ces animaux mangèrent avec grande voracité, venant jusque tout près de la grille, et souvent se grondant, et les plus forts se faisant céder la place par les autres, et les marcassins et les plus jeunes sangliers retirés sur les bords, n'osant s'approcher ni manger que les plus gros ne fussent rassasiés. Ce petit spectacle nous amusa fort, près d'une heure. On nous mena de là en calèche découverte, par les mêmes belles avenues, à ce qu'ils appellent la Montagne et la Mer. C'est une très petite hauteur isolée, peu étendue, qui découvre toute la campagne et cette immense quantité d'avenues et de cloîtres formés par leurs croisières, ce qui fait une vue très-agréable. Presque tout le planitre[1] de cette hauteur est occupé par une grande et magnifique pièce d'eau, qui est là une merveille et qui n'auroit rien d'extraordinaire dans tout autre pays. Elle est revêtue de pierre, et porte quelques petits bâtiments en forme de galères et de gondoles sur lesquelles Leurs Majestés Catholiques se promènent quelquefois, et pren-

Amusement de sangliers.

1. Le plateau ; mot forgé par Saint-Simon et qui n'a son équivalent ni en latin ni en espagnol.

nent aussi le plaisir de la pêche, cette pièce étant assez fournie pour cela du poisson qu'on a soin d'y entretenir. D'un autre côté, il y a une vaste ménagerie, mais rustique, où on entretient un haras de chameaux et un autre de buffles. Des officiers du roi d'Espagne m'amenèrent le matin, comme je sortois, un grand et beau chameau, bien ajusté et bien chargé, qui se mit à genoux devant moi, pour y être déchargé d'une grande quantité de légumes, d'herbages[1], d'œufs, et de plusieurs barbeaux, dont quelques-uns avoient trois pieds de long, et tous les autres fort grands et gros, mais que je n'en trouvai pas meilleurs que ceux d'ici, c'est-à-dire mous, fades et pleins d'une infinité de petites arêtes. Je fus traité aux dépens du roi, et je séjournai un jour entier. Ce lieu me parut charmant pour le printemps et délicieux pour l'été ; mais l'été personne n'y demeure, pas même le peuple du village, qui se retire ailleurs et ferme ses maisons sitôt que les chaleurs se font sentir dans cette vallée, qui causent des fièvres très dangereuses et qui tiennent ceux qui en réchappent sept ou huit mois dans une langueur qui est une vraie maladie. Ainsi, la cour n'y passe guères que six semaines ou deux mois du printemps, et rarement y retourne en automne. D'Aranjuez à Madrid le chemin est assez beau, à peu près de la distance de Madrid à l'Escurial ; mais, pour aller de l'une de ces maisons à l'autre, il faut passer par Madrid[2].

Haras de buffles et de chameaux. Lait de buffle exquis.

A mon retour, le roi et la reine me demandèrent comment j'avois trouvé Aranjuez. Je le louai fort, autant qu'il le méritoit, et, dans le récit de tout ce que j'y avois vu, je parlai du moulin, et que je m'étonnois comment il étoit souffert si proche du château, où sa vue, qui interrompoit celle du Tage, et plus encore son bruit, étoient si

1. Ce mot s'appliquait au dix-septième siècle à toutes les espèces d'herbes comestibles comme salades, épinards, oseille, etc.

2. En effet, Aranjuez est au Sud de Madrid, et l'Escurial au Nord-Ouest.

désagréables, qu'un particulier ne le souffriroit pas chez lui. Cette franchise déplut au roi, qui répondit qu'il avoit toujours été là et qu'il n'y faisoit point de mal. Je me jetai promptement sur d'autres choses agréables d'Aranjuez, et cette conversation dura assez longtemps. J'y mangeai du lait de buffle, qui est le plus excellent de tous, et de bien loin. Il est doux, sucré, et avec cela relevé, plus épais que la meilleure crème, et sans aucun goût de bête[1], de fromage ni de beurre. Je me suis étonné souvent qu'ils n'en aient quelques-uns à la Casa del Campo, pour faire usage à Madrid d'un si délicieux laitage.

Réception de mon fils aîné dans l'ordre de la Toison d'or. [*Add. SᵗS. 1714*]

La santé de mon fils aîné, qui ne se rétablissoit point, et son impatience de quitter un pays où il avoit toujours été malade, me pressoit de le renvoyer[2]. Sa santé et celle de la princesse des Asturies, qui voulut voir la cérémonie de la réception d'un chevalier de l'ordre de la Toison d'or, avoit retardé la sienne[3]. Rien ne s'y opposant plus, je pris ce temps de la faire faire, et voici quelle elle fut.

SÉANCE DU CHAPITRE DE L'ORDRE DE LA TOISON D'OR POUR LE CONFÉRER A UN NOUVEAU CHEVALIER.

1. Fauteuil du roi.
2. Carreau à ses pieds.
3. Table ornée.
4. Son tapis.
5. Carreau aux pieds du prince des Asturies.

Il faut remarquer que le fauteuil du roi n'est pas au milieu, mais un peu retiré sur la gauche à cause de [la] table, par le respect de ce qui est dessus.

6. Bancs des chevaliers.

1. Les mots *de beste* ont été ajoutés après coup.
2. Voyez le recueil de Drumont, p. 275 et 298.
3. C'est ce qu'il dit dans le post-scriptum de sa lettre à Dubois du 2 février : Drumont, p. 256.

7. Tapis dont ces bancs sont couverts.
8. 9. Lieu où le grand écuyer et le premier écuyer viennent se mettre à genoux.
10. Tapis dont le parterre est couvert.
11. Lieu d'où la reine, la princesse des Asturies, etc., virent la cérémonie debout.
12. Lieu d'où je la vis avec beaucoup de seigneurs.
13. Banc nu et sans tapis pour le chancelier et les autres grands officiers de l'ordre.
14. Par où le parrain sort, rentre et amène le chevalier à recevoir.

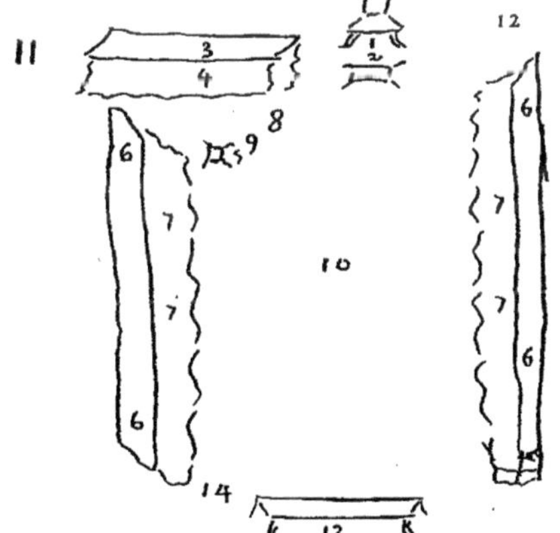

Les habits de l'ordre de la Toison d'or appartiennent à l'ordre[1], qui les fournit en entier aux nouveaux cheva- Indécence du défaut des habits

1. Il y a une description du costume des chevaliers de la Toison d'or dans le ms. Clairambault 1099, fol. 179 v°.

de la Toison et de la manière confuse des chevaliers d'accompagner le roi les jours de collier, qui sont fréquents.

liers, à la mort desquels ils sont rendus à l'ordre, au lieu que, en l'ordre du Saint-Esprit, tout l'habit est fait aux dépens de chaque chevalier, et demeure à ses héritiers ; le collier seul appartient à l'ordre, qui le lui prête sa vie durant, et est après sa mort rendu à l'ordre, ou mille écus d'or s'il se trouvoit perdu. Quoique depuis le retour de Philippe II en Espagne, après la mort de Charles V, ni lui ni aucun roi d'Espagne ne soit jamais retourné aux Pays-Bas, les habits de la Toison y étoient toujours demeurés, et furent perdus pour l'Espagne avec les Pays-Bas, lorsque ces provinces tombèrent entre les mains des Impériaux après la bataille de Ramillies[1]. On s'en soucia peu, mal à propos, en Espagne, parce qu'on y étoit accoutumé, dès Philippe II, à y faire des promotions de la Toison sans habits. D'ailleurs, la prétention de l'Empereur, quelque mal fondée qu'elle fût, ayant toujours persisté sur la grande maîtrise de cet ordre, la restitution des habits auroit été nécessairement une matière inséparable de celle du droit à la grande maîtrise.

Ce défaut d'habits, qui eût pu être réparé si aisément en Espagne, en en faisant faire comme on y a fait des colliers, ne l'a point été, et on ne peut nier qu'il ne gâte extrêmement les cérémonies. Au moins ici, où, depuis 1662, qui est la dernière promotion faite aux Grands-Augustins suivant les statuts, au moins pour les habits, les chevaliers du Saint-Esprit ne paroissent en aucune cérémonie qu'en rabat et en manteau court, avec le collier par-dessus, ce qui fait au moins une cérémonie uniforme et dans un habit qui ne se porte qu'en ces occasions, si on s'est affranchi du grand habit de cérémonie, qui, excepté des occasions fort rares depuis cette époque, n'est plus porté que par les chevaliers novices le jour de leur réception[2].

1. Le 24 mai 1706 : notre tome XIII, p. 371 et suivantes.
2. Phrase incorrecte : il y manque le verbe principal ; pour la rendre régulière, il suffirait de supprimer le *où* qui est au commencement.

En Espagne, rien de plus indécent, où les chevaliers de la Toison d'or portent le collier de l'ordre toutes les fêtes d'apôtres, quelques autres grandes fêtes encore, aux chapitres de l'ordre, aux grandes occasions de cérémonies de la cour, par exemple à mon audience de la demande de l'Infante. Chaque chevalier a son habit ordinaire, qui est l'habit entièrement françois. L'un a un justaucorps brun, un autre noir, un autre rouge, un autre bleu ; celui-ci a de l'or, celui-là de l'argent ; on est en velours ou en drap, en un mot à son gré et à sa manière, avec une perruque nouée et une cravate, et le collier autour des épaules par-dessus le justaucorps. Ils se rendent ainsi chez le roi les uns après les autres, et l'attendent. Quand le roi sort de l'appartement intérieur, il s'arrête sur le pas de la porte. Les deux plus anciens chevaliers de la Toison se mettent à ses côtés, y reçoivent d'un valet intérieur, qui est derrière le roi, ses colliers de la Toison et du Saint-Esprit, qui se tiennent par de courtes chaînettes d'espace en espace, les lui mettent autour des épaules, et les lui attachent, et, soit que le roi aille à la messe, à une audience de cérémonie d'ambassadeur, ou au chapitre, ils marchent en confusion comme tout autre jour qu'ils ne sont point en collier, et le remènent de même après en son appartement. S'il y a chapelle, les chevaliers qui ne sont point grands vont jusqu'à la porte et n'y entrent guères, parce qu'ils n'y sont point assis, et qu'ils n'y ont point de place. Ceux qui sont grands se mettent sur le banc des grands parmi les autres grands, tout à l'ordinaire comme ils se trouvent, et comme s'ils n'avoient point de collier. Tous les jours de collier, les chevaliers de la Toison qui le sont aussi du Saint-Esprit, portent les deux colliers.

Manière dont le roi prend toujours son collier. S. M. et tous ceux qui ont la Toison et le Saint-Esprit ne portent jamais un collier sans l'autre.

Le chancelier de l'ordre de la Toison, qui étoit lors le marquis de Grimaldo, et qui dans la suite fut chevalier de la Toison, et les autres grands officiers de l'ordre, dont pourtant je n'ai vu aucun, et qui sont aussi considé-

Nulle marque de l'ordre dans ses grands officiers, quoique

d'ailleurs pareils en tout à ceux du Saint-Esprit.

rables et aussi respectés par leurs places de secrétaires d'État et de ministres que le sont les nôtres, ne portent aucune marque de l'ordre, ni sur eux, pas même aux chapitres, ni aux réceptions de chevaliers, ni à leurs armes.

Rang dans l'ordre*; d'où se prend. Le prince des Asturies est le premier infant qui ait obtenu la préséance.

Nulle naissance, nulle dignité ne donne de préséance dans l'ordre de la Toison. Elle n'est affectée qu'à l'ancienneté dans l'ordre, et, entre nouveaux chevaliers reçus en même promotion, par leur âge. Le prince des Asturies est le premier de sa naissance qui ait précédé les chevaliers plus anciens que lui. Le roi son père demanda même au chapitre de la lui accorder[1] comme une grâce, et le chapitre opina et l'accorda[2]; mais il ne fut que le premier à droit, sur le même banc des chevaliers, coude à coude avec le chevalier son voisin, sans tapis autre que le tapis du banc sur lequel tous les chevaliers sont assis comme lui. La seule distinction que je lui vis est un carreau à ses pieds, plus petit et avec moins de dorure que celui qui étoit aux pieds du roi, mais vis-à-vis précisément du premier chevalier assis sur le banc de la gauche, car ils se rangent à droit et à gauche par ancienneté, en sorte que les plus anciens sont le plus près du roi, et ainsi de suite jusqu'aux deux derniers qui ferment le banc, où dès qu'ils sont tous assis, le roi se couvre et tous les chevaliers en même temps, grands ou non, et demeurent couverts pendant toute la cérémonie. Le chancelier et les autres grands officiers de l'ordre s'asseyent aussi en même temps sur un banc de bois nu et sans tapis, placé vis-à-vis du roi, au bas bout à la fin des bancs des chevaliers, et ne se couvrent point pendant toute la cérémonie. C'est ainsi que j'y vis toujours le marquis de Grimaldo. La reine, la princesse des Asturies, leurs dames et leurs grands officiers,

Les chevaliers, grands ou non, couverts au chapitre, les grands officiers découverts. Différence très marquée de leur séance d'avec celle des chevaliers.

1. De lui accorder la préséance.
2. Nos tomes IX, p. 235, et XXXIX, p. 243.
* Saint-Simon a écrit par mégarde *Rang dans l'ordre de l'ordre.*

excepté le prince Pio, chevalier de la Toison[1], virent la cérémonie debout, en voyeuses[2], et arrivèrent en même temps que le roi. Je la vis de même avec beaucoup de seigneurs vis-à-vis d'elle, fort proches, et la vîmes très bien. Elle est assez longue; je vais tâcher de l'expliquer. L'heure fut donnée pour le [3].

Préliminaires immédiats à la réception.

Le duc de Liria, accompagné du prince de Masseran, aussi chevalier de la Toison, vint me prendre avec mon fils aîné dans son carrosse, attelé de quatre parfaitement beaux chevaux de Naples, et se mirent tous deux sur le devant, quoi que mon fils et moi pûmes faire. Mais ces beaux Napolitains, qui sont extrêmement fantasques, ne voulurent point démarrer. Coups de fouet redoublés, cabrioles, ruades, fureurs, prêts à tous moments à se renverser. Cependant l'heure se passoit, et je priai le duc de Liria que nous nous missions[4] dans mon carrosse, pour ne pas faire attendre le roi et tout le monde. J'eus beau lui dire que cela ne pouvoit nuire à sa fonction de parrain, puisque nous étions dans son carrosse, et que ce n'étoit que par la force de la nécessité que nous en prendrions un des miens, il ne voulut jamais y entendre. Ce manège dura une demi-heure entière, au bout de laquelle les chevaux consentirent enfin à partir. Tout mon cortège nous accompagnoit et suivoit, comme à ma première audience et comme à la couverture de mon second fils. Je voulois toujours faire voir aux Espagnols le cas que je faisois des grâces du roi d'Espagne et des honneurs de leur cour. Au milieu du chemin, la fantaisie reprit aux chevaux de s'arrêter et de recommencer leur manège; moi à insister de nouveau à changer de carrosse, et le duc de Liria à n'en point vouloir ouïr parler. Cette pause

1. Il était grand écuyer de la princesse des Asturies.
2. Voyez nos tomes VI, p. 228, XXIII, p. 344, et XXXI, p. 375.
3. Resté en blanc dans le manuscrit.
4. Les mots *nous missions* remplacent en interligne *passassions*, biffé.

néanmoins fut bien moins longue ; mais comme nous partions vint un message du roi dire qu'il nous attendoit. Enfin nous arrivâmes, et, dès que le roi en fut averti, il sortit, prit ses colliers de la manière que j'ai expliquée, traversa une pièce, entra dans une autre fort grande, où le chapitre étoit disposé. Il alla droit se mettre dans son fauteuil, et en même temps les chevaliers sur leurs bancs, en leur rang, comme je l'ai expliqué, et Grimaldo sur le sien, seul des grands officiers, et pas un des petits ; ainsi je n'ai point vu où ni comment ils se placent. Pendant qu'ils se plaçoient, la reine, la princesse des Asturies, les Infants et leur suite s'allèrent mettre debout où le chiffre le marque, et moi, avec tout ce qui m'avoit suivi, où le chiffre le marque, avec une vingtaine de seigneurs, et quelque peu de voyeurs se tinrent[1] éloignés dans le bas de la salle par où nous étions entrés,

Tout ce que je viens de dire arrivé et rangé, la porte vis-à-vis du roi, par laquelle nous étions tous entrés, fut fermée, et mon fils aîné demeuré dehors avec beaucoup de gens de la cour. Alors le roi se couvrit, et tous les chevaliers en même temps, sans qu'il le leur dît ni leur en fît signe, et en cet état le silence dura un peu plus d'un *Pater*. Ensuite le roi proposa le vidame de Chartres pour être reçu dans l'ordre, mais en deux mots. Tous les chevaliers se découvrirent, s'inclinèrent sans se lever, et se couvrirent. Tout ce qui étoit spectateur, et la reine même, qui n'avoit point de siége près d'elle, n'étoient là que comme n'y étant pas, parce que le chapitre doit être secret, et n'y avoir personne que les chevaliers. Ainsi je ne fis aucune révérence qu'à la reine, qui eut la bonté de me faire des signes de compliment et de satisfaction. Après ce silence, le roi appela le duc de Liria, qui se découvrit et s'approcha du roi avec une révérence, qui lui dit sans se découvrir : *Allez voir si le vidame de*

1. Saint-Simon a ajouté *se tinrent* après coup en interligne.

Chartres ne seroit point ici quelque part. Le duc de Liria fit une révérence au roi sans en faire aux chevaliers, quoique découverts en même temps que lui, sortit, et la porte fut refermée, et les chevaliers couverts. Il sera souvent parlé de révérences; mais il faut entendre toutes celles-ci, ainsi que les deux que le duc de Liria venoit de faire, des mêmes révérences qui se font ici aux réceptions des chevaliers du Saint-Esprit et en toutes les grandes cérémonies[1].

Le duc de Liria demeura près d'un demi-quart d'heure dehors, parce qu'il est censé que le nouveau chevalier ignore la proposition qui se fait de lui, et que ce n'est que par un pur hasard qu'on le trouve quelque part dans le Palais, ce qui ne se peut faire si promptement. Si on avoit des habits de la Toison en Espagne, ce chapitre ne seroit que préliminaire, et il y en auroit un second au bout de quelque temps, à la porte duquel le chevalier admis se trouveroit, et seroit introduit par son parrain aussitôt que le chapitre seroit assis en place. Le duc de Liria rentra, et aussitôt la porte fut refermée, et, de la même façon qu'il s'étoit approché du roi, il lui dit que le vidame de Chartres étoit dans l'autre pièce. Le roi lui ordonna d'aller demander au vidame s'il vouloit accepter l'ordre de la Toison d'or et y être reçu, et pour cela s'engager à en observer les statuts, les devoirs, les cérémonies, en prêter les serments, et se soumettre à tous les engagements que promettent tous ceux qui y sont reçus, et les promettre, enfin de se comporter en tout comme un bon, loyal, brave et vertueux chevalier. Le duc de Liria se retira et sortit comme il avoit fait la première fois. La porte se ferma. Il fut un peu moins dehors, puis rentra. La porte se referma, et il se rapprocha du roi comme les autres fois, et lui apporta le consentement et le remerciement du vidame. *Hé bien!* répondit le roi, *allez le chercher et l'amenez.* Le duc de Liria se

1. Voyez notre tome IX, p. 193-195 et 209, où il semble y avoir, de même qu'ici, quelque contradiction.

retira comme les autres fois, sortit, et aussitôt rentra, ayant mon fils à sa gauche. La porte, ouverte[1], le demeura et entra qui voulut, et se jeta où il put pour voir la cérémonie.

Réception. Le[2] duc de Liria entra au chapitre, suivi de mon fils, par l'endroit du chiffre marqué, et le conduisit aux pieds du roi, puis alla s'asseoir à sa place. Mon fils s'étoit doucement incliné à droit et à gauche, entrant dans le parterre, aux chevaliers, et, après avoir fait au milieu du parterre une inclination profonde[3], s'alla mettre à genoux devant le roi, sans quitter son épée, ayant son chapeau sous le bras, et sans gants. Les chevaliers, qui s'étoient tous découverts à l'entrée du duc de Liria, se couvrirent lorsqu'il s'assit, et le prince des Asturies aussi, qui se découvrit et se couvrit toujours comme eux. Le roi répéta à mon fils les mêmes choses un peu plus étendues qu'il lui avoit fait dire par le duc de Liria, et reçut sa promesse sur chacune, l'une après l'autre. Ensuite un sommelier de courtine[4], qui étoit debout, en rochet[5], derrière la table, présenta au roi, par derrière, entre la table et sa chaise, un grand livre ouvert, où étoit un long serment que mon fils prêta au roi, qui avoit le livre ouvert[6] sur ses genoux, et le serment sur d'autre papier en françois, sur le livre. Cela fut assez long. Ensuite mon fils baisa la main du roi, qui le fit lever et passer devant la table directement sans révérence, au milieu de laquelle il se mit à genoux, le dos au prince des Asturies, vis-à-vis le sommelier de courtine, qui lui montra, la table entre deux, ce qui et comment il falloit faire.

1. Avant *ouverte*, Saint-Simon a biffé *demeura*.
2. Du Mont a inséré dans son *Corps universel diplomatique*, supplément, tome V, p. 307-308, le cérémonial de la réception d'un chevalier de la Toison d'or vers 1650.
3. Les trois derniers mots, oubliés, ont été ajoutés en interligne.
4. Nous avons vu qu'on appelait ainsi les aumôniers.
5. *En rochet* ajouté à la fin d'une ligne sur la marge.
6. Même remarque pour ce mot *ouvert*.

Il se mit à genoux. Il y avoit sur cette table un grand crucifix de vermeil sur un pied, un missel ouvert à l'endroit du canon, un évangile de saint Jean[1], et des papiers de promesses et d'autres de serments à faire et à lire en françois, mettant la main tantôt sur le canon, tantôt sur l'évangile. Cela fut encore long ; puis, sans détour ni révérence, il revint se mettre à genoux devant le roi.

Épée du Grand Capitaine devenue celle de l'État ; son usage aux réceptions des chevaliers de la Toison, singuliers respects rendus à cette épée.

Alors le duc del Arco, grand écuyer, et Valouse, premier écuyer, qui n'eurent la Toison que depuis, et qui étoient auprès de moi, partirent, le duc le premier, Valouse derrière lui, portant sur ses deux mains, avec un grand air d'attention et de respect, l'épée du Grand Capitaine, qui est don Gonzalve de Cordoue, qu'on n'appelle point autrement[2]. Ils firent à pas comptés le tour par derrière le banc des chevaliers de la droite, tournèrent par derrière celui du marquis de Grimaldo, entrèrent dans le chapitre par où le duc de Liria étoit entré avec mon fils, coulèrent en dedans le long du banc des chevaliers à gauche, sans révérence, mais le duc s'inclinant, et Valouse sans aucune inclination, à cause du respect de l'épée ; mais les grands ne s'inclinèrent point. Le duc, en arrivant entre le prince des Asturies et le roi, se mit à genoux, et Valouse derrière lui. Quelques moments après, le roi leur fit signe ; Valouse tira l'épée du fourreau, le mit sous son bras, prit l'épée nue par la lame vers le milieu, en baisa la garde et la présenta au duc del Arco, toujours tous deux à genoux. Le duc la prit un peu au-dessus de ses mains, baisa la garde, la présenta au roi, qui, sans se découvrir, en baisa le pommeau, prit la garde des deux mains, la tint quelques moments droite ; puis, d'une main, mais presque aussitôt des deux, en frappa trois fois alternativement chaque épaule de mon fils, en lui disant : *Par saint Georges et saint André, je vous fais chevalier,* et les

1. Les mots *de S. Jean* ont été encore remis après coup à la fin d'une ligne.

2. Tome XXXIX, p. 127.

coups tomboient assez pesamment par le grand poids de l'épée. Pendant que le roi en frappoit, le grand et le premier écuyer étoient toujours à genoux en la même place. Elle fut rendue comme elle avoit été présentée et baisée de même. Valouse la remit dans le fourreau, après quoi le grand écuyer et lui se levèrent, et s'en allèrent comme ils étoient venus. Cette épée, avec sa poignée, avoit plus de quatre pieds, la lame large en haut de quatre gros doigts, épaisse à proportion, diminuant de largeur et d'épaisseur insensiblement jusqu'à la pointe, qui étoit fort fine. La poignée me parut d'un vieux vermeil travaillé, longue et fort grosse, ainsi que le pommeau ; la croisière[1] longue et les deux bouts larges, plats, travaillés, point de branche[2]. Je l'examinai fort, et je ne la pus lever en l'air d'une main, encore moins la manier avec les deux que fort difficilement. On prétend que c'est l'épée dont se servoit le Grand Capitaine, avec laquelle il avoit tant remporté de victoires. J'admirai la force des hommes de ces temps, à quoi l'habitude de jeunesse faisoit, je crois, beaucoup. Je fus touché d'un si grand honneur fait à sa mémoire, que son épée fût devenue l'épée de l'État, et que, jusque par le roi même, il lui fût porté un si grand respect. Je répétai plus d'une fois que, si j'étois le duc de Sesse[3], qui en descend directement par femme, car il n'y en a plus de mâles, il n'y a rien que je ne fisse pour obtenir la Toison, afin d'avoir l'honneur et le plaisir sensible d'être frappé de cette épée, et avec un si grand respect pour mon ancêtre.

Courte

Tout grand capitaine qu'il fût[4], il ne chassa les François

1. Aucun lexique, même pas le *Dictionnaire du mobilier*, par Viollet-le-Duc, section *Armes*, ne donne le mot *croisière* pour désigner cette partie transversale de l'épée placée entre la lame et la poignée et formant croix avec elles ; on disait plutôt les quillons.

2. On appelle *branches* dans une épée ou un sabre les tiges de fer qui, partant du bas de la poignée, se rejoignent au pommeau, en entourant et protégeant la main.

3. François-Xavier Folch de Cordoue : tome XXXIX, p. 128.

4. Pour tout ce qui va suivre, voyez la notice sur Gonzalve de

du royaume de Naples que par la perfidie la plus insigne et la plus sacrilège[1]; et, quand son maître, plus perfide que lui encore, n'en eut plus de besoin, il le retira en Espagne, où, en arrivant, jaloux et soupçonneux de l'honneur si singulier, on peut dire si étrange après ce qu'il avoit fait aux François, que Louis XII[2] lui fit de le faire manger à sa table au dîner qu'il donna à Ferdinand le Catholique et à Germaine de Foix, que Ferdinand venoit d'épouser en secondes noces, à l'entrevue de Savone, ce prince ingrat, en arrivant en Espagne, l'accabla de tant de dégoûts qu'il le força de se retirer loin de sa cour, où il mourut bientôt après de chagrin. Mais revenons à la cérémonie après cette petite disgression, qui m'a si naturellement échappé.

disgression sur le Grand Capitaine.

L'accolade donnée par le roi après les coups d'épée, nouveaux serments prêtés à ses pieds, puis devant la table, comme la première fois, et ce dernier encore plus long, après quoi mon fils revint se mettre à genoux devant le roi, mais sans plus rien dire. Alors Grimaldo se leva, et, sans révérence, sortit du chapitre par sa gauche, coula par derrière le banc droit des chevaliers, prit le collier de la Toison, qui étoit étendu au bout de la table. En ce moment, le roi dit à mon fils de se lever et de demeurer debout en la même place. En même temps le prince des Asturies et le marquis de Villena se levèrent aussi et s'approchèrent de mon fils, tous deux couverts, et tous les autres chevaliers demeurant assis et couverts.

Accolade, imposition du collier, révérences et embrassades.

Cordoue par Brantôme dans ses Vies des grands capitaines étrangers (*Œuvres*, édition Lalanne, tome I, p. 130-136).

1. Le traité de Lyon, conclu au début de 1503 entre Louis XII et Ferdinand, stipulait que chacun resterait en possession de la partie du royaume de Naples qu'il occupait. Mais, quand Ferdinand vit que les Français ne se tenaient pas sur leurs gardes, il les fit attaquer par Gonzalve, qui les battit à Seminara et à Cérignola et les chassa du royaume de Naples.

2. *L. XII* remplace *H. II*, d'abord écrit par erreur.

Alors Grimaldo, passant entre la table et le siège vuide du prince des Asturies, présenta debout le collier au roi, qui le prit à deux mains, et ce pendant Grimaldo, passant par derrière le prince des Asturies, s'alla mettre derrière mon fils. Dès qu'il y fut, le roi dit à mon fils de s'incliner fort bas sans se mettre à genoux, et dans ce moment le roi, s'allongeant sans se lever, lui passa le collier et le fit se redresser aussitôt, et prit le collier par devant, tenant seulement le mouton. En même temps le collier lui fut attaché sur l'épaule gauche par le prince des Asturies, sur l'épaule droite par le marquis de Villena, par derrière par Grimaldo, le roi tenant toujours le mouton.

Quand le collier fut attaché, le prince des Asturies, le marquis de Villena et Grimaldo, sans faire de révérence, ni qu'aucun chevalier se découvrît, allèrent se rasseoir en leurs places, et dans le même moment mon fils se mit à genoux devant le roi et lui baisa la main. Alors le duc de Liria, sans révérence, découvert sans qu'aucun chevalier se découvrît, vint se mettre devant le roi, à la gauche[1] à côté de mon fils, et tous deux firent la révérence au roi, se tournèrent devant le prince des Asturies, lui firent la révérence, qui se leva en pied, et fit l'honneur à mon fils de l'embrasser, et, dès qu'il fut rassis, lui firent la révérence, puis se tournèrent devant le roi, lui firent la révérence, après devant le marquis de Villena, lui firent la révérence, qui se leva et embrassa mon fils, et se rassit, et ils lui firent la révérence ; de là se tournèrent devant le roi, à qui ils firent la révérence, puis devant le chevalier à côté du prince des Asturies, lui firent la révérence, qui se leva et embrassa mon fils et se rassit, lui firent la révérence, puis se tournèrent devant le roi, lui firent la révérence ; allèrent devant le chevalier à côté du marquis de Villena, lui firent la révérence, qui se leva

1. Les mots *à la gauche* ont été ajoutés après coup.

et embrassa mon fils et se rassit, lui firent la révérence, et ainsi à droit et à gauche, alternativement, les mêmes cérémonies jusqu'au dernier chevalier ; après quoi mon fils s'assit à côté, joignant et après le dernier chevalier, et se couvrit, et le duc de Liria retourna à sa place.

Pendant cette cérémonie des révérences, si étourdissante pour ceux qui la font, le chevalier qui la reçoit et qui embrasse se découvre dès qu'ils sont devant lui, ne se lève que leur révérence faite, n'en fait point et reçoit assis la seconde révérence, après quoi il se couvre ; tous les autres chevaliers ne se découvrent point. Le prince des Asturies observe ce qui vient d'être remarqué, tout comme les autres chevaliers. Mon fils, assis, couvert et en place dans le chapitre, le roi demeura plus d'un bon *Credo* dans son fauteuil, puis se leva, se découvrit, et se retira dans son appartement comme il étoit venu. J'avois averti mon fils de se presser d'arriver devant le roi à la porte de son appartement intérieur. Il s'y trouva à temps, et moi aussi, pour lui baiser la main et lui faire nos remerciements, qui furent fort bien reçus. La reine y arriva, qui nous combla de bontés. Il faut remarquer que la cérémonie de l'épée et de l'accolade ne se fait point à ceux qui, ayant déjà un autre ordre, l'ont ou sont censés l'avoir reçue, comme sont les chevaliers du Saint-Esprit et de Saint-Michel, et les chevaliers de Saint-Louis.

Visites et repas.

Leurs Majestés Catholiques retirées, nous nous retirâmes aussi chez moi, où il y eut un fort grand dîner. L'usage est, avant la réception, de visiter tous les chevaliers de la Toison, et, lorsque le jour en est pris, de retourner chez tous les convier à dîner pour le jour de la cérémonie, où le parrain se trouve avec l'autre chevalier dont il s'est accompagné, les invite encore au Palais avant d'entrer au chapitre, et aide au nouveau reçu à faire les honneurs du repas. J'avois mené mon fils faire toutes ces visites. Presque tous les chevaliers vinrent dîner chez moi, et beaucoup d'autres seigneurs[1]. Le duc d'Alburquerque[2], que je voyois assez souvent, et qui s'étoit excusé du repas de la couverture de mon fils sur ce qu'il s'étoit ruiné l'estomac aux Indes, me dit qu'il ne pouvoit me refuser deux fois, à condition que je lui permettrois de ne manger que du potage, parce que les viandes étoient trop solides pour lui. Il vint donc et en mangea de six et assez raisonnablement de presque tous. Il se fit après des apprêtes[3] de son pain, qu'il trempoit légèrement dans tout ce qu'on servit de ragoûts à sa portée, desquelles il ne mangeoit que l'extrémité, et trouvoit tout cela fort bon[4]. Il ne buvoit que peu de vin avec de l'eau. Le dîner fut gai malgré le grand nombre. J'ai déjà remarqué que les Espagnols, si sobres, mangeoient autant et plus que nous chez moi, et avec goût, choix et plaisir[5]; mais sur la boisson, fort modestes.

Voici les noms de ceux qui, en tous pays, étoient alors chevaliers de la Toison d'or d'Espagne.

1. C'est le 16 février au matin qu'eut lieu cette réception : voyez dans le recueil de Drumont, p. 275, la lettre de Saint-Simon du 19 février. Elle se tint au milieu des fêtes données les 15, 16 et 17 février, dont Saint-Simon a donné le récit plus haut (p. 332 et suivantes); il a oublié cette particularité : voyez à l'appendice II la lettre de Robin du 16 février.

2. François Fernandez de la Cueva.

3. « *Apprête*, mouillette, petite tranche de pain étroite et longue, avec laquelle on mange des œufs à la coque » (*Académie*, 1718).

4. Déjà dit dans le tome XXXIX, p. 75.

5. Tous les voyageurs parlent de la sobriété des repas espagnols : *Mme d'Aulnoy*, tomes I, p. 423 et 439, et II, p. 122; *Mémoires de Gourville*, tome II, p. 9 et 15; *Voyage d'Espagne* en 1699, p. 81; lettre de Mme des Ursins à Tessé dans le *Dictionnaire critique* de Jal, col. 831. Par contre M. de Rébenac, l'ambassadeur, disoit déjà, cinquante ans plus tôt, qu'il n'y avait pas de nation au monde si sobre que l'Espagnole chez elle, ni si gourmande ailleurs (Lucien Perey, *Marie Mancini Colonna*, p. 458).

CHEVALIERS DE L'ORDRE DE LA TOISON D'OR D'ESPAGNE EXISTANTS EN 1722[1].

DE CHARLES II.

Le prince Jacques Sobieski[2].
△ Le duc de Bejar[3].
Le duc de Lorraine.
△ Le marquis de Villena.
L'électeur de Bavière.
△ Le comte de Lemos.
Le prince de Chimay. △
Le marquis de Conflans[4].

8

Ce dernier étoit du comté de Bourgogne; son nom est Watteville.

DE PHILIPPE V.

Le prince des Asturies.
M. le duc d'Orléans.
Le duc de Noailles. △
Le comte de Toulouse.
Le maréchal-duc de Berwick. △
Le comte Törring.
△ Le duc d'Alburquerque.
△ Le duc de Popoli[5].
Le marquis de Lede. △
Le prince Ragotzi.
Le marquis, depuis maréchal de Brancas. △
Le prince de Masseran. △
Le marquis de Béthune, depuis duc de Sully.
Le duc de Bournonville. △
△ Le duc d'Atri.
M. d'Asfeld, depuis maréchal de France.
△ Le prince Pio.
Le prince de Robecq.
Le marquis de Bauffremont.
Le marquis d'Arpajon.
Le prince François de Nassau.
Le maréchal-duc de Villars. △

1. Nous rappelons que Saint-Simon a déjà donné une liste des chevaliers existant en avril 1722 dans le tome XXXIX, p. 132-133; nous avons montré alors les omissions et les erreurs faites par lui.

2. Saint-Simon oublie l'empereur Charles VI, membre-né de l'ordre, indiqué dans la première liste.

3. Le signe qui précède ce nom et beaucoup d'autres, et qui en suit quelques-uns, est expliqué à la suite de la liste.

4. Dans la première liste, Saint-Simon avait indiqué en plus le duc de Monteleon, mais avait omis le marquis de Villena et plusieurs autres; voyez tome XXXIX, p. 241, note 3.

5. Ici, dans la première liste, il y avait le marquis de Richebourg; l'ordre de ceux qui vont suivre est assez différent dans les deux listes.

^Le comte de Montijo.	Le marquis Mari.
M. de Caylus.	Le duc de Ruffec, lors vidame de Chartres.
^Le duc de Liria.	
Don Lelio Caraffa.	28

Nommés et non reçus : MM. de Maulévrier et de la Fare, tous deux depuis maréchaux de France.

^ mis avant le nom marque ceux qui étoient grands d'Espagne avant d'avoir la Toison ; après le nom, les chevaliers de la Toison qui depuis ont été faits grands d'Espagne.

Je crois m'être trompé à l'ancienneté de quelques-uns de ceux de Philippe V : le marquis de Lede plus nouveau, et le maréchal d'Asfeld aussi.

Trente-six[1] chevaliers, et les deux nommés trente-huit, et douze colliers vacants ; sur lesquels quatre Espagnols, outre le prince des Asturies ; quatre Flamands et un Franc-Comtois, et six Italiens des pays autrefois possédés par l'Espagne ; treize François ou comptés pour tels, dont deux au service d'Espagne ; et six Allemands ou réputés tels, dont deux souverains [2].

Il y a lieu de s'étonner que, l'ordre de la Toison étant de cinquante chevaliers, le grand maître non compris ni les grands officiers de l'ordre, et n'y pouvant y avoir aucun prélat, il y ait tant de colliers vacants ; mais ce qui l'est bien plus, est le si petit nombre d'Espagnols naturels, et le si grand nombre d'étrangers, surtout de François.

Cause du si petit nombre de chevaliers de la Toison espagnols.

Revenons à la raison de ces choses. Les ordres anciens d'Espagne, Saint-Jacques, etc., sont fort riches. Les plus grands seigneurs d'Espagne les ont toujours pris pour en obtenir les meilleures commanderies. La moindre noblesse et les domestiques principaux des grands seigneurs

1. Il avait d'abord écrit *35*, puis il a corrigé en *36*, mais a omis de corriger *37* en *38* à la fin de la ligne, tout en modifiant de *13* à *12* le nombre des colliers vacants.

2. Ces chiffres ne donnent au total que 35 ; Saint-Simon oublie un espagnol.

y sont admis comme eux, la plupart pour s'honorer, et dans l'espérance aussi des petites commanderies. Ces ordres étoient incompatibles avec la Toison et avec tous les autres ordres. Les grands seigneurs espagnols préféroient presque tous l'utilité des commanderies à l'honneur de porter la Toison, et les rois d'Espagne en étoient bien aises et les entretenoient dans cet esprit pour avoir presque toutes les Toisons à répandre dans leurs États d'Italie et des Pays-Bas, et en donner aux empereurs de leur maison, tant qu'ils en vouloient, pour leur cour et pour les princes d'Allemagne. Ces deux raisons cessèrent avec la vie de Charles II, et par la guerre qui la suivit, qui fit perdre à Philippe V[1] l'Italie et les Pays-Bas, qui étoient demeurés à l'Espagne.

Expédient qui rend enfin les ordres anciens et lucratifs d'Espagne compatibles avec ceux de la Toison, du Saint-Esprit, etc.

Le premier engouement de l'avénement de Philippe V à la couronne d'Espagne donna aux plus grands seigneurs de l'émulation pour l'ordre du Saint-Esprit, pour signaler leur attachement à la maison nouvellement régnante, et porter une distinction qui montroit la considération et la faveur qu'ils en avoient acquise. Bientôt la difficulté de parvenir à l'ordre du Saint-Esprit, par la rareté des colliers accordés à l'Espagne, donna du goût aux grands seigneurs, qui, de toute nation, étoient attachés à la cour ou au service de Philippe V, pour la Toison, dont ce prince disposoit par lui-même, et dont le retranchement des États de Flandres et d'Italie le rendoit moins avare pour sa cour. Mais l'intérêt des commanderies des ordres anciens d'Espagne les gênoit par la nécessité d'opter entre le profit et l'honneur. Ce fâcheux détroit les engagea à chercher des moyens de réunir l'un à l'autre, et, comme les papes se sont peu à peu emparés en Espagne de ce qui est le moins de leur dépendance, entre autres de l'ordre de la Toison, par la confirmation qu'ils se sont arrogé d'en faire, et que les rois d'Espagne ont bien voulu souffrir, cette

1. Il y a dans le manuscrit *Ph. II*; mais c'est une erreur évidente.

union de l'honneur et du profit d'ordres incompatibles parut enfin possible à ceux qui la desiroient, en s'adressant à une cour qui avoit su jeter le grappin sur les uns et sur les autres, et où rien n'étoit impossible pour de l'argent. La négociation en fut donc entreprise à Rome, qui, par ses politiques lenteurs, en fit acheter le succès au prix qu'il lui plut d'y mettre. Il y fut donc réglé qu'elle ne refuseroit aucune dispense à ceux qui avoient les anciens ordres d'Espagne et qui en possédoient des commanderies, d'accepter tous les autres grands ordres auxquels ils pourroient être nommés, en payant une annate à Rome lorsqu'ils recevroient ces autres ordres, et tous les cinq ans une autre annate ; moyennant quoi, les anciens ordres d'Espagne ni leurs commanderies n'étant plus un obstacle pour la Toison et pour le Saint-Esprit, ces deux ordres devinrent l'objet du desir et de l'espérance de tout ce qui, à la cour ou dans le service d'Espagne, se flatta d'y pouvoir parvenir. Et, comme cette grande affaire ne venoit que d'être consommée à Rome lorsque j'arrivai en Espagne, je ne trouvai aussi que ce peu de chevaliers espagnols et ce grand nombre de colliers vacants, qui peu à peu furent presque tous bientôt remplis.

Fâcheux dégoût donné sur la Toison à Maulévrier, qui rejaillit sans dessein sur la Fare.

Cette autorité qu'on avoit laissé prendre aux papes sur l'ordre de la Toison fournit aux Espagnols une occasion de mortifier Maulévrier, qu'ils haïssoient avec raison, et qu'ils ne ménageoient pas plus qu'ils en étoient ménagés, d'autant plus désagréable que ce fut contre tout exemple. Il fut nommé[1] chevalier de la Toison dès que les mariages furent déclarés et avant que je partisse de Paris[2]. Il étoit commandeur de l'ordre de Saint-Louis. Ce fut là-dessus que les Espagnols l'arrêtèrent tout court. Ils prétendirent cet ordre incompatible avec celui de la Toison, et qu'il ne la pouvoit recevoir que par une dispense du Pape. Maulé-

1. *Nommé* est en interligne au-dessus de *déclaré*, biffé.
2. *Gazette* de 1721, p. 500 et 501.

vrier, avare, qui vit que cette dispense lui coûteroit de l'argent et du temps, se récria contre cette chicane. Il allégua le grand nombre de chevaliers du Saint-Esprit, et qui étoient aussi chevaliers de Saint-Louis, à qui on n'avoit point objecté cette difficulté pour recevoir la Toison. Il leur présenta même, dans la propre espèce dans laquelle il se trouvoit, l'exemple de MM. de Brancas et d'Asfeld, commandeurs de l'ordre de Saint-Louis, comme il l'étoit, à qui on n'avoit point proposé cette chicane. L'exemple étoit existant et péremptoire. Les Espagnols dirent que, si on s'étoit trompé à leur égard, ce n'étoit pas une raison de continuer cette erreur, et ne se cachèrent pas en même temps que ce n'étoit qu'une invention pour lui faire de la peine. Il se plaignit, il cria, il s'adressa au roi d'Espagne; il n'en fut autre chose malgré ses raisons sans réplique. Il lui fallut recourir à Rome, y payer, en essuyer les lenteurs, qui depuis six mois duroient encore, et que les Espagnols prenoient plaisir à allonger. Cette niche et quelque chose de plus ne le raccommoda pas avec eux, ni eux avec lui; mais le contre-coup en tomba sur la Fare, qui n'y avoit rien de commun, et à qui les Espagnols ne se seroient pas avisés de lui faire cette malice. Mais il étoit chevalier de Saint-Louis, et la difficulté qui accrochoit la réception de Maulévrier dans l'ordre de la Toison d'or ne permit pas que la Fare, dans le même cas que lui, y fût reçu sans dispense, tellement qu'il s'en retourna près d'un mois avant moi à Paris[1], où il ne put recevoir la Toison que quelques mois après, des mains de M. le duc d'Orléans, par commission du roi d'Espagne[2].

1. Il quitta Madrid le 23 février: lettre de Saint-Simon, dans Drumont, p. 301.

2. Le marquis de la Fare-Laugères fut reçu chevalier de la Toison par le Régent au Palais-Royal le lundi 9 novembre 1722 (*Gazette d'Amsterdam*, n° XCIII); mais Saint-Simon, n'en trouvant pas la mention dans notre *Gazette*, n'en parlera pas. Un plan de cette réception nous a été conservé dans le ms. Clairambault 1190, fol. 216.

Mon fils aîné s'en retourne à Paris, voit l'Escurial ; sottise des moines.

Deux jours après que mon fils aîné eut reçu la Toison, il prit congé de Leurs Majestés Catholiques, etc., et partit pour Paris avec l'abbé de Mathan, qui voulut bien nous faire l'amitié de s'en aller avec lui. Ils passèrent par l'Escurial, qu'ils n'avoient point vu [1], chargés des lettres du roi d'Espagne, du nonce, de Grimaldo, pour le prieur du monastère, afin qu'ils fussent bien reçus et qu'on leur fît tout voir. Cela fut en effet très bien exécuté ; mais l'appartement où Philippe II mourut leur demeura, comme à moi, inaccessible, et, pour le pourrissoir, ils ne purent jamais obtenir qu'il leur fût ouvert. Les moines étoient encore fâchés des remarques que j'y avois faites sur le malheureux don Carlos [2], et crurent s'en venger par là.

Honneurs prodigués à

Je ne m'étendrai point sur les honneurs prodigués à l'Infante pendant son voyage [3] et à son arrivée à Paris [4],

1. Le vidame de Chartres revint à Madrid après son excursion à l'Escurial, et il quitta cette ville le lundi 23 février : Drumont, p. 275 et 276.

2. Tome XXXIX, p. 61.

3. Nous avons vu que la jeune Infante avait quitté ses parents à Lerma le 14 décembre (*Gazette*, 1722, p. 19-20) et que l'échange avait eu lieu à l'île des Faisans le 9 janvier (ci-dessus, p. 12). Elle séjourna à Bordeaux du 25 janvier au 3 février (Chronique publiée dans le tome LIV, p. 115-116, des *Archives historiques de la Gironde* ; relation de sa réception, dans le carton K 139, n° 14, des Archives nationales), et passa par Blaye, Poitiers, Tours, Orléans (voyez les ordres pour le voyage, les tables, les équipages, ainsi que les relations des séjours, dans les vol. *Espagne* 307, 308, 313 et 314). Le *Mercure* donna tout le récit de la route, avec une description des villes traversées, rédigé par l'abbé de Vayrac (*Mercure* de janvier 1722, p. 205-213, de mars, p. 27-79, et d'avril, p. 6-47) ; on en imprima des relations en plaquettes séparées (Bibliothèque nationale, Lb[38] 192 et 196).

4. La princesse était venue de Châtres-Arpajon coucher à Berny le 1er mars, dans la maison qu'y possédait le cardinal de Bissy. Le lendemain, elle arriva vers une heure de l'après-midi à Bourg-la-Reine, où le jeune Louis XV vint à sa rencontre. Après une courte entrevue dans la maison d'un bourgeois de Paris nommé Marchais, le Roi repartit en avant, et elle le suivit lentement pour l'entrée solennelle

encore moins aux fêtes dont elle fut suivie[1]. J'étois trop loin pour les voir et pour m'en occuper. Je dis prodiguer, parce qu'elle fut en tout et partout traitée comme reine, qu'elle fut même nommée et appelée l'Infante-Reine[2], et qu'il ne lui manqua que le traitement de Majesté. Je ne compris rien à l'engouement auquel on s'abandonna là-

L'Infante et fêtes à son arrivée à Paris.

dans la capitale. Après avoir été complimentée à Montrouge par le duc de Tresmes, gouverneur de Paris, et par le corps de ville, elle descendit le faubourg Saint-Jacques et la rue du même nom, et atteignit vers cinq heures et demie le palais du Louvre, où elle devait loger. Le Roi l'y attendait, et la conduisit à son appartement. Voyez les relations de la *Gazette*, p. 109-116, du *Mercure* de février, p. 178-186, de la *Gazette de Leyde*, n° 20, du greffier du Parlement dans le registre U 365, qui donne quelques détails curieux, et celles indiquées au *Catalogue de la Bibliothèque nationale*, Lb[38], n°s 198 et suivants; le duc d'Ossone envoya le 2 mars à Madrid une note qu'on trouvera dans notre appendice II. On s'étonna que, au lieu de la maison d'un bourgeois, on n'eût pas choisi pour la première entrevue le beau château de Sceaux appartenant au duc du Maine et situé à l'entrée de Bourg-la-Reine (*Mémoires de Villars*, tome IV, p. 219-220); mais le possesseur était encore en défaveur marquée.

1. Après deux jours de repos, pendant lesquels elle reçut la visite de tous les princes et princesses du sang, l'Infante alla aux Tuileries le 5 mars voir le Roi, et au Palais-Royal pour saluer les deux duchesses d'Orléans; le même jour et le lendemain, elle reçut les compliments des cours supérieures et corps constitués; le 7, elle rendit les visites des princes et princesses du sang; le 8, *Te Deum* dans la chapelle des Tuileries et bal le soir chez le Roi; le 9, feu d'artifices et illuminations au jardin des Tuileries; le 10, repas, bal et feu d'artifices à l'hôtel de ville; le 12, *Te Deum* à Notre-Dame et grande fête le soir chez le Régent; enfin le 14, représentation de gala à l'Opéra et illumination de la place du Palais-Royal; le 24 mars, le duc d'Ossone, ambassadeur extraordinaire d'Espagne, donna encore une très belle fête dans son hôtel du quai des Théatins: voyez notre *Gazette*, p. 153-160, la *Gazette de Leyde*, n°s 20, 22, 23, 24 et supplément, et à la Bibliothèque nationale, les relations cotées Lb[38], n°s 210-211 et 216-218. Les registres du Bureau de la Ville (H 1849, fol. 415-422 et 429) contiennent diverses pièces relatives à cette réception.

2. C'est en effet le titre que lui donnent les gazettes et les documents officiels, et Saint-Simon lui-même: voyez la note suivante, et aussi les *Mémoires de Mathieu Marais*, tome II, p. 271.

dessus. M. le duc d'Orléans, glorieux sans la moindre dignité, refusoit tout en ce genre, ou en faisoit litière : les mesures et les bornes n'étoient jamais des choses auxquelles il voulût donner le plus court moment de penser et de régler. D'ailleurs, tout étoit abandonné au cardinal Dubois, de naissance et d'expérience fort éloigné d'avoir les plus légères notions du cérémonial, si ce n'étoit pour ce qui regardoit les cardinaux. Il eut donc plus tôt fait de se laisser aller à ces profusions d'honneurs que d'y donner la moindre réflexion. Il crut faire sa cour en Espagne, et s'y porta avec d'autant plus d'impétuosité que ce fut en chose où l'Angleterre ne pouvoit prendre aucun intérêt. Le roi et la reine d'Espagne furent en effet très satisfaits, ainsi que toute leur cour, de tout ce qui se passa en France en cette occasion, c'est-à-dire de toutes les fêtes dont je leur rendis compte, qui marquoit la joie et l'empressement[1] ; car, pour les honneurs, ils furent regardés comme dus et comme des choses qui ne pouvoient ne se pas faire. L'Infante étoit fille de France comme fille du roi d'Espagne, et cousine germaine du Roi, enfants des deux frères, et destinée à l'épouser. Ces titres emportoient assez d'honneurs pour s'y tenir, sans y ajouter encore presque tous ceux des reines, qu'elle ne devoit pas avoir, et qui étoient contre tout exemple et toute règle. Si on les avoit outrepassés en faveur de la dernière Dauphine avant son mariage, le cas étoit bien différent. Qui, dans un temps où une foible ombre d'ordre[2] se laissoit encore apercevoir, eût pu s'accommoder des prétentions d'une fille de Savoie, dont le père n'étoit pas roi et cédoit aux

1. Dans sa lettre au Roi du 23 mars (Drumont, p. 341-342), il disait : « Leurs Majestés Catholiques se sont expliquées avec tant de reconnoissance de tout ce que Votre Majesté a fait à l'arrivée de l'Infante-Reine, que je ne puis suffisamment le représenter à Votre Majesté. » Elle est même qualifiée de Reine tout court dans une note diplomatique : ci-après, p. 353.

2. Le manuscrit porte *une foible d'ombre d'ordre.*

Électeurs? Qui, des princesses du sang, auroit osé lui céder? Qu'eût-elle pu obtenir chez Madame, et même chez Mme la duchesse d'Orléans, toute petite-fille qu'elle étoit de Monsieur et destinée à épouser Mgr le duc de Bourgogne? Ce fut pour trancher toutes ces difficultés que le rang entier de duchesse de Bourgogne lui fut avancé avant son mariage; mais l'Infante n'avoit besoin de rien: elle étoit fille de France et fille d'un grand roi; par son rang personnel, elle précédoit Madame. Elle n'avoit donc besoin ni de supposition ni de secours, et elle étoit trop grande pour qu'ils pussent être à son usage. Les plus légers principes formoient ce raisonnement; mais les principes et leurs conséquences n'étoient pas du ressort du cardinal Dubois, ni familiers à la dissipation et à la paresse d'esprit de son maître sur ce qu'il lui plaisoit de mépriser comme de petites choses, parmi lesquelles il en enveloppoit trop souvent de grandes.

J'obtiens une expédition en forme, de la célébration du mariage du prince et de la princesse des Asturies, dont il n'y avoit rien par écrit.

Par cette raison, je m'avisai d'une chose à laquelle ils n'avoient pas pris la peine de penser. Nous n'avions point de preuves par écrit de la célébration[1] du mariage de la princesse des Asturies, parce qu'en Espagne les parties ne signent point avec leurs parents et leurs témoins sur le registre du curé, comme on fait en France, et le roi même et les personnes royales. En partant pour Tolède, j'en parlai au marquis de Grimaldo. Il m'expliqua là-dessus l'usage d'Espagne, et néanmoins il me promit de m'en donner une expédition en forme; je la reçus de lui à mon retour de Tolède, et je l'envoyai au cardinal Dubois[2]. Je crus devoir cette précaution pour consolider de plus en plus un mariage qui ne devoit pas être consommé sitôt, quoiqu'il parût l'être, puisque le soir du mariage du prince et de la princesse des Asturies, tout

1. Ces trois derniers mots sont en interligne.

2. Voyez dans Drumont, p. 302, la lettre de Saint-Simon au cardinal, qu'il ne fait guère que reproduire ici. Cette copie certifiée est aujourd'hui conservée dans le volume *Espagne* 324, fol. 134.

le monde avoit été admis à les voir au lit ensemble, contre tous les usages d'Espagne, comme je l'ai rapporté en son lieu[1].

Baptême de l'infant don Philippe.

Je trouvai, en arrivant de Tolède, la grandesse fort intriguée sur le baptême de l'infant don Philippe. Premièrement il y eut beaucoup de jalousie sur le choix des représentants, qui furent le marquis de Santa-Cruz pour l'électeur de Bavière, parrain, et la duchesse de la Mirandole pour la duchesse de Parme, marraine, et ensuite du dépit sur la fonction de porter les honneurs[2]. La reine, dont c'étoit le fils, et le roi par complaisance pour elle, voulut charger des grands de cette fonction, et les grands prétendirent qu'elle devoit être donnée aux majordomes de semaine, parce que l'infant n'étoit pas l'aîné et l'héritier présomptif de la couronne. Ils s'assemblèrent plusieurs fois chez le marquis de Villena, majordome-major du roi, qui lui porta deux fois leurs représentations. Il fut mal reçu : les grands s'obstinèrent ; le roi menaça, nomma les grands des honneurs, qui cédèrent enfin et les portèrent, mais d'une façon qui marquoit leur dépit, et les autres grands sans fonction, qui se trouvèrent à la cérémonie, parce que les grands et les ambassadeurs de chapelle y furent invités, n'y laissèrent guères moins apercevoir leur chagrin[3].

Le matin[4], les fonts sur lesquels saint Dominique fut baptisé, furent apportés de chez les dominicains, qui me parurent d'un beau granit, avec des ornements de bronze doré, et un très lourd fardeau à transporter. C'est l'usage de s'en servir pour les infants par respect et par dévotion pour saint Dominique, qui étoit Espagnol, et de la mai-

1. Ci-dessus, p. 26-35.

2. Sur les honneurs qu'on portait en Espagne au baptême des infants, voyez Faugère, *Relation d'un voyage à Paris en 1657*, p. 388.

3. Il n'est point question de ces froissements dans la correspondance de Saint-Simon, ni dans les gazettes.

4. La cérémonie eut lieu le 1er mars (*Gazette*, p. 146).

son de Guzman[1]. Les ambassadeurs étoient fort près de Leurs Majestés Catholiques du côté de l'épître, qui arrivèrent après tout le monde sur les quatre heures après-midi. Le cardinal Borgia répétoit alors sa leçon avec ses aumôniers, entre la place de Leurs Majestés Catholiques et celle des ambassadeurs, vêtu pontificalement avec la mitre. Il n'y parut ni plus expert ni plus endurant qu'au mariage et à la vélation du prince des Asturies[2] : il cherchoit, ânonnoit, grondoit ses aumôniers. Néanmoins, il fallut commencer la cérémonie, et il alla se placer de l'autre côté des fonts, vis-à-vis de nous, suivi de deux aumôniers et des quatre majordomes du roi de semaine, et assisté de deux évêques *in partibus* suffragants de Tolède, résidant à Madrid, en rochet et en camail. La duchesse de la Mirandole étoit fort parée, et beaucoup de pierreries; le marquis de Santa-Cruz portoit le petit prince. Les marquis d'Astorga[3] et de Laconi[4], les ducs de Lezera ou de Licera[5], del Arco, de Giovenazzo et le prince Pio portèrent les honneurs. Le cardinal Borgia perdit tellement la tramontane qu'il ne savoit ce qu'il faisoit ni où il en étoit; il fallut à tous moments le redresser malgré ses

1. Tome VIII, p. 230.
2. Ci-dessus, p. 22-23 et 36.
3. Le marquis d'Astorga qui existait à l'avènement de Philippe V, Melchior de Guzman (tome VIII, p. 193), était mort en 1710. Antoine Ossorio y Moscoso, comte d'Altamira (tome XX, p. 301), porta le titre de marquis d'Astorga, indifféremment avec le sien propre (voyez dans le tome XXXIX, p. 413, ce qui est dit de son mariage dans le Tableau de la cour d'Espagne); dans le texte même des *Mémoires* (*ibidem*, p. 185), il avait dit par erreur que ce jeune comte d'Altamira n'était pas marié.
4. François de Castelvi : tome XXXIX, p. 168, et note 2. Saint-Simon écrit ici *Laconit*.
5. *Licéra* est en interligne, au-dessus de *Sesse*, biffé. — Dans le tome XXXIX, p. 95, Saint-Simon s'est contenté de mentionner la grandesse de Lecera (telle est la vraie forme du nom) sans parler de son titulaire; mais, dans le Tableau de la cour d'Espagne (*ibidem*, p. 430), il l'a nommé don Antoine d'Aragon, et ajoutait : « A peu d'esprit, nulle considération et vise à la folie. »

impatiences; il brusqua tout haut, non-seulement ses aumôniers, mais les deux évêques, qui voulurent venir au secours, et les majordomes, qui, pour les cérémonies extérieures, s'en mêlèrent aussi, et qu'il prit tout haut à partie. Cette scène devint si ridicule que personne n'y put tenir; tout le monde rioit, et bientôt tout haut, et les épaules en alloient au roi et à la reine, qui en étoit aux larmes. Cela acheva d'outrer et de désorienter le cardinal, qui, à tout moment, passoit des yeux de fureur sur toute l'assistance, qui n'en rioit que plus scandaleusement. Je n'ai rien vu de si étrange ni de plus plaisant; heureusement pour chacun que tous furent également coupables, Leurs Majestés Catholiques pour le moins autant qu'aucun, et que la colère du cardinal ne put s'en prendre à personne[1] en particulier. Elle alla jusqu'à gourfouler[2] les majordomes avec son poing, qui eurent grand peine, en riant, d'en contenir les éclats. Pour le prince et la princesse des Asturies, ils ne s'en contraignirent pas.

L'infant don Philippe reçoit le sacrement de confirmation et l'ordre de Saint-Jacques.

Le 7 mars, le même prince reçut le sacrement de confirmation du même cardinal Borgia, ayant le prince des Asturies pour parrain; cela se fit sans cérémonie[3]. Il s'en falloit huit jours qu'il eût deux ans accomplis; cette confirmation me sembla bien prématurée. Le lendemain 8 mars, il fut fait chevalier de l'ordre de Saint-Jacques et commandeur de la riche commanderie d'Aledo[4], de la manière suivante : le marquis de Bedmar, président du conseil des ordres, chevalier de Saint-Jacques et de

1. *Personne* est en interligne, au-dessus d'*aucun*, biffé.

2. Maltraiter, donner des bourrades. C'est encore, comme *éplapourdi* (ci-dessus, p. 137), un mot du patois normand, qu'on trouve employé avant le seizième siècle. On le rencontre dans le *Roman de la Rose*, et Amyot s'en est servi dans sa traduction de *Théagène et Chariclée*; on en peut encore citer un exemple dans le *Journal des guerres civiles* de Dubuisson-Aubenay, édition Saige, tome I, p. 257.

3. *Gazette*, p. 165.

4. Aledo, village de la province de Murcie.

l'ordre du Saint-Esprit, se plaça dans un fauteuil de velours à frange d'or, loin, mais vis-à-vis de l'autel, ayant une table à sa droite, ornée et parée, sur laquelle étoit un crucifix, l'évangile, etc. Une vingtaine des plus considérables chevaliers de Saint-Jacques, avertis[1], grands et autres, étoient assis des deux côtés, vis-à-vis les uns des autres sur deux bancs couverts de tapis, en rang d'ancienneté dans l'ordre, les plus anciens étant des deux côtés les plus proches du marquis de Bedmar, et tous, ainsi que ceux qu'on va voir en fonction, vêtus de leurs habits ordinaires, ayant par-dessus un grand manteau, jusqu'aux talons, de laine blanche, avec l'épée de Saint-Jacques brodée en rouge sur le côté gauche. Ce manteau étoit ouvert par devant comme une chape de moine, et attaché autour de leur col par de gros cordons ronds, de soie blanche, ajustés en sorte qu'ils faisoient quelques godrons[2] en tombant tous deux sur le côté gauche, plus bas que la broderie de l'ordre, terminés par deux grosses houppes de soie blanche, telles pour leur forme qu'[on] en voit en vert aux armes des évêques, à leurs chapeaux. Tous les chevaliers étoient couverts, et derrière eux force spectateurs debout. Le roi, la reine, le prince, la princesse des Asturies et leur accompagnement étoient dans une tribune, et moi dans une autre au-dessus de la leur, avec ce qui étoit de chez moi. Le marquis de Santa-Cruz, portant le petit prince, vint de la sacristie par le côté de l'épître, longeant par derrière le banc des chevaliers, du même côté, avec assez de suite, mais d'aucuns chevaliers, et se tint quelques moments debout entre la tête du banc et la table, où le marquis de Bedmar, sans se découvrir[3], me parut se tourner et dire quelque chose, et Santa-Cruz répondre. Il vint

1. Le mot *avertis* a été ajouté en interligne.

2. *Godrons* (Saint-Simon écrit *gaudrons*), gros plis ronds comme on en faisait aux fraises, collerettes et jabots.

3. Les trois mots *sans se découvrir* ont été ajoutés en interligne, et plus loin, après *répondre*, il a biffé *quelq. chose*.

après, toujours découvert, se mettre à genoux devant Bedmar, qui demeura couvert ainsi que les deux bancs. Cela dura peu. De là Santa-Cruz, toujours portant le petit prince, s'alla mettre devant la table, apparemment pour d'autres serments, où il fut plus longtemps. Il revint après devant le marquis de Bedmar, où il se tint debout. Comme j'étois par derrière, je ne vis pas et ne pus entendre si Bedmar parloit. Je le crus, parce que cela dura un peu ; mais Santa-Cruz, que je voyois en face, ne dit rien. Ensuite Santa-Cruz tourna entre ses bras le petit prince, de façon qu'il présentoit le dos à Bedmar, à qui en même temps deux personnes de la suite de l'Infant présentèrent un petit manteau pareil au sien et à celui de tous les autres chevaliers. Le marquis de Bedmar le prit à deux mains et le mit sur le petit prince, et le reçut aussitôt après sur ses genoux, où le marquis de Santa-Cruz le plaça, et se retira quelque peu. Alors le marquis de Montalègre, sommelier du corps, et le duc del Arco, grand écuyer, se levèrent de dessus leurs bancs, et vinrent gravement, à côté l'un de l'autre, au marquis de Bedmar, suivis du marquis de Grimaldo, aussi chevalier, qui portoit les éperons dorés. Ils étoient tous trois découverts. Grimaldo, arrivé devant le marquis de Bedmar[1], fit avec les deux autres la révérence, que le marquis de Santa-Cruz n'avoit point du tout faite, à cause de l'embarras de porter le prince, et présenta à Montalègre l'éperon pour le pied droit, et au duc del Arco l'éperon pour le pied gauche, que ces deux seigneurs chaussèrent ou attachèrent comme ils purent, et que peu de moments ensuite ils lui ôtèrent, après quoi le marquis de Santa-Cruz se rapprocha, reprit le petit prince entre ses bras, et s'en retourna comme il étoit venu. Quand le marquis de Bedmar l'eut à peu près vu près de rentrer

1. Ici Saint Simon a écrit par erreur *Grimaldo* ; nous le remplaçons par *Bedmar*.

dans la sacristie, il se découvrit, se leva, s'inclina aux chevaliers, qui se découvrirent et se levèrent en même temps que lui, et chacun s'en alla sans cérémonie[1]. Ce qui me surprit au dernier point fut la paix et la tranquillité d'un enfant de ce petit âge, qui, accoutumé à ses femmes, se trouva là sans pas une au milieu de tous visages à lui inconnus et bizarrement vêtus, se laisser porter, mettre sur les genoux, se laisser affubler d'un manteau[2], manier les pieds ou au moins leur voisinage, puis remporter, sans jeter un cri ni une larme, et regarder tout ce monde inconnu sans frayeur et sans impatience.

Le lendemain 9, le roi et la reine seuls s'en allèrent pour quatre jours en relais à Balsaïn, uniquement accompagnés du duc del Arco, du marquis de Santa Cruz, du comte de San-Estevan-de-Gormaz, capitaine des gardes en quartier, de Valouse, de la princesse de Robecq, dame du palais, de la nourrice de la reine, et d'une seule camariste. Je les vis partir assez matin, et fort peu après dîner je me mis en marche par la ville, pour commencer mes adieux, comptant prendre congé de Leurs Majestés Catholiques fort peu de jours après leur retour de Balsaïn. Dans la première que je fis, par laquelle on savoit chez moi que je devois commencer, on vint m'avertir de l'arrivée d'un courrier qui m'étoit annoncé depuis longtemps et toujours différé parce qu'il devoit m'apporter des réponses et des ordres sur plusieurs choses auxquelles le cardinal Dubois n'avoit jamais le temps de travailler[3]. Je m'en revins donc

Voyage très solitaire de quatre jours à Balsaïn de LL. MM. Cath. Je reçois un courrier sur l'entrée des cardinaux de Rohan et Dubois et la sortie des ducs, du Chancelier, et des maréchaux de France du conseil de régence.

1. La *Gazette* mentionne cette réception (p. 165).

2. Les mots *affubler d'un manteau* ont été ajoutés sur la marge à la fin d'une ligne.

3. Dans plusieurs lettres à Dubois (Drumont, p. 299, 303 et 304), il se plaint en effet de ne pas recevoir de courrier; de son côté le cardinal (lettres des 10 et 17 février : ci-après, appendice II) s'excusait de ces retards, qu'il mettait sur le compte d'une indisposition de santé.

chez moi tout court. Je trouvai d'abord une lettre du cardinal Dubois, qui m'envoyoit une relation de tout ce qui s'étoit fait à Paris à l'arrivée de l'Infante, et des fêtes qui l'avoient suivie, pour la présenter et la faire valoir au roi et à la reine d'Espagne, une botte de lettres de toute la maison d'Orléans sur le mariage de la princesse des Asturies, qui étoient bien tardives, et, ce que j'attendois avec impatience, la lettre de remerciement de M. le duc d'Orléans au roi d'Espagne sur les grâces que j'en avois reçues, et celles du cardinal Dubois sur le même sujet au P. Daubenton et au marquis de Grimaldo[1]. Il y en avoit des mêmes aux mêmes à part sur la Toison de la Fare[2]. Rien dans ce paquet, ni dans un autre, dont je vais parler, de tout ce qui me devoit être envoyé sur les affaires que le cardinal m'annonçoit, et du délai de quoi il s'excusoit tous les ordinaires.

Manège du cardinal Dubois. Il présente au Régent un périlleux fantôme de cabale.

L'autre paquet étoit celui qui avoit fait dépêcher le courrier. Le cardinal Dubois entretenoit toujours le cardinal de Rohan de l'espérance de le faire bientôt déclarer premier ministre, comme il lui en avoit donné parole[3], à laquelle, comme on l'a vu ici en son temps, le cardinal de Rohan avoit eu la sottise d'ajouter une telle foi, qu'il en avoit donné part au Pape et à plusieurs cardinaux en partant de Rome, où la chose étoit devenue publique, et où on ne s'étoit pas trouvé si crédule que lui[4]. Dubois, quoique secrétaire d'État des affaires étrangères, et déjà le maître de toutes, s'étoit modestement abstenu d'entrer dans le conseil de régence depuis son cardinalat, quoiqu'il y entrât toujours auparavant. Il ne se sentoit pas assez fort

1. Il a été parlé plus haut, p. 44, de la demande de ces lettres par Saint-Simon. On trouvera à l'appendice II le texte de celle du duc d'Orléans au roi d'Espagne (31 janvier); les minutes des lettres de Dubois sont dans le volume *Espagne* 324, fol. 154 et 155.
2. Voyez *ibidem*, fol. 146.
3. Tome XXXVIII, p. 251, et ci-dessus, p. 11.
4. Ci-dessus, p. 12.

tout seul[1] pour hasarder le combat de préséance. C'étoit un poulet trop nouvellement éclos, qui traînoit encore sa coque. Il fit donc entendre au cardinal de Rohan qu'il falloit commencer par être ministre avant d'être premier ministre, et qu'il étoit temps qu'il demandât au Régent d'entrer au conseil de régence, qui, en arrivant de Rome, où il avoit, disoit-il, si grandement servi, n'oseroit l'en refuser, en l'assurant de plus qu'il feroit réussir la chose. Rohan étoit le pont dont Dubois se vouloit servir pour y rentrer lui-même[2], peu en peine après de s'en défaire quand il le voudroit. Ainsi, mettant Rohan en gabion[3] devant lui, il n'avoit plus à craindre les mépris personnels, les comparaisons odieuses, les brocards, de ceux qui se trouveroient indignés de lui céder. La dispute s'adresseroit en commun, et, le cardinal de Rohan étant son ancien, tout le personnel disparoissoit nécessairement, dont rien n'étoit applicable au cardinal de Rohan, duquel il feroit le plastron de la querelle, et lui, modestement derrière lui, n'auroit qu'à profiter du triomphe qu'il procureroit au cardinalat[4]. C'est en effet ce qui arriva.

Comme j'étois, Dieu merci, à trois cents lieues de cette

1. *Tout seul* est en interligne.

2. Voyez la lettre de Dubois au cardinal de Rohan sur la question de son entrée personnelle au conseil de régence, reproduite dans les *Mémoires du préidsent Hénault*, édition Rousseau, et particulièrement le passage des pages 46-47.

3. L'*Académie* ne donnait pas l'emploi de ce mot ainsi au figuré ; on dirait maintenant : en paravent.

4. Il semble aussi que Dubois, en faisant entrer Rohan au conseil de régence, voulait calmer chez celui-ci un mécontentement qui avait commencé dès le temps de son séjour à Rome. L'abbé de Tencin écrivait (lettre publiée à la suite des *Mémoires du président Hénault*, édition du baron de Vigan, p. 326) : « Je vois croître les nuages entre le cardinal Dubois et le cardinal de Rohan. La plus grande consolation que j'aie dans mon absence est de ne me pas trouver entre deux. Il faut trancher le mot : le cardinal de Rohan est incapable d'affaires, et il en raisonne pitoyablement. Si j'en avois le temps, j'entrerois sur cela avec vous dans des détails qui vous feroient pitié. »

scène, je ne rapporterai point ce qui se passa[1]. Les ducs furent tondus à leur ordinaire ; mais ceux qui étoient du conseil de régence cessèrent d'y entrer, ainsi que le Chancelier. Ce qu'il y eut de plaisant fut que les maréchaux de France qui en étoient en sortirent aussi, dont pas un jusqu'alors n'avoit imaginé de disputer rien aux cardi-

1. C'est le dimanche 8 février qu'arriva cet incident qui fit beaucoup de bruit. Avant le conseil de régence, le duc d'Orléans présenta au Roi le cardinal de Rohan et le pria de récompenser ses services en lui donnant une place dans le Conseil; puis, entrant dans la salle des séances, il le fit asseoir immédiatement après le comte de Charolais, dernier prince du sang. Le Chancelier et les ducs réclamèrent, mais s'en tinrent à cette protestation pour ce jour-là. Avant le conseil suivant, qui n'eut lieu que quinze jours après, le 22 février, il leur fut signifié un ordre du Roi, signé le matin même, qui fixait après les princes du sang la place des deux cardinaux ; cependant, le cardinal Dubois s'étant présenté et ayant pris place immédiatement après le cardinal de Rohan, le chancelier Daguesseau quitta la salle et fut suivi par les ducs de Guiche, de Saint-Aignan, de Noailles et d'Antin, et par les maréchaux de Villeroy, de Villars, d'Estrées, de Tallard, d'Huxelles, de Bezons et de Montesquiou. Le samedi suivant, 28 février, le Chancelier reçut un ordre d'exil, et les ducs et maréchaux qui avaient quitté le Conseil furent considérés comme exclus. C'est Mathieu Marais (*Mémoires*, tome II, p. 235-237 et 246-247) qui a donné le meilleur récit de ce conflit; voyez particulièrement les *Mémoires du maréchal de Villars*, tome IV, p. 212-219, qui joua un rôle important dans l'affaire, et aussi le *Journal de Barbier*, tome I, p. 188 ; celui *de Buvat*, tome II, p. 337 et 347 ; *les Correspondants de Balleroy*, tome II, p. 425-427, la *Gazette de Leyde*, nos 14, 15 et 18, le récit du greffier du Parlement dans le registre U 365, aux 8, 21-22 et 24 février, et, dans le ms. Nouv. acq. franç. 9818 à la Bibliothèque nationale, fol. 173 et suivants, un mémoire rédigé pour les ducs qui contient beaucoup de détails intéressants. Dubois écrivit à ce sujet à la fin de février à l'abbé de Tencin à Rome une lettre où il raconte toute l'affaire et que le président Hénault a reproduite dans ses *Mémoires*, édition Rousseau, p. 47-49. Nous donnerons aux Additions et Corrections des extraits de lettres de Valincour et d'Amelot au cardinal Gualterio. Le P. Bliard, *Dubois cardinal et premier ministre*, tome II, p. 409-415, et dom Henri Leclercq, *Histoire de la Régence*, tome III, p. 265-268, ont donné de nos jours de bons exposés de l'incident. Voyez ci-après, p. 237, note 1.

naux[1]. C'est ce dont Dubois fut ravi. Il prit cette fausse démarche aux cheveux pour persuader au Régent que cette prétention commune contre les cardinaux étoit uniquement prétexte, et réellement cabale contre lui et contre son gouvernement. Ce courrier me fut donc dépêché pour m'instruire de cet événement, et la lettre que le cardinal Dubois m'écrivit là-dessus ne peut s'extraire, et mérite d'être rapportée ici tout entière, pour y remarquer tout l'art de ce venimeux serpent.

Lettre curieuse du cardinal Dubois à moi sur l'affaire du conseil de régence.

« Paris, 2 mars 1722[2]

« On vous aura rendu compte sans doute, Monsieur, des mouvements qu'il y a eu dans le conseil de régence à l'occasion de la place que Mgr le duc d'Orléans a permis à M. le cardinal de Rohan d'y prendre. (Dubois l'y prit en même temps ; mais il n'en dit rien par modestie.) S'il ne s'étoit agi que de la préséance entre les cardinaux et les ducs et pairs, je n'aurois pas été fâché que vous eussiez été absent pendant cette contestation. Mais, comme cette difficulté, dans cette occasion, n'a été qu'un prétexte qu'on n'a pas même dissimulé longtemps, et que c'est une cabale formée et ménagée par un homme (le duc de Noailles) qui n'a pas su se conserver votre estime et qui ne paroît pas avoir de bonnes intentions pour Son Altesse Royale, et qu'elle tend à troubler son gouvernement et à renverser ses ouvrages (lui Dubois), je n'ai jamais regretté plus sincèrement votre absence, ni souhaité avec plus de passion le secours de votre indignation et de votre courage. Je vous conjure, Monsieur, de vous en tenir à cette idée jusqu'à ce que vous puissiez voir les choses par vous-même, et que vous soyez à portée de signaler votre zèle pour ce que vous

1. Il faut remarquer que les maréchaux de Villeroy, de Villars, d'Estrées et de Tallard étaient aussi ducs ; la remarque de Saint-Simon ne s'applique qu'à MM. d'Huxelles, de Bezons et de Montesquiou.

2. Cette date, oubliée, a été ajoutée après coup dans le blanc resté à la fin de la ligne précédente.

croirez le mériter davantage pour le bien de l'État, l'union des deux couronnes, le soutien de la dernière liaison qui a été faite, et le maintien de Mgr le duc d'Orléans. (C'est ce qu'il entendoit ci-dessus par détruire son ouvrage, mais qu'il sentoit bien plus véritablement de lui-même.) Je puis y ajouter : et pour votre propre défense ; car je vous assure que, si on venoit à bout de ce que l'on trame, je suis persuadé que, si vous n'étiez pas la première victime, vous seriez la seconde. Ces orages me conduisent bien naturellement à penser à votre retour. Tout me persuade que votre présence seroit nécessaire encore pendant quelque temps à Madrid. Le seul moyen de vous laisser sur cela la liberté que vous souhaiterez seroit que vous pussiez y accréditer un peu M. de Chavigny, ce que l'on me dit n'être pas facile par les mauvaises impressions qu'on a voulu donner à Madrid contre lui. Cependant il ne les mérite pas, et, jusqu'à ce que Son Altesse Royale envoye en Espagne un ambassadeur, il n'y a que lui qui puisse exécuter les ordres que vous laisserez en partant. Tâchez, Monsieur, de le mettre en état d'être écouté et d'avoir les accès nécessaires, et disposez, après cet arrangement, du temps de votre retour à votre gré. Je suis également combattu entre les grands services que vous pouvez rendre à Madrid et les secours que vous pouvez donner ici à Son Altesse Royale, et, si j'ose me mettre en ligne de compte, j'ajouterai : entre l'impatience que j'ai de cultiver les nouvelles bontés que vous m'avez marquées, et vous donner, s'il m'est possible, de nouvelles preuves, Monsieur, de mon respect et de mon attachement[1]. »

Les fausses lueurs de cette lettre y éclatent de toutes parts. Un groupe de tant de seigneurs à abattre sous ses pieds fit peur au cardinal Dubois, malgré le bouclier du cardinal de Rohan dont il avoit su se couvrir. Il connoissoit

1. L'original de cette lettre, venant des Papiers de Saint-Simon, existe dans le volume *Espagne* 299, fol. 398, et la minute est dans le volume 314, fol. 139.

la foiblesse de son maître, sa légèreté sur les rangs, qu'il s'y moquoit de la justice des raisons, qu'il ne se décidoit que par le besoin et le nombre, qui lui faisoit toujours peur ; que douze ou quinze des premiers seigneurs, par le caractère des uns et les établissements des autres, pèseroient dans sa balance plus que deux cardinaux, dont l'un ne pouvoit rien, et l'autre n'étoit que ce qu'il l'avoit fait. Le poids du Chancelier l'embarrassoit encore. Il fallut donc étouffer dans M. le duc d'Orléans la crainte d'offenser tant de gens à la fois, presque tous si considérables, par une frayeur plus grande d'une cabale formée contre lui pour renverser son gouvernement. Il avoit appris en Angleterre l'art de faire paroître une conjuration prête à éclater, pour tirer du Parlement plus de subsides et l'entretien de plus de troupes qu'il n'étoit disposé d'en accorder. Dubois érigea de même en cabale pour renverser le gouvernement du Régent et le Régent lui-même, la chose[1] du monde la plus simple, la plus naturelle, qui tenoit le moins par aucun coin aux affaires et au gouvernement, et qu'il n'avoit tenu qu'à Dubois d'empêcher de naître, en s'abstenant d'introduire dans le conseil de régence l'inutile et dangereuse chimère du cardinalat. Mais cette exclusion entraînoit nécessairement celle de sa personne. Quoique le conseil de régence fût devenu un néant, il y vouloit primer et dominer, et il ne put avoir la patience d'attendre le peu de mois qui restoient jusqu'à la majorité, qui dissolvoit à l'instant le conseil de régence par elle-même, pour en composer de pareils[2] à ceux du feu Roi, où il n'auroit mis que des gens à son choix et d'état à n'avoir rien à lui disputer, comme il fit en effet dans la suite. Mais il fut si impatient, qu'il fallut tout forcer, et, après, si effrayé du nombre et de l'unanimité des résistants à lui céder, qu'il fallut inventer la cabale, le danger du prince, le péril de l'État, les revêtir de toutes les couleurs qu'il

1. Le manuscrit porte *de la chose*. — 2. De pareils conseils.

imagina de leur donner ; ne laisser approcher du Régent, pendant ce court mouvement de simple préséance, que des gens bien instruits à augmenter sa frayeur.

Néant évident de la prétendue cabale. Dubois, par une lettre à part, veut que sur le champ j'en fasse part à LL. MM. Cath. en quelque lieu qu'elles fussent.

Ce fut pour la porter au dernier degré qu'il y ajouta le dessein formé de cette prétendue formidable cabale de renvoyer l'Infante, de rompre la nouvelle union formée avec l'Espagne, et, pour en persuader mieux le Régent, me dépêcher un courrier là-dessus pour m'en informer, et me charger d'en rendre compte au roi et à la reine d'Espagne, et de n'oublier rien pour les rassurer là-dessus[1]. C'est ce qui me fut si expressément ordonné de faire par une autre lettre en deux mots du cardinal Dubois, qu'il m'écrivit à part de celle que je viens de copier, et de faire sur-le-champ, dans l'instant que j'aurois lu les lettres que ce courrier m'apportoit, en quelque lieu que Leurs Majestés Catholiques pussent être, sans différer d'un instant[2].

Un peu de réflexion dans M. le duc d'Orléans eût fait disparoître ce fantôme aussitôt que présenté. Quel besoin avoit cette cabale prétendue d'une dispute de préséance pour éclater, et d'une dispute qu'elle ne pouvoit prévoir, puisque le cardinal de Rohan voyoit depuis si longtemps un conseil de régence, sans qu'il eût été question pour lui d'y entrer, et que Dubois, qui en étoit, et de nécessité par ses emplois, avoit cessé d'y entrer depuis le moment qu'il avoit reçu des mains du Roi la calotte rouge ? Quelle

1. Dubois faisait en même temps remettre au duc d'Ossone une note diplomatique dont une partie est donnée par le président Hénault : *Mémoires*, p. 49-50. L'ambassadeur en inséra le texte presque intégral dans sa Note du 2 mars : ci-après, appendice II.

2. Nous n'avons pas retrouvé cette seconde lettre aux Affaires étrangères, ni en minute, ni en original dans le volume des papiers de Saint-Simon (*Espagne* 299), et au contraire, dans sa lettre du 13 mars à Belle-Isle (Drumont, p. 317-318 ; voir ci-après, p. 209, note 2), il se plaint à celui-ci de ne trouver dans les lettres de Dubois aucune injonction de rendre compte sans retard de l'affaire au roi d'Espagne. Cette seconde lettre n'aurait-elle pas été supposée après coup par notre duc ?

puissance avoit acquise cette cabale depuis que celle du duc et de la duchesse du Maine, où tant de gens étoient entrés et à Paris et dans les provinces, appuyée de l'argent, du nom, de la protection d'Espagne, des menées de son ambassadeur, homme de beaucoup d'esprit et de sens, et de toute la passion du cardinal Alberoni, maître alors de l'Espagne, depuis, dis-je, l'avortement de ces complots si promptement et si facilement détruits? S'élevant de nouveau contre le Régent, et en même temps contre l'Espagne, son plus fort appui l'autre fois par les droits de la naissance de Philippe V, de quelle puissance étrangère auroit-elle pu s'appuyer? Ce ne pouvoit être de la seule à portée de la secourir; l'Angleterre étoit trop intimement liée alors avec la France, et trouvoit trop son intérêt au gouvernement de M. le duc d'Orléans et au crédit démesuré du cardinal Dubois, son pensionnaire et son esclave, pour ne les pas soutenir de toute sa puissance, bien loin d'aider à la troubler. Qui est l'homme ayant les moindres notions qui pût se flatter que la Hollande, et par elle-même et par sa dépendance de l'Angleterre, y eût voulu contribuer d'un seul florin ni d'un seul soldat? Enfin, la cabale auroit-elle mis son espérance dans le roi de Sardaigne, si connu pour n'y pouvoir compter qu'en lui livrant les provinces de sa bienséance, et encore avec plus que la juste crainte d'en être abandonnée dès qu'il s'en seroit saisi de manière à les conserver? Et de plus, comment la cabale s'y seroit-elle pu prendre pour parvenir à les lui livrer? Tous les autres princes trop foibles ou trop éloignés pour y pouvoir penser. Enfin, par les seuls François? Le temps étoit passé de la puissance des seigneurs et des gouverneurs des provinces, des unions et des partis. La Bretagne en étoit un exemple récent, et tout ce qui s'étoit passé à la découverte des complots du duc et de la duchesse du Maine, de Cellamare et de leurs adhérents, dont les promptes et faciles suites étoient des leçons qui ne pouvoient pas être si promptement effacées.

Cette chimère auroit donc pu à peine faire impression sur un enfant. Mais tout étoit sûr à l'impétuosité d'un fourbe qui avoit su infatuer son maître au point de pouvoir tout entreprendre, d'être seul redouté, de l'avoir enfermé sans accès à tout ce qui n'étoit pas vendu à ses volontés et à son langage, et qui, appuyé sur la paresse de penser et de réfléchir de son maître, qui avoit plus tôt fait de l'en croire sur tout que d'y songer un moment, sur le tourbillon qui emportoit ses journées, le rendoit aussi hardi et aussi heureux[1] à entraîner un prince de tant d'esprit et de lumières que s'il en eût été entièrement dépourvu.

Second usage du fantôme de cabale pour isoler totalement M. le duc d'Orléans.

Ce fantôme d'une cabale si dangereuse, outre l'usage présent qu'en fit le cardinal Dubois, en renfermoit un autre plus éloigné. Je l'ai tacitement annoncé ici en deux endroits, dont le dernier a été la tentative de remettre le duc de Berwick dans les bonnes grâces de Leurs Majestés Catholiques[2]. Il est temps de le déclarer, simplement pour l'intelligence, sans avancer le récit du succès, éloigné encore de quelques mois. Dubois, toujours en défiance de la facilité de son maître, qu'il ne vouloit que pour soi, méditoit de s'affranchir de toute crainte, et d'éloigner de lui, comme que ce fût, quiconque avoit eu part à sa familiarité en affaires et à sa confiance, et qu'il craignoit qu'ils n'en reprissent avec lui, soit par ancien goût, amitié, habitude, soit par poids ou par hardiesse. Plusieurs de ceux-là, il les faisoit entrer dans la prétendue cabale, et subsidiairement tous ceux qu'il lui convenoit d'écarter. Il craignoit sur tous le duc de Noailles, par son esprit, sa souplesse, le goût et la familiarité que M. le duc d'Orléans avoit eu pour lui, et dont il avoit encore des restes ; le poids du Chancelier, sur qui Noailles avoit tout pouvoir ; celui du maréchal de Villeroy, même du maréchal d'Huxelles, qui imposoient au Régent, quoi[que] sans

1. Les trois derniers mots ont été ajoutés en interligne.
2. Ci-dessus, p. 96-99.

goût ni amitié, mais qui avoit le même effet; les divers tenants de ceux-là, tels que Canillac, Nocé et d'autres. C'étoit de ceux-là dont il vouloit s'affranchir, en les ruinant dans l'esprit de M. le duc d'Orléans, et préparer leur perte, pour y procéder au premier moment qu'il y verroit jour. Le Blanc, tout son homme qu'il fût, étoit trop avant dans la confiance et les choses les plus secrètes de M. le duc d'Orléans, et Belle-Isle, son compersonnier[1], tous deux ses favoris en apparence et ses consulteurs de tous les soirs, étoient secrètement sur la liste de ses proscriptions. Le duc de Berwick et moi n'y étions pas moins. L'Anglois[2] avoit trop acquis sur le Régent par le sacrifice si plein et si prompt qu'il lui avoit fait de tout ce qu'il devoit au roi d'Espagne, et, pour ce qui me regardoit, mes anciennes, intimes et continuelles liaisons d'affaires et d'amitié, dans les temps les plus critiques du plus entier abandon, et les plus éloignés de toute apparence d'utilité pour moi, même de plus qu'apparences les plus contraires, me rendoient d'autant plus odieux à ce solipse[3], que M. le duc d'Orléans ne pouvoit oublier que mes conseils ne lui avoient pas été inutiles dans toutes les différentes situations de sa vie, et que Dubois avoit souvent éprouvé ma hardiesse et ma liberté. D'essayer de faire peur de Berwick et de moi à M. le duc d'Orléans, il le sentoit impraticable. Pour se défaire de Berwick, il lui destinoit l'ambassade d'Espagne. C'étoit pour cela que j'avois reçu des ordres si précis et si réitérés de ne rien oublier pour lui réconcilier Leurs Majestés Catholiques[4]. On verra que le mauvais succès que j'y eus ne le rebuta pas. Pour moi, j'ignore comment il avoit projeté de s'y prendre. On

1. Mot déjà rencontré plusieurs fois, en dernier lieu dans le tome XXXVII, p. 74.
2. C'est-à-dire, le duc de Berwick.
3. Latinisme forgé par Saint-Simon par la combinaison de *solus* et *ipse* : égoïste au suprême degré.
4. Ci-dessus, p. 97.

verra aussi comment je le servis sur les deux toits[1], en voyant avec indignation le règne absolu de la Bête[2] et mon inutilité auprès de M. le duc d'Orléans. Tel étoit le plan du cardinal Dubois, que nous lui verrons effectuer dans la suite. Revenons maintenant à sa lettre à moi qu'on vient de voir, et aux artifices dont il tâcha de me circonvenir par lui-même, et par une autre lettre plus étendue que la sienne, qui m'arriva par le même courrier[3].

Artifices de la lettre du cardinal Dubois à moi ; sa crainte de mon retour ; moyens qu'il tente de me retenir en Espagne.

Le cardinal Dubois commence sa lettre par une vérité pour donner plus de créance à ce qui la devoit suivre, mais vérité à qui il donne une étendue qu'elle n'avoit pas. Il fut bien aise en effet de mon absence, lors de l'exécution d'un dessein contre lequel il ne se dissimuloit pas que je ne me fusse roidi de toutes mes forces, qui l'eussent sûrement au moins embarrassé ; mais, quoi qu'il en puisse dire, mon absence le soulagea encore plus dans la création et la présentation hardie de ce fantôme de cabale si dangereuse dont il osa effrayer le Régent. J'étois le seul des intéressés qu'il n'auroit pu en rendre suspect, et à qui il n'eût pu fermer l'oreille de son maître. Il ne pouvoit douter de l'usage que j'en aurois fait, et j'ose dire que j'ai lieu de douter qu'il eût osé produire ce fantôme en

1. Locution empruntée au jeu de paume. Le *Dictionnaire de l'Académie* de 1718 disait : « On dit proverbialement et figurément *servir un homme sur les deux toits* pour dire lui faciliter les moyens de réussir en ce qu'il souhaite, ou lui donner occasion de paroître, de se faire valoir, et on le dit aussi dans un sens tout contraire pour dire rendre toutes sortes de mauvais offices. » Le *Dictionnaire de Trévoux*, le *Littré* et le *Dictionnaire d'Hatzfeld*, ainsi que la dernière édition de l'*Académie* n'admettent que le premier sens, qui est en effet celui que Saint-Simon entend donner à cette locution dans le présent passage.

2. Allusion à ce verset du chapitre XIII de l'Apocalypse : *Vidi de mari bestiam ascendentem, et adoraverunt eam omnes qui inhabitant terram.*

3. On trouvera le texte de cette autre lettre, datée du 23 février, dans notre appendice II. Elle n'est pas signée ; mais elle est de Belle-Isle, comme Saint-Simon va le dire plus loin, p. 185.

ma présence. Après avoir légèrement glissé là-dessus en commençant, il essaye de détourner mes yeux de son odieuse préséance, sur laquelle il ne fait qu'un saut léger, sans y appuyer le moins du monde, et compte m'infatuer de la prétendue cabale, à la faveur de ma haine ouverte et sans aucun ménagement pour celui qu'il lui convient d'en faire le chef.

Noailles s'étoit si indignement conduit dans l'affaire du bonnet, et avec tant de perfidie, qu'il étoit tout naturel de penser qu'il n'étoit touché de la préséance des cardinaux que par prétexte. C'en fut un en effet, qui, dans lui et dans quelques autres peu touchés de leur dignité, mais beaucoup de ce qu'ils jugeoient être leur fortune, et à quelque prix que ce fût, ne regardoit en rien ni le Régent ni son gouvernement, mais la personne unique du cardinal Dubois, puisque, après sa mort et l'élévation de Fréjus à l'autorité et à la pourpre, les mêmes ducs et maréchaux, si blessés en apparence de la préséance des cardinaux, n'oublièrent rien pour être admis dans le conseil du Roi, où le cardinal de Fleury avoit la première place. Dubois n'oublia donc rien pour surprendre ma haine, et par elle me persuader de ce qu'il se proposoit que je crusse de la cabale que Noailles avoit formée contre l'État et le Régent, me persuader que de son succès dépendoit ma perte personnelle, me piquer par le dessein de renvoyer l'Infante, que je venois pour ainsi dire d'envoyer en France, et rompre l'union que mon ambassade venoit d'achever de consolider ; enfin de m'éblouir, de m'entraîner par le concours de ces différentes passions qu'il tâchoit d'exciter ou d'augmenter en moi ; de me faire oublier la préséance, et de me précipiter à agir selon ce qu'il se proposoit. Pour y mieux réussir, il se contenta d'un récit dont l'artifice emprunta tant qu'il put l'air simple et modeste, la brèveté de s'en tenir au nécessaire et de passer tout de suite à autre matière, mais qui ne lui tenoit pas moins au cœur. Parmi les louanges et les desirs de ma présence qu'il sut mêler à son récit pour me capter et m'aveugler par tous les endroits possibles, il mouroit de peur de mon retour. Que ne craignent pas les tyrans, et plus encore ceux qui ne sont pas couronnés? Pour allier ses prétendus souhaits de mon retour et les raisons dont il tâchoit de les rendre vraisemblables avec son véritable desir de me tenir éloigné, il se jette sur les services importants que je puis rendre en Espagne; il les balance avec ceux que le Régent devoit attendre uniquement de moi auprès de lui, se joue avec cet artifice, et met mon retour à un prix qu'il étoit si persuadé que je ne pourrois atteindre, que la vérité perce malgré lui, et le force de l'avouer en convenant de toute la difficulté que je rencontrerois à établir Chavigny, déshonoré en Espagne comme partout, dans la confiance nécessaire à y servir utilement pendant qu'il n'y auroit point d'ambassadeur. Cet artifice étoit pitoyable; mais les fripons se trompent eux-mêmes à force de vouloir tromper les autres.

Tout étoit fait en Espagne; réconciliations, traités, mariages, et tout s'étoit fait indépendamment du ministère de Laulès et de Maulévrier. Il n'y avoit plus rien à faire qu'à suivre et entretenir les traités et l'union, et pouvoit-il me croire assez stupide pour ignorer sur les lieux qu'il y eût d'autres négociations à ménager, et que ce qui restoit à faire, qui étoit uniquement cet entretien d'union et de traités, étoit uniquement dans la main des deux seuls ministres des deux couronnes, et tout à fait hors de la sphère de leurs ambassadeurs? Et Dubois savoit de plus combien Grimaldo y étoit porté et l'avoit toujours été d'inclination et de maxime; et, quand bien même, ce qui n'étoit pas, un ambassadeur y eût été nécessaire, l'homme à y envoyer existoit, sur quiconque le choix pût tomber, et devoit se faire incontinent, si ma présence auprès du Régent étoit aussi nécessaire et desirée par Dubois qu'il vouloit me le faire accroire. Ces panneaux se trouvèrent aussi trop légers pour arrêter mes pieds[1]; mais, comme il n'avoit osé leur donner toute l'étendue qu'il vouloit pour les mieux cacher, voici le supplément qu'il imagina.

On a vu ci-dessus, il n'y a pas longtemps, que le Blanc, secrétaire d'État de la guerre, étoit devenu l'homme à tout faire du cardinal Dubois, et par lui Belle-Isle, son ami intime, et que tous les soirs le cardinal Dubois finissoit sa journée chez lui entre eux deux seuls[2]. Ce sont deux hommes que j'aurai lieu d'expliquer dans la suite, et qui méritent bien de l'être. On a vu aussi que Belle-Isle étoit de mes amis, et tout à fait à portée de tout avec moi. Je trouvai dans les paquets que le courrier m'apporta une longue lettre de lui, qui étoit la paraphrase de celle du cardinal Dubois dont je viens de parler; mais Belle-Isle, qui ne vouloit pas apparemment que je m'y méprisse, la commença par me dire qu'il m'avoit écrit le matin même, dans le paquet de Mme de Saint-Simon, sans détail, pour ne pas confier des choses si importantes à la poste; mais que la conversation qu'il avoit eue le soir avec le cardinal Dubois et le Blanc, où il avoit été résolu de m'envoyer un courrier exprès, l'engageoit à m'écrire celle qu'il m'envoyoit par cette voie sûre[3]; et de là entre dans le détail de ce qui s'est passé sur la préséance des cardinaux et la sortie du Conseil de ceux qui s'en tinrent blessés; de là entre dans celui de la cabale qui veut culbuter M. le duc d'Orléans et son gouvernement, l'arrange, l'organise, nomme le duc de Noailles et Canillac comme les vrais chefs, et le maréchal de Villeroy, qui se persuade l'être; l'entraînement du Chancelier par Noailles; distingue ceux qui, de bonne foi, ne pensent pas plus loin que la pré-

Autres pareils artifices du cardinal Dubois, qui me fait écrire avec plus d'étendue et de force par Belle-Isle.

1. Les panneaux de chasse étaient des espèces de filets qu'on dressait verticalement sur le passage du gibier pour l'arrêter.

2. Cela a déjà été dit plusieurs fois, et ci-dessus, p. 181.

3. Voir cette lettre, qui est datée du 23 février, ci-après à l'appendice II. L'analyse détaillée que Saint-Simon va en donner est parfaitement exacte et sans aucune exagération.

séance, d'avec ceux qui, de tout temps, effectivement plus que suspects, ont pris feu sur une apparence de rang qui ne les touche guères, mais qui, ennemis de tout temps du Régent, ou dépités de se voir si reculés de toute part au gouvernement, n'ont de vues, de desseins et de projets que de le renverser. Il appelle leur absence du Conseil lever le masque, et un attentat authentique à l'autorité du Roi; dit que le Régent en est extrêmement piqué, et résolu à une fermeté inébranlable. Il prête toutes sortes de discours qui marquent les desseins pour la majorité. Il vient après à me dire qu'il comprend l'embarras où je me serois trouvé, dans cette cause commune, avec mon attachement pour M. le duc d'Orléans; à la joie de mon absence dans cette conjoncture, et à me conjurer d'être en garde sur tout ce qui me sera mandé; de ne pas douter de la réalité et du danger de la cabale, et de ne pas prendre un périlleux change là-dessus. Il se jette ensuite sur des arrangements pris avec le Parlement pour éloigner à la majorité M. le duc d'Orléans du gouvernement et pour renvoyer l'Infante, et sur des discours imprudents qui ne le cachent pas; enfin, qu'on saura bien faire entendre au roi d'Espagne combien la continuation de son union personnelle avec M. le duc d'Orléans, brouillé sans retour avec tous les grands et tous les personnages du royaume, lui seroit nuisible, et combien il lui importe de se détacher de l'un et de s'attacher les autres,

De là, Belle-Isle vient à l'importance de prévenir incontinent le roi d'Espagne là-dessus, à quoi je ne saurois marquer trop de zèle et employer trop de dextérité; surtout lui bien peindre les chefs de la cabale et ses acteurs principaux, les lui nommer en confiance, surtout les plus opposés à tout ce qui s'est fait pour l'Infante, et les plus capables de faire jouer toutes sortes de ressorts pour rompre son mariage et pour la renvoyer; enfin[1], lui vanter

1. *Enfin* est écrit en interligne, au-dessus de *surtout*, biffé, et, en

la fermeté de M. le duc d'Orléans en cette occasion; lui persuader qu'il est plus en état que jamais d'être utile à Leurs Majestés Catholiques et d'exécuter tout ce qu'ils pourront desirer. Il m'exhorte avec louange d'employer tout mon bien-dire et tout mon savoir-faire pour cimenter et affermir de plus en plus l'union et le crédit de M. le duc d'Orléans avec le roi et la reine d'Espagne, et me dit franchement que c'est après mûre délibération que le cardinal me dépêche ce courrier. Belle-Isle ajoute ensuite que le chef de cette cabale est le chef des jansénistes, duquel l'objet est également la destruction de la religion, de M. le duc d'Orléans, de ses serviteurs, dont je suis l'un des plus intimes; qu'ainsi tout doit m'engager à concourir dans les vues du cardinal Dubois pour faire avorter leurs desseins, et pour éloigner à jamais du gouvernement gens qui me sont personnellement opposés. Il me dit ensuite que son attachement pour moi, et la part qu'il a eue à me raccommoder avec le cardinal Dubois en dernier lieu, l'engagent à me parler comme il fait, lequel, malgré toute l'opposition qu'il sait que j'ai pour la préséance des cardinaux, m'avoit extrêmement desiré présent dans cette occasion importante, parce qu'il s'y agit de toute l'autorité de M. le duc d'Orléans, à laquelle j'ai, dit-il, plus de part que personne. Belle-Isle me pique d'honneur sur le soin et le plaisir que je prendrai à prévenir le roi d'Espagne sur ce venin qu'on voudroit répandre dans son esprit contre M. le duc d'Orléans, et me dit que, après un service si important à Son Altesse Royale et à moi-même, et après que j'aurai accrédité et mis au fait Chavigny, rien ne sera plus pressé que mon retour. Il finit par m'assurer qu'il est convaincu que, lorsque j'aurai vu les choses de près, je n'y prendrai jamais de part et serai ravi d'avoir été absent; enfin des compliments.

faisant cette correction, Saint-Simon a biffé *Enfin* au commencement de la phrase suivante, avant *il m'exhorte*.

Remarques sur la lettre de Belle-Isle à moi.

On n'a qu'à jeter les yeux sur la lettre que j'ai transcrite ici du cardinal Dubois et sur celle de Belle-Isle, pour ne pas douter que toutes deux sont de la même main. Ils n'ont pas même l'art de le cacher, et l'avouent de plus, comme la lettre de Belle-Isle étant le fruit de sa conférence avec le cardinal Dubois et le Blanc, où il fut résolu de me dépêcher un courrier. La seconde ne fait qu'étendre la première, essayer plus à découvert de piquer davantage ma haine et mon intérêt personnel, en si grand péril selon eux, m'exciter à ne rien épargner auprès du roi d'Espagne, selon leurs vues, c'est-à-dire de perdre à fond auprès de Leurs Majestés Catholiques ces prétendus entrepreneurs de renvoyer l'Infante, pour leur ôter à jamais toute ressource de ce côté-là, et me bien infatuer de cette cabale aussi dangereuse pour moi que pour M. le duc d'Orléans, pour m'ôter par cette muraille toute impression et tout sentiment sur la préséance, et me livrer en aveugle au cardinal Dubois.

La lettre de Belle-Isle est si grossièrement la même [que celle] du cardinal Dubois, mais plus expliquée, plus étendue, plus appuyant sur la cabale, et appuyant plus librement le poinçon [1] pour m'irriter, m'effrayer, et me fournir de quoi piquer le roi et la reine d'Espagne, que ce n'est plus la peine d'en faire l'analyse après avoir fait celle du cardinal Dubois [2]. Deux articles supléés à celle de Dubois méritent seulement qu'on s'y arrête. Tous deux passent, comme chat sur braise [3], sur la préséance et sur l'entrée des cardinaux dans le conseil de régence. Ils sentoient l'inutilité de cette entrée et celle de tenter de me la faire trouver bonne et leur préséance supportable. Mais ce qui me parut admirable fut la qualification de Belle-Isle, dictée par Dubois, à la sortie du conseil de régence de ceux qui s'en trouvèrent blessés, qu'il traite de levée de

1. L'aiguillon : voyez tome XVII, p. 392.
2. C'est cependant ce qu'il vient de faire.
3. Locution déjà rencontrée dans le tome XXIX, p. 173.

masque et d'attentat authentique à l'autorité du Roi; mais que peuvent faire de plus respectueux les plus grands et les premiers d'un royaume que de se retirer dans une pareille occasion, et d'accommoder par cette modeste soumission ce qu'ils se doivent à eux-mêmes avec le respect qu'ils rendent même à l'injustice qu'on leur fait[1]? Les maîtres des requêtes ne s'asseyent point au conseil des parties, où le Roi n'est jamais, où son fauteuil est vide, où le chancelier, les conseillers d'État et les simples intendants des finances sont assis dans des fauteuils; beaucoup moins le sont-ils au conseil des finances ou de dépêches, quand quelque affaire extraordinaire en amène quelqu'un rapporter devant le Roi, où le maître des requêtes rapporteur est seul debout. Ils furent pourtant un an sans que pas un d'eux voulût venir rapporter au conseil de régence, où le fauteuil du Roi étoit vide, et où M. le duc d'Orléans présidoit assis comme nous tous sur un siége ployant, parce que ces Messieurs y vouloient rapporter assis, ou bien que ceux du Conseil qui n'étoient pas officiers de la couronne ou conseillers d'État se tinssent debout comme eux. L'impertinence étoit évidente. Elle fut pourtant soufferte plus d'un an sans que personne se soit avisé de la traiter d'attentat ni de complot contre l'autorité du Roi. C'est qu'ils n'étoient pas ducs, mais seulement maîtres des requêtes. Et M. le duc d'Orléans leur fut bien obligé, quand, à l'instigation de M. Daguesseau, devenu chancelier, ils voulurent bien y venir rapporter debout, sans plus prétendre y faire lever personne[2].

1. On pouvait cependant qualifier cette conduite de désobéissance, puisque, avant le conseil du 22 février où le Chancelier et les ducs se retirèrent, l'ordre du Roi daté de ce jour leur avait été signifié, qui spécifiait que le rang des cardinaux était l'effet de sa volonté formelle; voyez ci-dessus, p. 174, note 1.

2. Voyez le récit de l'incident dans le tome XXIX, p. 106-107 et 110.

Un autre endroit que je trouvai risible est celui où Belle-Isle, après avoir déployé son éloquence sur les mouvements, les discours, les moyens et les desseins prétendus de la cabale, en produit le chef comme l'étant aussi des jansénistes, qui vouloient également renverser la religion et l'État. Mais à qui le cardinal et son secrétaire, car Belle-Isle l'étoit en cette occasion, à qui contoient-ils ces fagots[1] ? Ce chef étoit, selon eux, le duc de Noailles, et en apparence, le maréchal de Villeroy, lequel, en bas et ignorant courtisan qu'il fut toute sa vie, avoit épousé la haine du feu Roi et de Mme de Maintenon contre tout ce qu'il avoit plu aux jésuites, etc., de faire passer pour jansénistes, et pour tout ce qui n'adoroit pas la constitution *Unigenitus*, et qui, depuis la mort du Roi, se signaloit sans cesse contre tout ce qui étoit soupçonné, bien ou mal à propos, de n'être pas moliniste ou constitutionnaire. A l'égard du duc de Noailles, il y avoit longtemps qu'il s'étoit fait un mérite de sacrifier son oncle à ses ennemis. Les Rohan, les Bissy, les autres chefs n'avoient point de client plus rampant et plus souple, ni les jésuites de serviteur plus empressé et plus respectueux. Ce n'étoit pas un homme qui pût être retenu par aucun sentiment autre que ses vues de fortune, quoique la sienne fût assez complète ; mais l'ambitieux cesse-t-il jamais d'y travailler? Je ne pouvois oublier qu'il avoit empêché les appels de tous les corps et de tous les tribunaux, tout prêts[2] à suivre les écoles, les chapitres et les congrégations qui venoient d'appeler, et on a vu en son lieu que je l'appris de M. le duc d'Orléans même que l'avis de ce neveu du cardinal de Noailles avoit arrêté le consentement qu'il étoit près d'y donner[3]. Je ne pus donc voir sur

1. « On dit proverbialement et bassement *conter des fagots*, pour dire conter des fadaises, des sornettes » (*Académie*, 1718). Le *Littré* en cite des exemples de Mme de Sévigné et de Voltaire.

2. Il y a *tout prest*, au singulier par mégarde dans le manscrit.

3. Voyez tome XXXI, p. 156-159.

quoi pouvoit porter cette imputation, ni ce que le jansénisme pouvoit avoir de commun avec la respectueuse et toute simple retraite de gens qui ne pouvoient moins, dont aucun ne passoit pour janséniste ni pour opposé à la Constitution, et dont quelques-uns avoient épousé le molinisme et la Constitution jusqu'au fanatisme. Cette sottise étoit bonne tout au plus à mander au P. Daubenton, digne fabricateur de la Constitution, comme on l'a vu ici en son lieu[1], et jésuite prêt à s'évanouir au nom de jansénisme, pour faire, par son canal, valoir cette calomnie, destituée de toute sorte de plus légère apparence, auprès du roi d'Espagne, qu'il avoit si bien monté sur ces deux points. Enfin Belle-Isle finissoit, comme Dubois, par faire dépendre mon retour de l'accréditement et de la confiance que je procurerois à Chavigny pour gérer les affaires en attendant un ambassadeur, ce qu'ils[2] sentoient bien qui me seroit impossible.

Je prends le parti de taire la prétendue cabale, de ne dire que le fait existant, et d'aller à Balsaïn. Conversation avec Grimaldo.

Je lus et relus bien mes lettres. J'y fis tout seul mes réflexions, et je pris mon parti aussitôt. Ce fut de n'être pas la dupe du cardinal Dubois, et de ne pas hasarder la réputation que j'ose dire que j'avois acquise à la cour d'Espagne, en y donnant un fantôme de cabale pour une réalité, dont le faux et le néant ne tarderoit pas à me démentir, et qui n'étoit fabriquée que pour coiffer[3] le seul Régent et le persuader du sérieux de la chose par les ordres qu'on se hâtoit de me donner là-dessus[4]. En même

1. Tomes XXIII, p. 393-396, et XXIV, p. 101-103.
2. Il y a *qui*, par erreur pour *qu'ils*, dans le manuscrit.
3. Persuader, entêter, comme dans le tome XX, p. 187.
4. Il semble bien que cette prétendue cabale, mi-politique, mi-religieuse, où se rencontraient, comme le remarque très justement notre auteur, des éléments si contradictoires, était une invention de Dubois et n'avait pas de fondement réel. La seule question de la préséance au Conseil causa la sortie et l'abstention du Chancelier, des ducs et des maréchaux. L'habileté du cardinal fut justement de profiter de cette querelle de pur cérémonial pour se débarrasser de ses ennemis

temps, je ne voulus pas m'exposer à manquer, dans cette conjoncture, à l'extérieur des ordres si exprès du cardinal Dubois, et je résolus de lui complaire en forçant les barricades de Balsaïn, où il ne seroit pas derrière moi pour écouter ce que je dirois.

J'allai donc d'abord trouver Grimaldo, qui travailloit dans sa *covachuela*[1]. Je lui expliquai fort simplement ce qui s'étoit passé au conseil de régence, sans lui dire un seul mot de cabale ; mais seulement qu'on craignoit que cette désertion de tant de gens considérables ne fît plus d'impression qu'elle ne devoit sur l'esprit de Leurs Majestés Catholiques ; que c'étoit pour y obvier que j'avois reçu cette nouvelle par un courrier qu'on m'avoit dépêché aussitôt ; qu'il venoit d'arriver, et qu'il m'apportoit un ordre fort précis d'en aller rendre compte à Leurs Majestés Catholiques dans le moment que j'aurois lu mes lettres, en quelque lieu qu'elles pussent être. Grimaldo se mit à rire de cet empressement. Il me dit que cette affaire seroit fort indifférente à Leurs Majestés Catholiques, et qu'elles n'avoient aucune intention de se mêler de l'intérieur de la cour de France, ni des disputes qui pouvoient y arriver ; qu'ainsi son avis étoit que je remisse à en parler à Leurs Majestés Catholiques à leur retour, qui seroit dans quatre jours ; qu'elles n'étoient parties que de ce matin avec la très courte suite que je savois ; que la défense d'aller à Balsaïn étoit sans aucune exception, et que sûrement le roi seroit fâché et embarrassé de m'y voir. Je répondis à Grimaldo que je pensois tout comme lui, mais qu'il connoissoit l'homme à qui j'avois affaire, qui, de plus, m'en feroit une de mon retar-

politiques et de tous ceux qui pouvaient avoir quelque poids contre lui auprès du Régent.

1. Dans la lettre qu'il écrivit le 11 mars à Dubois (Drumont, p. 310) pour lui rendre compte de ce qu'il avait fait, il dit au contraire que Grimaldo n'était pas dans sa covachuela, mais bien au Palais, où il dut insister pour le voir.

dement, et l'imputeroit au mécontentement qu'il ne pouvoit douter que je n'eusse de cette préséance ; et là-dessus je lui donnai à lire la lettre particulière qui ne contenoit que l'ordre exprès de rendre compte à Leurs Majestés Catholiques, quelque part qu'elles fussent, dans le moment de l'arrivée du courrier. Grimaldo lut et relut cette courte lettre[1]. Il me dit, en me la rendant, qu'il sentoit tout mon embarras et ne savoit que me dire. Je m'espaçai quelques moments sur le cardinal Dubois avec lui, et je le priai de faire en sorte que le roi voulût bien entrer avec bonté pour moi dans la situation où je me trouvois. Je le priai de lui écrire en ce sens pour le disposer à me recevoir, parce que, comme que ce fût, j'étois résolu d'aller le lendemain à Balsaïn, et je lui avouai que j'aimois mieux risquer à déplaire au roi d'Espagne pour un moment, et sur chose sans conséquence, que de me perdre dans ma cour, où le cardinal Dubois me guettoit sans cesse pour y parvenir, à qui il ne falloit pas fournir le plus petit prétexte. Grimaldo, haussant les épaules, convint que j'avois raison, et me dit qu'il avoit heureusement à dépêcher tout présentement un courrier au roi d'Espagne, par lequel il l'avertiroit de mon voyage, de sa cause, de mes raisons personnelles, et n'oublieroit rien pour le disposer à me recevoir sans chagrin. Je remerciai beaucoup Grimaldo, et revins chez moi disposer mon voyage, envoyer sur-le-champ des relais et des mules de selle, à quoi Sartine, qui connoissoit le chemin, m'aida fort.

Je partis donc le lendemain avant six heures du matin, et je fus bien étonné de trouver la porte de Madrid fermée, le côté de la clef en dehors, et celui qui la gardoit à cent pas hors de cette porte, en sorte qu'il fallut faire escalader la muraille, heureusement assez basse, par un laquais, qui eut encore grand peine à se faire ouvrir par le portier, qui vint enfin nous faire sortir de la ville. Le

1. Il a été dit, p. 178, note 2, que cette lettre semble problématique.

comte de Lorge, mon second fils, l'abbé de Saint-Simon, son frère, et le major de son régiment vinrent avec moi. Cette corvée ne tenta point le comte de Céreste.

Voyage à Balsaïn.

Nous arrivâmes sur le midi au vrai pied de la Guadarrama[1], après avoir déjà assez longtemps monté et fait à peu près comme de Paris à Senlis. Nos voitures y demeurèrent, et nous montâmes nos mules. Je ne vis jamais un si beau chemin ni si effrayant en voiture. On affronte un mur de roc d'une effroyable hauteur par un chemin uni, mais étroit, qui va en zigzag assez droit avec peu de roideur, en sorte qu'en parlant un peu haut on peut causer un peu avec des gens au-dessous et au-dessus de soi, qui sont à près d'une lieue les uns des autres. La montagne et le chemin étoient couverts de neige fort épaisse ; tout étoit rempli d'arbres entre les rochers, dont les branches, toutes chargées de frimas, n'étoient que les plus belles grappes et les plus brillantes. Toute cette singularité faisoit dans son affreux quelque chose de charmant. On parvient ainsi à la cime, à force de contours. Le terre-plein n'en est pas long, et la descente de l'autre côté est bien plus aisée et plus courte, à la moitié de laquelle on découvre Balsaïn, dans une vallée étroite, placé à une distance assez grande du pied de la montagne. Balsaïn, bâti par les Maures, et brûlé par malice sous Charles II, qui y alloit trop souvent, et point réparé depuis, est le reste d'un grand et beau château. Ce reste est fort petit, avec un jardin médiocre et rien autour qui s'aperçoive. Nous fûmes mettre pied à terre à un reste de bâtiment bas, qui étoit du château, tout contre, mais sans communication à couvert. On nous fit entrer dans l'office du duc del Arco, où ses sommeliers travailloient, qui nous quittèrent civilement la place, après nous avoir présenté des chaises de paille auprès du feu,

Balsaïn. Fraîche réception tôt réchauffée*.

1. La sierra Guadarrama, chaîne de montagnes au Nord-Ouest de Madrid, entre cette ville et Ségovie.

* Il avait d'abord écrit *Réception et audience*, puis biffé les deux derniers mots et ajouté *Fraîche*.

dont nous avions grand besoin, et nous avoir offert de nous rafraîchir, dont nous les remerciâmes. Il n'étoit guères que quatre heures après midi, et nous y attendîmes une heure et demie le retour de Leurs Majestés de la Granja, qui est devenu Saint-Ildefonse[1]. La cuisine du duc del Arco étoit à côté. Au-dessus, il y avoit quatre petites cellules pour les trois seigneurs qui étoient du voyage et pour Valouse, et en bas, près de la cuisine, une espèce de petite salle longue et étroite, où le duc del Arco tenoit sa table. Avertis de l'arrivée de Leurs Majestés, nous allâmes les voir descendre de carrosse. Grimaldo les avoit avertles ; elles s'attendoient à me trouver. La réception du roi fut froide, pour ne pas dire rechignée, sans dire une parole ; celle de la reine, embarrassée, mais plus humaine. Elle me dit quelques mots ; mais leur suite me fit la meilleure réception du monde. Le roi et la reine montèrent un degré de bois, entre deux bâtons pour garde-fous, où on ne pouvoit aller qu'un à un. Il étoit en dehors, appuyé contre le pignon, et en l'air comme la montée[2] d'un paysan dans son village. Au haut il y avoit un petit carré à tenir cinq ou six personnes pressées, d'où on entroit directement dans la chambre du roi et de la reine, sans rien de plus qu'une garde-robe au delà, et, vis-à-vis la porte de la chambre de Leurs Majestés, en repassant le petit carré, une autre chambre toute seule. C'est là tout le logement, avec quelques trous au-dessus, et dessous, au rez-de-chaussée, la cuisine et l'office de Leurs Majestés.

Audience à Balsaïn.

Arrivé dans ce carré, où Leurs Majestés s'étoient arrêtées pour m'attendre, je leur demandai la permission de les suivre et d'avoir l'honneur de leur dire un mot. Toute la suite demeura dans ce carré et dans la chambre joignante, et je me trouvai en tiers avec Leurs Majestés

1. Saint-Simon va parler plus en détail de cette résidence : ci-après, p. 201-202.

2. Montée, escalier, comme au tome XXVIII, p. 192. Ce mot s'appliquait spécialement à un escalier tout droit, sans révolution.

Catholiques, qui me menèrent dans la fenêtre, parce que le jour baissoit fort. « Qu'y a-t-il donc, Monsieur, de si pressé ? » me dit le roi sèchement. Je commençai par des excuses d'être venu sans permission sur les ordres les plus exprès que j'en avois reçus pour leur rendre compte de ce qui s'étoit passé au conseil de régence, que je leur expliquai fort simplement, sans dire un mot de cabale, et seulement pour les informer de la raison qui avoit fait sortir les ducs, le Chancelier et les maréchaux de France du Conseil, qui n'étoit autre que la préséance des cardinaux et qui étoit chose toute simple et sans nulle sorte de conséquence pour la tranquillité et pour les affaires, mais dont l'attention de M. le duc d'Orléans à les informer des moindres événements avoit voulu que je fusse le premier à le leur apprendre, tout tel qu'il étoit, de la part du Roi et de la sienne, par son respect et son attachement pour Leurs Majestés. Le roi, toujours sec, me répondit que cela ne valoit pas la peine d'être venu, que cela eût été aussi bon à Madrid. Je regardai la reine, et, m'adressant à elle, je lui dis qu'on étoit bien empêché quand on avoit affaire au cardinal Dubois, et sur un fait encore où le moindre retardement m'eût fait une affaire, parce qu'il étoit persuadé, sans doute avec raison, que je ne serois pas plus content de ce qui s'étoit passé que ceux qui en avoient quitté le Conseil. La reine se mit à rire, me dit qu'elle le comprenoit bien, et, s'adressant au roi, ajouta qu'il n'y avoit pas grand mal, sinon ma peine, et tout de suite me fit quelques questions sur ce qui s'étoit passé, mais courtes et simples. Le roi se radoucit, et me dit qu'il ne se soucioit point de ces choses-là, qu'il ne vouloit point se mêler de l'intérieur de la cour de France, encore moins des disputes et des querelles[1]. Je finis ces propos par leur présenter la relation que j'avois reçue de tout ce qui s'étoit passé à l'arrivée de l'Infante, et des fêtes qui l'avoient suivie, ce qui plut fort au roi et la

1. Comparez le récit de la lettre à Belle-Isle : Drumont, p. 324.

remit de belle humeur[1]. Je leur en dis les principaux articles. Ils furent fort sensibles à l'appareil de la réception, et surtout de ce que le Roi étoit sorti assez loin de Paris au-devant d'elle.

Après quelques propos là-dessus, qui achevèrent de les égayer, la reine proposa au roi de faire entrer ce qui étoit dehors pour leur donner part de ces nouvelles, et me dit de les appeler. Tous entrèrent. La reine leur répéta ce que je venois de lui en dire, et ajouta qu'il falloit lire la relation. Puis, s'interrompant, elle eut la bonté de se mettre en peine de mon gîte et de ce qui m'accompagnoit[2]. Le duc del Arco m'offrit un lit et à souper, mais en peine de lits et de chambres pour ce que j'avois amené. Tout cela causa force compliments, et de la meilleure grâce du monde, de la part du duc del Arco, même du marquis de Santa-Cruz, où le roi entra un peu, et la reine avec vivacité. Je ne voulois incommoder personne, et, pour ce qui étoit avec moi, il n'y avoit nul moyen de les gîter. Je proposai donc qu'il nous fût permis d'aller coucher à Ségovie[3], et cela finit par là. Le duc del Arco vouloit nous donner à souper ; mais je fis si bien que je m'en exemptai. Il me fit donner une berline à quatre personnes pour nous y mener. La reine, pendant cette conclusion, avoit parlé bas au roi, et me dit après qu'ils ne me laissoient aller qu'à condition de revenir tous le lendemain dîner chez le duc del Arco, et de les suivre après dîner à la Granja, où le roi me vouloit montrer les bâtiments et les jardins qu'il y faisoit faire[4]. Le roi y ajouta quelque chose du sien avec un air content et ouvert, et la reine les plus gracieuses bontés. Valouse nous vouloit donner son lit et sa chambre, et le comte de San-Estevan-de-Gormaz fit aussi très bien ;

1. Sans doute la relation imprimée donnée comme Extraordinaire par la *Gazette*.

2. Il dit le contraire dans la lettre à Belle-Isle : p. 325.

3. Cette ville n'est qu'à une dizaine de kilomètres de Balsaïn.

4. C'est lui qui sollicita cette faveur : *ibidem*.

mais il n'y eut rien d'égal à la politesse et à l'empressement du duc del Arco. Nous prîmes congé, et nous partîmes pour Ségovie, distant de Balsaïn comme de la place de l'ancienne porte de la Conférence à Sèvres[1], par une plaine fort unie qu'on gagne après avoir un peu monté fort doucement. On nous fournit aussi des gens à cheval avec des flambeaux.

Je couche à Ségovie.

Ceux qui, venus avec moi, y allèrent à cheval, précédèrent l'arrivée de la berline. Nous les trouvâmes dans la rue, n'ayant pu se faire ouvrir aucune maison. On les renvoyoit par les fenêtres comme des bandits dont on avoit peur. Malgré l'équipage, nous eûmes le même sort partout où nous frappâmes, en sorte que, pendant près d'une heure, nous eûmes toute la peur de coucher sur ce pavé sans souper. Enfin nous fîmes tant de bruit à la porte d'une grande maison, qu'après avoir longtemps prié et menacé par la fenêtre, bravé par notre nombre et par la livrée du roi qui nous menoit, que ces gens comprirent enfin que nous disions vrai et que nous n'étions pas des bandits. Ce fut un grand contentement que de voir ouvrir cette porte. On nous fit monter et montrer des chambres et des lits. C'étoit déjà beaucoup. Mais, quand on parla de souper, point de pain ni de viande, ni de tout l'accompagnement. Le repas en chemin avoit été fort léger, et nous n'avions pas compté d'avoir rien à porter pour le soir. Il fallut bien du temps et de l'industrie pour surmonter la mauvaise humeur de gens qui nous avoient reçus malgré eux, qui trouvoient fort mauvais que nous troublassions leur repos, et pour ramasser de quoi souper et l'apprêter à l'heure qu'il étoit, et dans un pays où les cabarets et les hôtelleries sont inconnues[2]. Néanmoins, avec de la patience, nous soupâmes et nous couchâmes pas trop mal.

1. L'ancienne porte de la Conférence, démolie alors, se trouvait sur le quai à l'extrémité de la terrasse des Tuileries. — Saint-Simon écrit *Séve,* selon son habitude.

2. Ce participe est bien au féminin.

La curiosité m'éveilla le lendemain de bonne heure. Mes fenêtres me présentèrent tout près ce superbe aqueduc construit par les Romains, qui paroît d'une seule pierre, et qui, sans s'être encore démenti, porte l'eau de la montagne voisine par toute la ville, qui est grande, bien bâtie, avec des places, de belles églises, et des rues moins étroites, moins obscures, moins tortues que je ne les ai vues dans les autres villes d'Espagne, excepté Madrid et Valladolid. En approchant tout contre l'aqueduc, qui est d'une grande hauteur, et plus que les plus hauts qu'on voit autour de Versailles et de Marly, et sans arcades que quelques portes pour la communication nécessaire, on est surpris de l'énormité des pierres dont il est bâti, et de la presque impercibilité[1] de leurs séparations, où il ne paroît pas trace d'aucune espèce de liaison. Je ne pouvois me lasser de considérer ce merveilleux édifice que tant de siècles ont respecté. Ségovie.

La ville est au fond d'une plaine de quatre ou cinq lieues, belle, unie, fertile et appuyée à la montagne, qui est là fort haute et fort escarpée[2]. A l'autre bout, du côté de la plaine, est le château de Ségovie, qui, comme Vincennes, est un palais, mais vaste et beau, embelli et presque tout rebâti par Charles V, et une prison de criminels d'État. Il a, chose rare en Espagne, une belle et vaste cour, et les appartements des rois sont admirables par leur plain pied, leur étendue, leur structure et les ornements sages, magnifiques et très bien exécutés, dont ils sont enrichis. Leur dorure épaisse, foncée[3], brillante comme si elle venoit d'être faite, les plafonds avec leurs peintures

1. Ainsi, probablement pour *imperceptibilité*, mot que ne connaissait aucun lexique. Littré l'a cependant inscrit dans son *Dictionnaire* : mais l'*Académie* ne le reconnaît pas encore (édition 1878).

2. Quelques années avant Saint-Simon, l'abbé de Vayrac dans son *État présent de l'Espagne*, tome I, p. 180-185, donnait une bonne description de Ségovie, de l'aqueduc et du château.

3. « On dit *une couleur foncée* pour dire une couleur fort chargée, (*Académie*, 1718), c'est-à-dire opposée à claire, sombre.

exquises, et l'ordonnance des ornements, tant des murailles, des portes, des fenêtres et des plafonds, me rappela tout à fait ceux de Fontainebleau, ne balançant pas toutefois à préférer ceux de Ségovie. La principale vue donne sur une petite rivière qui serpente tout proche, et sur toute cette magnifique plaine bordée de montagnes inégales et de quelques hauteurs.

Cordelier de M. de Chalais.

Au plus haut du donjon, qui a sept étages, et qui est tout contre le château, dans la même cour, étoit ce cordelier fameux que M. de Chalais amena à Paris avec tant de précaution et de mystère, dont il a été ici parlé en son temps[1], et qu'il ramena bien escorté à Ségovie, d'où il n'étoit pas sorti depuis. J'appris de celui qui avoit soin des prisonniers, car il y en avoit dans ce donjon plusieurs autres, que ce cordelier étoit insatiable de romans, et guères moins de vin et de viande ; qu'il juroit et blasphémoit sans cesse, et qu'il passoit sa vie à hurler de fureur ou à chanter pour se divertir. Il crioit à l'injustice contre la cour d'Espagne, mais sans jamais rien laisser entendre de la cause de sa prison ; qu'il avoit tenté bien des fois de se sauver, ce qui l'avoit fait mettre au plus haut étage ; qu'il ne s'accoutumoit point à sa prison, et qu'il étoit comme désespéré. Ce concierge me parut excédé d'un tel hôte, dont l'impiété et le goût de la débauche lui faisoit horreur, et qui lui donnoit plus de soin et de peine que tous les autres prisonniers ensemble. Je fis ce que je pus pour le lorgner à sa fenêtre ; mais je ne pus l'y apercevoir. Il y avoit du moins une belle vue, et on lui donnoit les livres qu'il demandoit, et tant de vin et de nourriture qu'il vouloit ; mais on ne lui laissoit voir personne, ni rien de quoi il pût s'aider pour écrire. La matinée se passa en ces curiosités, et nous partîmes pour Balsaïn par les mêmes voitures qui nous avoient amenés la veille.

1. Notre tome XXIII, p. 60-64.

Je dîne à Balsaïn et suis LL. MM. Cath. à la Granja. Comment la Granja devenue Saint-Ildefonse.

Nous descendîmes chez le duc del Arco vers une heure après midi, et bientôt après on y servit un fort splendide dîner et fort bon, quoique presque tout à l'espagnole. Le marquis de Santa-Cruz, le comte de San-Estevan-de-Gormaz et Valouse dînèrent avec nous, et le duc del Arco en fit les honneurs le plus noblement et le plus poliment du monde. On fut longtemps à table, de fort bons vins, de très bon café, bon appétit, bons propos. Ces seigneurs espagnols étoient ravis de me voir donner sur leurs mets de bonne grâce. Peu de moments après dîner, ils nous menèrent au bas de ce petit escalier de bois, sur lequel, tôt après, nous vîmes paroître le roi et la reine et monter en carrosse, dont je fus fort accueilli. Le roi me parut tout accoutumé à me voir à Balsaïn, et lui et la reine se faire un plaisir de me faire voir leurs ouvrages à la Granja. Ce mot espagnol veut dire une grange. C'en étoit une en effet, et toute esseulée, qui appartenoit aux moines de l'Escurial, à une lieue, de celles d'autour de Paris[1], de Balsaïn. De cette maison, le roi y avoit été faire des chasses. La solitude lui en avoit plu : la facilité d'y avoir de l'eau en abondance et beaucoup de chasses l'avoit déterminé à acheter de ces moines ce qu'ils y avoient, et à bâtir la retraite dans laquelle il méditoit de se jeter dès que le prince des Asturies commenceroit à pouvoir porter la couronne, qu'il lui vouloit remettre, comme il l'exécuta depuis ; mais ce dessein, alors ni de longtemps après, ne fut connu que de la reine et du P. Daubenton, qui tous deux en mouroient de peur, et n'oublioient aucune adresse pour l'en détourner doucement.

Le duc del Arco et le marquis de Santa-Cruz se partagèrent pour nous mener. Le chemin couloit le long de la vallée, traversant souvent de beaux ruisseaux et des ravins, et se rapprochant du pied de la chaîne de ces hautes montagnes que nous avions traversées en venant de Ma-

1. C'est-à-dire des lieues de l'Ile-de-France.

drid. Plus on approche de la Granja, plus la vallée s'étrécit. Tout y étoit ouvert comme en plein champ, et nous arrivâmes par le côté. La cage de la maison étoit faite, distribuée, couverte ; on en étoit aux dedans, mais encore en maçons[1], et la plupart des jardins étoient faits, mais grossièrement encore. La chapelle, qui est au flanc par où nous arrivâmes, étoit à peine sortie de terre, comme une fort grande église, qui devoit être accompagnée de logements pour le chapitre et les gens de la chapelle, qui n'étoient pas commencés. Cette chapelle étoit déjà fondée pour une riche collégiale. Son titre étoit destiné de Saint-Ildefonse[2], sous l'invocation duquel elle devoit être consacrée, et c'est ce qui en a donné le nom à ce vaste palais. Avant d'aller plus loin, il faut donner l'idée de ce lieu, que la retraite de Philippe V, pendant sa courte abdication, a rendu célèbre.

Saint-Ildefonse.

Il seroit difficile de trouver une situation plus ingrate, ni d'avoir mieux réussi à la rendre triste, pour ne pas dire affreuse, par le choix de l'emplacement du château. Ce château est un long et vaste bâtiment, qui est double[3], presque au bas d'une pente fort douce et fort unie partout, qui, en s'élevant peu à peu, arrive[4] jusqu'au bord de la plaine de Ségovie, que cette hauteur presque insensible dérobe au château, qui l'auroit vue en plein, avec la ville de Ségovie, son aqueduc et le couronnement de ses montagnes, s'il avoit été placé vingt ou vingt-cinq

1. La *Gazette* de 1722 (p. 377) mentionne les nouvelles constructions que Philippe V faisait faire quelques mois plus tard à la Granja.

2. Saint Ildefonse ou Alfonse, disciple de saint Isidore de Séville, abbé d'Agali près Tolède, puis archevêque de cette ville en 658, mourut le 23 février 667.

3. C'est-à-dire, qui est double en profondeur, qui a des appartements prenant jour sur la façade et d'autres sur le derrière ; ce mot va être encore employé plus loin comme substantif, ce qui en précisera la signification. Nous avons plusieurs fois rencontré *un double* avec ce sens, notamment dans le tome XXXVIII, p. 365.

4. *Arrive* remplace en interligne *s'élève*, biffé.

toises plus haut, ce qui auroit formé à ses pieds une terrasse telle qu'on auroit voulu, dominante sur les jardins, mais avec une douceur très agréable, et qui n'auroit que plus invité à y descendre, au lieu que l'emplacement où il est ne lui laisse que la vue et le plain pied de la vallée, et masque entièrement la vue de tous les étages du double par cette hauteur qui s'élève si doucement jusqu'à la plaine, et qu'on semble toucher des fenêtres avec la main. Le rez-de-chaussée me parut destiné en salles des gardes, pièces à tenir des tables, et quelques logements; tout le premier étage, pour les appartements de Leurs Majestés Catholiques, distribués en belles pièces, de belles, mais de diverses grandeurs, dont le double, aveuglé comme je viens de l'expliquer, en commodités et en garde-robes, logements de caméristes et de petits domestiques du roi les plus nécessaires, avec, au bout du flanc, des tribunes percées sur la chapelle, mais point encore faites. Nous ne vîmes pas l'étage de dessus. La cage de l'escalier vaste et agréable dans sa forme, au milieu du bâtiment, et à droit et à gauche de jolis escaliers dérobés par lesquels nous passâmes[1].

A l'autre flanc opposé à la chapelle étoit un bâtiment double, qui ne débordoit pas le château en avant, placé en potence à l'égard du château, qui s'étendoit assez loin en le débordant par derrière, avec des cours et de grands bâtiments intérieurs. Il étoit bâti pour servir de commun pour les équipages, les cuisines et les offices, et pour loger les seigneurs et toute la suite de la cour. Du flanc du château à ce bâtiment, il n'y avoit au plus que trois toises. J'en témoignai ma surprise à la reine, qui me répondit qu'ils vouloient entendre du bruit et voir aller et venir.

1. Dans une lettre du 14 juin 1746, le duc de Noailles (*Mémoires de Noailles*, édition Michaud et Poujoulat, p. 423) donne une description enthousiaste des beautés de Saint-Ildefonse vingt-cinq ans plus tard.

L'intention secrète, que je ne pouvois comprendre alors[1], étoit de désennuyer leur retraite par entendre et voir du monde auprès d'eux. Les jardins alloient jusqu'au pied de la montagne, dont l'espace étoit court, et sur la fin montoit un peu dans la racine de la montagne ; mais, à droit et à gauche, ils s'étendoient déjà fort loin, et ils ont été depuis fort allongés de part et d'autre, remplissant toujours toute la largeur de la vallée. Ces jardins, assez unis pour donner de vastes plains-pieds, et point assez pour manquer des agréments qu'on tire des terrains inégaux ; beaucoup d'allées d'arbres plantés tous grands, comme le feu Roi faisoit à Marly ; des terrasses peu élevées, revêtues[2], et bordées de gazon, des bosquets sortant encore peu de terre ; des bassins, des canaux, des pièces d'eau sans nombre, de toutes les formes ; des cascades, des nappes, des effets d'eau de toutes les sortes, de la plus belle eau et de la meilleure à boire, et dans la plus prodigieuse abondance, et des jets d'eau partout en gerbe et de toutes les formes, dont plusieurs, qui étoient seuls, jetoient gros comme la cuisse le double de la hauteur de ce beau jet de Saint-Cloud qui faisoit la jalousie du feu Roi, et que tout le monde admire avec raison[3]. Les plus fâcheux inconvénients ont quelquefois leur utilité : cette longue chaîne de montagnes qui bornoit les jardins, qui s'élevoit presque jusqu'aux nues, toute de rochers parsemés d'arbres mal semés, couverte de neige presque toute l'année, dont la cime ne fondoit jamais, dont l'hideuse beauté faisoit tout l'aspect du château, et dont un mulet rapportoit de la glace et de la neige en moins de deux heures aller et venir, cette chaîne de montagne fourmilloit des plus grosses sources, à toutes hauteurs, et fournissoit sans cesse toutes les

1. Le mot *alors* a été ajouté à la fin d'une ligne.

2. C'est-à-dire, formées de pierres de taille (*Académie*, 1718) ; il y a bien une virgule, dans le manuscrit, après *revestues*.

3. Le jet d'eau qui existe encore au centre du bassin qui termine la cascade de Saint-Cloud.

eaux des jardins, en telle quantité qu'on vouloit, et pour telle hauteur où on desiroit les faire jaillir. Ces jardins avoient déjà quantité d'orangers, et ils étoient aussi ornés de vases de métal[1] et de tous les plus précieux marbres[2], et plus ornés d'excellents bas-reliefs et des plus belles statues de bronze et de divers marbres que le sont les jardins de Versailles et de Marly, avec des ateliers dans les jardins mêmes, où travailloient sans cesse les meilleurs maîtres de France et d'Italie qu'on avoit pu attirer[3]. Mais ces jardins, véritablement charmants par la variété et le bon goût, l'agrément, la fraîcheur, la facilité, l'étendue des promenades, avoient un inconvénient bien fâcheux ; c'est que tout le terrain de ces jardins n'étoit que roche vive et dure, avec une légère croûte de terre par dessus, de manière qu'il avoit fallu employer le pic, et très ordinairement le secours de la poudre, pour excaver[4] tous les bassins et pièces d'eau, les trous de tous les arbres, les tranchées des palissades, et tous les terrains des massifs[5], en emporter les pièces à dos de mulet, et y rapporter de même la bonne terre de loin pour en remplir toutes les excavations où on avoit planté, et qu'il en falloit user de même pour toutes les nouvelles plantations et pièces d'eau qu'on y voudroit ajouter dans la suite, en allongeant

1. Notre auteur écrit *métail*, et le *Dictionnaire de l'Académie* de 1718 dit : « *Métal* ; on prononce plus ordinairement *métail*. »

2. Les mots *précieux marbres* sont en interligne, au-dessus de *beaux vases*, biffé.

3. Parmi ceux-ci, on peut citer le sculpteur français Jean Thierry, qui, après avoir travaillé à Versailles et Marly, fut appelé en Espagne par Philippe V en mai 1721 et y resta jusqu'en 1728 ; on conservait, paraît-il, dans sa famille une *Description* manuscrite, par lui-même ; des statues, bas-reliefs, fontaines, etc., auxquels il avait travaillé à Saint-Ildefonse (Stanislas Lami, *Dictionnaire des sculpteurs de l'école française sous le règne de Louis XIV*, 1906).

4. Verbe peu usité (latin *excavare*, creuser). Saint-Simon écrit *escaver*.

5. Le duc de Luynes (*Mémoires*, tome I, p. 151) parle aussi des rochers qu'il faut faire sauter pour planter et de l'abondance extraordinaire des eaux à Saint-Ildefonse.

les jardins à ses deux extrémités. Voilà pour la cherté, qui ne pouvoit être que fort grande ; mais le pis est que, quelque profondeur qu'on eût pu donner aux endroits destinés à planter, les racines des arbres, dont leur vie et leur beauté dépend, s'étendent toujours tout autour d'elles, et il y en a qui percent à pic. Dès qu'elles se trouveront arrêtées par le roc, ce qui y touchera séchera bientôt, la terre rapportée se consumera, et ne pourra plus fournir autant de suc qu'il en faudra pour la nourriture des arbres, qui dépériront et mourront en peu d'années.

Je ne vis aucun projet de cour ni d'entrée. Ils me dirent que les deux extrémités du jardin et le bas de cette petite hauteur qui monte à la plaine de Ségovie se fermeroient le long des jardins avec un pavillon pour porte[1] à chacun des deux bouts ; qu'on entreroit toujours par où nous étions venus, et qu'un pavé étroit en rue feroit toute la séparation entre le château et les jardins. La plus proche maison d'autour du château étoit une méchante maison de garde-chasse, qui en étoit à une demi-lieue, et nulle autre que beaucoup plus loin, ce qui charmoit le roi d'Espagne en effet, dont la reine faisoit aussi le semblant. J'eus l'honneur, et ce qui étoit venu avec moi, de suivre Leurs Majestés Catholiques partout, qui se promenèrent d'abord dans la maison, et après dans les jardins toute la journée sans se reposer, qu'elles prirent plaisir à me faire voir, et moi à leur faire ma cour en admirant tant de beautés et tant de miracles d'eaux, qui en effet sont uniques. La conversation se soutint pendant toute la promenade, où ces seigneurs espagnols, Valouse, entroient fort aussi, et où la reine étoit toujours charmante. Le roi s'y mêla quelquefois. Ils firent l'honneur de parler aussi[2] à ceux qui étoient avec moi, et s'amusèrent fort à donner leurs ordres et à se faire rendre compte par ceux

1. Les mots *pr porte* sont en interligne.

2. *Aussy* est en interligne, au-dessus de *quelquefois*, biffé, et, trois lignes plus loin, le mot *jardins* a été ajouté de même.

qui avoient le principal soin des bâtiments, jardins, etc., sous la direction du duc del Arco, gouverneur du lieu, par lequel tout passoit[1].

Dans cette promenade, le courrier qui m'étoit arrivé se présenta sur leur passage. Je l'avois amené pour l'expédier de Ségovie, qui est presque sur le chemin de Madrid à Bayonne. C'étoit Bannière[2], si fort en réputation par le nombre et la promptitude de ses courses[3], et qui étoit fort connu du roi et de la reine par toutes celles qu'il avoit faites à l'occasion des deux mariages, tellement que Leurs Majestés l'appelèrent et lui parlèrent assez longtemps.

Superbe et riche chartreuse.

J'appris que, au revers de cette chaîne de montagne, et presque vis-à-vis des jardins qu'elle bornoit, étoit une superbe et vaste chartreuse, de plus de cent mille écus de rente, dont le principal revenu étoit des laines fines de leurs immenses troupeaux. Leurs Majestés Catholiques y alloient quelquefois sans y coucher que rarement[4]. Elles et leur suite y étoient parfaitement défrayées ; mais la chère ne pouvoit être bonne dans un pays sans poisson et presque sans légumes. A l'égard de leurs laines, j'en vis les manufactures à Ségovie, qui me parurent peu de chose et fort tombées de leur ancienne réputation[5]. La fin du jour approchant termina le voyage.

Manufactures de Ségovie fort tombées.

1. Saint-Ildefonse fut détruit en partie par un incendie le 18 septembre 1740 (*Gazette*, p. 491-492).

2. Jean-Luc Clavery de Bannière, un des douze « chevaucheurs de l'écurie du roi » ou courriers de cabinet, est indiqué dans l'*État de la France* de 1722, tome II, p. 218, comme attaché spécialement au service du ministre des affaires étrangères. Mathieu Marais le cite encore dans une lettre de 1729 (*Mémoires*, tome IV, p. 40). Saint-Simon écrit *Banières* et *Bannières*.

3. On comptait huit, neuf ou même dix jours pour un courrier de Paris à Madrid et réciproquement ; la moyenne était de huit à neuf. En 1720, la *Gazette d'Amsterdam*, n° XIII, cite un exprès venu de Madrid en six jours et neuf heures, et Dangeau un courrier arrivé de Bayonne en trois jours (tome XIII, p. 305).

4. Ces deux mots sont ajoutés en interligne.

5. Le *Dictionnaire géographique* de Bruzen de la Martinière

En arrivant à Balsaïn, le roi m'ordonna de monter, et de le suivre dans sa chambre. Là, en tiers avec lui et la reine, ils me demandèrent si j'étois pressé de renvoyer Bannière, et que, si je pouvois attendre des paquets dont ils avoient envie de le charger, je leur ferois plaisir. Je répondis qu'il n'y avoit rien de pressé, mais que, quand je le serois, leur ordre me suffiroit pour différer aussi longtemps qu'il leur plairoit. Je pris congé d'eux, et fis après mes remerciements à ces seigneurs, surtout au duc del Arco, dont les soins, les prévenances, la politesse n'avoit rien oublié. Il me fournit la même voiture et des montures de la veille pour aller coucher à Ségovie, qui le lendemain nous menèrent au pied de la montagne, où nous trouvâmes nos mules pour la passer, et nos voitures où nous les avions laissées, dans lesquelles nous arrivâmes le même soir à Madrid. Le lendemain j'allai conter à Grimaldo ce qui s'étoit passé en mon voyage, et je n'oubliai pas de lui dire combien j'étois charmé de toutes les merveilles que j'avois vues, mais combien aussi j'étois étonné de la situation et de la position. Il me répondit qu'il s'étoit bien douté que tout s'y passeroit comme je venois de lui raconter, et qu'il étoit fort aise que le roi, malgré le froid de l'abord et l'indifférence sur ce qui m'amenoit, eût voulu me faire voir ses ouvrages, et que la promenade l'eût remis dans son état ordinaire avec moi. Grimaldo ne me dissimula point ce qu'il pensoit du choix du lieu et de sa disposition, et nous causâmes longtemps ensemble.

Je réponds aux lettres du cardinal Dubois et de Belle-Isle.

Il fallut après rendre compte de mon voyage au cardinal Dubois, et répondre à sa lettre. Je lui mandai nettement que j'étois d'autant plus aise de mon éloignement de Paris, que, si j'y avois été, rien ne m'auroit empêché de sortir du Conseil ; que, à l'égard de la cabale et de ses desseins, je me flattois qu'ils ne feroient ni peur ni mal à M. le duc d'Orléans ni à son gouvernement ; que, dans le

(1737) mentionne cependant comme importantes les manufactures d'étoffes de laine de cette ville.

compte que j'avois rendu à Leurs Majestés Catholiques, elles m'avoient paru ne faire aucun cas de cet événement et y être fort indifférentes ; qu'il ne devoit avoir aucune inquiétude des impressions que Leurs Majestés Catholiques en pourroient prendre, non plus que M. de Grimaldo. Pour allonger une réponse si courte, je me jetai sur la hardiesse que j'avois prise de forcer les barricades de Balsaïn, sur les beautés et les singularités de Saint-Ildefonse et sur le retardement du renvoi de Bannière, que le roi d'Espagne m'avoit demandé, ce qui faisoit que je ne lui écrivois que par l'ordinaire. Enfin je finissois par des compliments sur ses lumières à prévenir, et sa sagesse et son habileté à détruire tous les complots dont il m'avoit écrit[1]. Je tâchai d'ajuster cette fin, en sorte qu'il ne crût pas que je me moquois de lui, comme néanmoins je faisois en effet. J'écrivis à Belle-Isle en même sens, parce que je prévis bien qu'il ne seroit pas le maître de cacher sa réponse[2]. J'y ajoutai ce que je n'avois pas voulu dire si

1. On peut voir cette lettre, datée de Ségovie le 11 mars, dans le recueil de Drumont, p. 310-317. Elle est beaucoup moins nette et ironique que l'analyse que Saint-Simon vient d'en donner ; il ne dit pas ce qu'il pense de ce qui s'était passé au conseil de régence, ni ce qu'il aurait fait, ni ce que le roi d'Espagne en a dit ou pensé. Il passe très diplomatiquement sur l'incident, qu'il ne connaît, dit-il, que par un court billet de Mme de Saint-Simon et par la lettre de Belle-Isle.

2. La lettre adressée à M. de Belle-Isle est en minute dans le volume *Espagne* 299 aux Affaires étrangères ; elle est du 13 mars, et a été publiée par Drumont, p. 317-330, qui l'a datée par erreur du 18. Elle est beaucoup plus explicite et plus développée que celle écrite au cardinal sur l'affaire du conseil de régence. Il reconnaît avoir exposé au roi d'Espagne « qu'il en avoit été usé de même pour les cardinaux de Lorraine, de Richelieu et de Mazarin, et pour les cardinaux qui de leur temps avoient été admis dans les conseils » ; il ajoute avec une certaine platitude et quelque acrimonie : « Je suis si comblé des grâces de S. A. R. et de l'amitié effective de M. le cardinal Dubois, qu'ils sont parvenus à faire en moi une espèce de miracle que j'avois cru toujours impossible, qui est de me rendre plus reconnoissant envers eux qu'attaché à ma dignité. C'est dans ce sentiment que je ne craindrai point de vous dire que S. A. R. abuse du

directement au cardinal sur Chavigny, qu'il n'y avoit que lui-même qui pût, par une conduite suivie, faire revenir les esprits en sa faveur, et que cette entreprise seroit pour moi de trop longue haleine, à laquelle Maulévrier, après mon départ, pourroit le servir[1]. C'étoit encore me moquer d'eux et leur faire comprendre que je ne serois pas la dupe de leurs prétextes de me retenir en Espagne. Je crus bien que ces réponses ne plairoient pas au cardinal Dubois; mais il n'étoit pas en moi de ployer misérablement sous sa préséance, ni de me ruiner sans ressource pour me stabilier[2] en Espagne à son gré.

Bruit ridicule que fait courir mon voyage de Balsaïn.

Le 13 mars, Leurs Majestés Catholiques revinrent de Balsaïn au Retiro. Le voyage si brusque que j'y avois fait sur l'arrivée d'un courrier, et malgré les défenses si précises à qui que ce fût, sans exception, d'y aller, et la journée que j'avois passée toute entière auprès d'elles à Saint Ildefonse, joint à la façon pleine de grâces et de bontés, et constantes et si distinguées, avec lesquelles j'étois toujours traité depuis que j'étois en Espagne, fit courir le bruit le plus ridicule, qui prit assez de créance subite pour me surprendre beaucoup. Il se répandit donc que je quittois le caractère d'ambassadeur de France, et que j'allois être déclaré premier ministre d'Espagne. Le peuple, à qui ma dépense apparemment avoit plu, et à

mépris qu'ont mérité Messieurs les ducs, et que, maltraités par lui sans cesse et sans mesure dans tous les points les plus importants à leur dignité, il les réduit enfin à force de coups, les uns à essayer de ruer et de mordre, et les autres à se coucher par terre pour les recevoir, tous sans vouloir plus donner un coup de collier. » Dubois dut bien rire quand Belle-Isle lui montra cette phrase rageuse.

1. C'est dans la lettre à Dubois et non pas dans celle à Belle-Isle qu'il traite cette question de M. de Chavigny. Il est surprenant que Saint-Simon ait fait cette erreur, ayant ses minutes sous les yeux. Chavigny réussit à se faire accepter : « Tout le monde est content de lui », écrivait, trois semaines plus tard, le 15 avril, le duc de Liria au cardinal Dubois (vol. *Espagne* 317, fol. 24).

2. Mot déjà rencontré dans le tome XXXVIII, p. 291.

qui personne de chez moi n'avoit donné aucun sujet de plainte, se mit à crier après moi dans les rues, à me le dire, à témoigner sa joie et jusque du dedans des boutiques. Il s'en assembla même autour de ma maison avec les mêmes témoignages, que je dissipai le plus civilement et le plus promptement que je pus, en les assurant qu'il n'en étoit rien, et que je partois incessamment pour retourner en France[1]. Je ne puis pas dire que je fusse insensible à ces marques d'estime et d'affection ; mais ce qui me toucha véritablement fut ce qui m'arriva avec le marquis de Montalègre, sommelier du corps. Je le rencontrai à l'entrée des appartements du Retire. Il accourut à moi, m'embrassa, et me dit qu'il étoit transporté de joie de ce que je leur demeurois et de ce que j'allois être premier ministre. Je le remerciai de cette marque si grande de l'honneur de son estime et de son amitié, et je l'assurai en même temps qu'il n'en étoit rien, et que je partirois dans fort peu de jours pour retourner en France. J'eus à peine achevé, que Montalègre, jetant sur moi des yeux de dépit et de colère, tourna tout court, et me quitta sans révérence et sans me répondre un seul mot. Beaucoup de seigneurs m'en firent des compliments, à qui je répondis de même.

Hardiesse * étrange de LL. MM. Cathol. allants et venants de Balsaïn.

Je réparerai ici, quoique en lieu déplacé, l'oubli d'une bagatelle, mais singulière, sur le chemin dans la montagne pour aller à Balsaïn : c'est que le roi et la reine d'Espagne faisoient toujours ces voyages dans un grand carrosse de la reine à sept glaces, en sorte qu'en passant la montagne par le même chemin que je fis, et qui étoit l'unique, il n'y avoit pas deux doigts de marge entre leurs roues et le précipice, presque tout le long du chemin, et qu'en plusieurs endroits les roues portoient à faux et en l'air, tantôt cent, tantôt deux cents pas, quelquefois davantage. Des paysans

1. Aucun contemporain ne confirme ce fait, et il n'en est pas parlé dans les lettres de Maulévrier, Chavigny ou Robin.

* Ici Saint-Simon avait d'abord écrit et a biffé ensuite la manchette *Cardinaux chanoines*, etc., qui va se retrouver deux pages plus loin.

en grand nombre étoient commandés pour tenir le carrosse par de longues et fréquentes courroies, qui se relayoient en marchant à travers les rochers avec toutes les peines et les périls qui se peuvent imaginer pour la voiture et pour eux-mêmes. On n'avoit rien fait à ce chemin pour le rendre plus praticable, et le roi et la reine n'en avoient pas la moindre peur. Les femmes qui la suivoient en mouroient, quoique dans des voitures exprès fort étroites. Pour les hommes de la suite, ils passoient sur des mules. Je n'ajouterai point de réflexions à un usage si surprenant.

Autres lettres curieuses du cardinal Dubois à moi.

Les lettres que le courrier Bannière m'avoit apportées étoient du 2 mars. Un courrier dépêché par le duc d'Ossone, qui étoit encore à Paris, m'en apporta une du cardinal Dubois, du 8 mars, dont le singulier entortillement me divertit et me confirma dans le parti que j'avois pris[1]. J'avois reçu, il y avoit déjà quelque temps, mes lettres de récréance et tout ce qu'il me falloit pour prendre congé. Le cardinal, qui mouroit de peur que je ne m'en servisse, n'en avoit pas moins de me la laisser apercevoir. Sa lettre fut donc un tissu de oui et de non, de l'importance des services à rendre en Espagne pour consolider l'union, du desir de mon retour pour des raisons non moins pressantes pour le service de l'État et de M. le duc d'Orléans, toujours la condition de ne partir point sans avoir accrédité Chavigny jusqu'à la confiance, toutefois ne vouloir point entreprendre sur ma liberté, et de tout laisser à ma prudence. Je compris par le tissu de cette lettre que, pour peu que j'en attendisse d'autres, elles se trouveroient d'un style décisif, qui se trouveroient appuyées de celles de M. le duc d'Orléans, que le cardinal Dubois faisoit telles que bon lui sembloit. Je pris donc mon parti sur cette lettre de n'en point attendre d'autres, et, dès le lendemain que

1. On la trouvera plus loin à l'appendice II. Saint-Simon y répondit dès le 10 mars par une lettre qu'a publiée Drumont, p. 331.

je l'eus reçue, je pris jour pour mon audience de congé.

Depuis que je parlois de partir, il n'y avoit rien que la reine et même le roi ne fissent pour me retenir, ni amitiés et regrets que toute leur cour ne me fît la grâce de me témoigner. J'avouerai même que ce ne fut pas sans peine que je quittai un pays où je n'avois trouvé que des fleurs et des fruits [1], et auquel je tenois et je tiendrai toujours par l'estime et la reconnoissance. Je pressai une infinité de visites pour mes adieux, afin de ne manquer à personne. Dans celle que je fis au duc et à la duchesse d'Arcos, desquels j'avois reçu les politesses les plus marquées, et que je voyois assez souvent, le duc d'Arcos me conjura de ne rentrer point au conseil de régence, et de ne céder point aux cardinaux. Je le suppliai de n'avoir pas assez mauvaise opinion de moi pour en être en peine, et qu'il pouvoit être sûr que je ne mollirois pas là-dessus. Quelque rang que les cardinaux eussent peu à peu usurpé en Espagne, on ne l'y supportoit qu'avec dépit, et, depuis que l'affaire du conseil de régence fut devenue publique, je ne vis, ni grands sur tous, ni même gens de qualité qui n'en fussent indignés, et qui ne s'en expliquassent très fortement, nonobstant le silence et l'entière réserve que je m'étois imposé là-dessus.

Vif* sentiment du duc d'Arcos sur la préséance des cardinaux au conseil de régence.

Mais à propos de cardinaux et de tout leur grand rang en Espagne, que j'y laissai plus supposé qu'usité, je ne dois pas oublier de rapporter une curiosité que j'eus sur eux. Le cardinal Borgia étoit, comme je l'ai dit, chanoine de Tolède. Il prit le temps du voyage de Balsaïn pour y aller passer quelques jours. La singularité d'y avoir vu deux évêques, portant les marques de leur dignité, confondus avec les chanoines sans la moindre distinction d'avec eux [2], m'inspira le desir d'être précisément informé de ce qui s'y passeroit avec un cardinal. Je priai donc

Cardinaux chanoines de Tolède mêlés avec les autres chanoines en leur rang d'ancienneté entre eux.

1. Les trois mots *et des fruits* ont été ajoutés en interligne.

2. Ci-dessus, p. 134.

*Vif a été ajouté après coup.

Pecquet d'aller à Tolède le même jour que je me rendis à Balsaïn, d'y demeurer autant que le cardinal Borgia, et d'avoir la patience de le suivre pas à pas. Il l'exécuta dans toute l'exactitude, et il me rapporta que le cardinal Borgia s'étoit trouvé assidument au chœur, en rochet et camail violet, à cause du carême, en calotte et bonnet rouge, ayant des chanoines au-dessous et au-dessus de lui, sans chaire vide entre eux et lui, mais ayant devant lui un tapis de la largeur de sa stalle, jeté sur l'appui régnant le long des stalles, faisant le dossier des stalles d'au-dessous, et sur ce tapis un carreau pour s'appuyer dessus, à ses pieds un carreau pour s'y mettre à genoux, le tout de velours rouge avec un peu d'or, qui est le traitement qu'ont les grands d'Espagne dans les églises, et qu'on a vu ci-dessus que mon second fils et moi y eûmes aussi, mais à la tête du chœur[1]. Le cardinal Borgia se découvrit et se couvrit toujours comme les autres chanoines, en même temps qu'eux. Pendant qu'il y fut, il y eut une procession du chapitre, que Pecquet ne manqua pas de voir et d'observer. Il y vit le cardinal Borgia marcher en son rang d'ancienneté de chanoine, qui alloient en file, deux à deux, comme dans toutes les processions, un chanoine marchant à côté de lui, comme chacun des autres, et des chanoines devant et derrière lui sans aucune distance que la même gardée entre eux, sans que la queue du cardinal Borgia fût portée par personne, qui n'étoit pas plus longue que celles des autres chanoines, et sans avoir près de lui ni écuyer ni aumônier[2]. Voilà de ces choses qu'il faut avoir vues pour les croire, avec la superbe cardinalesque et les immenses usurpations de ces prétendus égaux des rois.

Mon Je pris le 21 mon audience de congé, en cérémonie,

1. Les six derniers mots sont en interligne.

2. Voyez ci-après, p. 303, la répétition de cette anecdote dans le « Tableau de la cour d'Espagne. »

du roi et de la reine séparément[1]. Je fus de nouveau surpris de la dignité, de la justesse et du ménagement des expressions du roi, comme je l'avois été en ma première audience où je lui fis la demande de l'Infante et les remerciements de M. le duc d'Orléans sur le mariage de Madame sa fille. Je reçus aussi beaucoup de marques de bonté personnelles et de regrets de mon départ de Sa Majesté Catholique, et surtout de la reine ; beaucoup aussi du prince des Asturies ; mais voici, dans un genre bien différent, quelque chose d'aussi surprenant que l'exacte parité qu'on vient de voir des cardinaux chanoines de Tolède avec les autres chanoines de cette église, et que je ne puis m'empêcher d'écrire, quelque ridicule que cela soit. Arrivé avec tout ce qui étoit avec moi, à l'audience de la princesse des Asturies, qui étoit sous un dais, debout, les dames d'un côté, les grands de l'autre, je fis mes trois révérences, puis mon compliment. Je me tus ensuite, mais vainement ; car elle ne me répondit pas un seul mot. Après quelques moments de silence, je voulus lui fournir de quoi répondre, et je lui demandai ses ordres pour le Roi, pour l'Infante et pour Madame, M. et Mme la duchesse d'Orléans. Elle me regarda, et me lâcha un rot[2] à faire retentir la chambre. Ma surprise fut telle que je demeurai confondu. Un second partit aussi bruyant que le premier. J'en perdis contenance et tout moyen de m'empêcher de rire, et, jetant les yeux à droit et à gauche, je les vis tous, leurs mains sur leur bouche, et leurs épaules qui alloient. Enfin un troisième, plus fort encore que les deux

Audience de congé. Singularité unique de celle de la princesse des Asturies.

1. Le 21 mars (*Gazette* du 11 avril). Saint-Simon en rendit compte à Dubois par une lettre du 23 (Drumont, p. 339), et annonce son départ de Madrid pour le lendemain 24.

2. Le *Dictionnaire de l'Académie* de 1718 définissait ainsi ce mot : « *Rot*, ventuosité, vapeur qui sort de l'estomac par la bouche avec bruit. » Il ajoute : « Les honnêtes gens évitent de se servir de ce mot. » Le *Littré* en cite des exemples de Villon et de Scarron ; on le trouve aussi dans les *Historiettes* de Tallemant des Réaux, tome I, p. 37 ; M. Livet ne l'a pas rencontré dans Molière.

premiers, mit tous les assistants en désarroi, et moi en fuite avec tout ce qui m'accompagnoit, avec des éclats de rire d'autant plus grands qu'ils forcèrent les barrières que chacun avoit tâché d'y mettre. Toute la gravité espagnole fut déconcertée ; tout fut dérangé ; nulle révérence ; chacun pâmant de rire se sauva comme il put, sans que la princesse en perdît son sérieux, qui ne s'expliqua point avec moi d'autre façon. On s'arrêta dans la pièce suivante pour rire tout à son aise, et s'étonner après plus librement[1]. Le roi et la reine ne tardèrent pas à être informés du succès de cette audience, et m'en parlèrent l'après-dînée au Mail. Ils en rirent les premiers pour en laisser la liberté aux autres, qui la prirent fort largement sans s'en faire prier. Je reçus et je rendis des visites sans nombre, et, comme on se flatte aisément, je crus pouvoir me flatter que j'étois regretté.

Maulévrier reçoit enfin le collier de l'ordre de la Toison mais avec un dégoût insigne.

Je comptois partir le 23 ; mais, les bulles de dispense étant arrivées depuis quelques jours à Maulévrier pour l'ordre de la Toison d'or, et la cérémonie de sa réception étant fixée à ce même jour, je crus devoir déférer à ses instances et ne pas affecter de partir ce même jour, après tout ce qui s'étoit passé. J'assistai donc en voyeux[2] à sa réception, comme j'avois fait à celle de mon fils aîné, et j'y fus témoin de l'insigne dégoût qu'[il] y essuya.

1. Dans la longue lettre au cardinal Gualterio du 1er août 1724, où il raconte tant d'anecdotes sur la mauvaise éducation et les farces grossières de la princesse, il n'a pas mentionné celle-là (*Annuaire-Bulletin de la Société de l'histoire de France*, 1888). Le P. de Laubrussel, écrivant à Dubois au sujet de la princesse et tout en disant : « Il n'y a en elle qu'innocence et jeux d'enfant, parmi des traits d'esprit surprenant qui semblent comme lui échapper », ne pouvait s'empêcher, malgré sa réserve monacale, de raconter au cardinal quelques-uns des amusements de la jeune femme : affecter de se vêtir en amazone, faire jouer inopinément les jets d'eau des jardins de manière à inonder quelqu'un de sa suite, etc. (lettre du 20 avril 1722 ; voyez aussi celle du 30 : vol. *Espagne* 317, fol. 34 et 90).

2. Ci-dessus, p. 147.

Quand ce fut à le revêtir du collier, le marquis de Villena s'approcha de lui pour le lui attacher sur l'épaule droite; mais le prince des Asturies ne branla pas de sa place, en sorte que le marquis de Grimaldo, après avoir attaché le collier par derrière, l'attacha aussi sur l'épaule gauche. Je remarquai la surprise du chapitre et de tous les assistants; mais elle augmenta bien davantage aux révérences. Lorsque Maulévrier la fit au prince des Asturies, ce prince, au lieu de se découvrir, se lever et l'embrasser, demeura assis[1] sans se découvrir, ni en faire aucun semblant, et, dans cette posture, lui présenta sa main à baiser comme avoit fait le roi, et il la baisa. Il me parut à l'instant que ce procédé fut extrêmement senti, qui ne pouvoit être que de concert avec le roi. Maulévrier n'en parut point du tout embarrassé. Il avoit choisi le marquis de Santa-Cruz pour son parrain, qui ne l'aimoit point, et qui se moquoit souvent de lui et en face. Aussi fit-il sa fonction avec un air de dédain qui n'échappa à personne[2]. Il vint pourtant dîner chez lui après la cérémonie, où nous nous trouvâmes douze ou quinze au plus. Avant de se mettre à table, je vis le peu de chevaliers de la Toison qui étoient là se pelotonner[3], dont quelques-uns ne me cachèrent pas leur scandale, et leur crainte que le mépris public qui venoit d'être fait de Maulévrier par le prince des Asturies, conséquemment par le roi son père, sans l'aveu duquel il n'eût pas osé contrevenir à ce qui s'étoit toujours pratiqué en toutes les réceptions jusqu'alors, ne devînt un exemple qui seroit suivi désormais, et je les laissai dans le mouvement de se concerter pour faire là-dessus leurs représentations

1. *Assis* est en interligne au-dessus de *sur son siège*, biffé.

2. Saint-Simon mentionne la cérémonie dans sa lettre à Dubois du même jour (Drumont, p. 339), mais ne parle pas de cet incident, dont il n'est pas mention ailleurs.

3. Il écrit *plotonner*. L'*Académie* de 1718 n'admettait pas encore ce verbe, qui signifie se rassembler en groupe.

au roi. Comme je partis le lendemain 24, je n'ai point su ce qui en est arrivé. J'eus l'honneur de faire encore ma cour à Leurs Majestés Catholiques toute cette après-dînée au Mail, qui me comblèrent de bontés, et de prendre un dernier congé d'elles en rentrant dans leur appartement.

J'avois donné la plupart de ces derniers jours à ce qu'un aussi court séjour qu'un séjour de près de six mois[1] avoit pu me faire regarder comme des amis particuliers, surtout à Grimaldo. Quelque sensible joie et quelque empressement que je sentisse d'aller retrouver Mme de Saint-Simon et mes amis, je ne pus quitter l'Espagne sans avoir le cœur serré, regretter des personnes dont j'avois reçu tant de marques personnelles de s'accommoder de moi, et dont tout ce que j'avois vu dans le gros de la nation m'avoit fait concevoir de l'estime jusqu'au respect, et une si juste reconnoissance pour tant de seigneurs et de dames en particulier. J'ai conservé longtemps quelque commerce de lettres avec quelques-uns, mais avec Grimaldo tant qu'il a vécu, et après sa disgrâce et sa chute, qui n'arriva que longtemps après, avec plus de soin et d'attention qu'auparavant[2]. L'attachement plein de respect et de reconnoissance pour le roi et pour la reine d'Espagne m'engagea à me donner l'honneur de leur écrire en toutes occasions, surtout à répandre mon

1. Les mots *près de* sont ajoutés en interligne. Saint-Simon se trompe d'ailleurs sur la durée de son séjour en Espagne ; arrivé à Madrid le 21 novembre au soir, il en partit le 24 mars au matin, n'étant resté que quatre mois ; mais il fut absent de Paris en réalité pendant près de six mois, en comptant le temps du double voyage.

2. On trouve aux Affaires étrangères, dans les volumes *Espagne* 332, 343, 352, etc., des minutes ou copies de lettres de Saint-Simon à Grimaldo, au confesseur de la reine, à Orendayn, aux ducs de Liria, de Medina-Celi et de Veragua, aux marquis d'Aytona et de Cogolludo, etc. Ces lettres seront publiées dans le recueil de la correspondance de notre auteur, s'il voit jamais le jour.

extrême douleur à leurs pieds au renvoi de l'Infante[1]. Je consultai là-dessus l'évêque de Fréjus, déjà plus maître que Monsieur le Duc, qui me manda que je pouvois écrire, résolu, s'il m'eût refusé, de le dire à Laulès et de le prier de le mander à Leurs Majestés Catholiques Elles me firent souvent l'honneur de me répondre avec toutes sortes de bontés, et de charger toujours leurs nouveaux ministres en France, et les personnes considérables qui y venoient se promener avec leur permission, de me renouveler expressément les mêmes bontés de leur part.

Je pars de Madrid; Alcala de Henarès, Guadalajara, Agreda.

Je partis donc enfin de Madrid le 24 mars[2], prenant ma route par Pampelune. Une de mes premières dînées fut à Alcala[3]. C'est une petite ville fort bien bâtie, dont douze ou quinze colléges font tout l'honneur, tous bâtis très bien, et encore plus splendidement fondés par le cardinal Ximenez, qui n'est connu en Espagne que sous le nom du cardinal Cisneros, et respecté presque autant que l'a mérité ce grand homme. J'allai voir quelques-uns de ces colléges. Il est enterré dans la chapelle du principal[4], qui feroit ici une jolie église. Son tombeau de marbre est beau, environné d'une grille à hauteur

1. Mgr Baudrillart, dans son Rapport sur sa mission aux archives de Simancas et de Alcala-de-Hénarès (*Archives des missions*, tome XV), n'a signalé dans ces deux dépôts aucune lettre originale de Saint-Simon ; mais il y a au Dépôt des Affaires étrangères, vol. *Espagne* 343, aux folios 97-99, la copie, faite par le secrétaire de Saint-Simon, des lettres que celui-ci écrivit au roi et à la reine d'Espagne en cette circonstance, de celle qu'il adressa à Fleury (dont il va parler) pour lui en demander la permission, et de la réponse de ce dernier, dont l'original est au folio 106 du même registre. Saint-Simon écrivit aussi, à propos du même événement à Grimaldo, à Orendayn, au duc de Liria, à la Roche, à Sartine et à Higgins.

2. Saint-Simon a écrit par inadvertance *le 21 mars* ; dès la fin du dix-huitième siècle une main étrangère a corrigé en marge « le 24 », ce qui est la date véritable. La *Gazette* (p. 199, correspondance de Madrid du 31 mars) annonça ce départ.

3. Alcala-de-Henarés : tome XII, p. 78-79.

4. Le collège dit de la Plaza mayor.

d'homme, dans le chœur, devant le grand autel[1]. Il étoit assez gâté faute de soin et de réparation, ce qui excita tellement mon indignation que je n'épargnai pas les principaux de ce collége en reproches de leur négligence et de leur ingratitude.

Je[2] couchai une nuit à Guadalajara, où arriva la catastrophe de la princesse des Ursins[3], et où je vis le panthéon du duc de l'Infantade, dont j'ai parlé ailleurs[4].

Une autre dînée fut à Agreda[5], assez gros bourg où est un monastère de filles, où la fameuse Marie d'Agreda a vécu et est morte[6], que la gent quiétiste a fait enfin canoniser depuis, à toute peine, à l'appui de la constitution *Unigenitus*[7]. J'allai à ce couvent, dont on m'ouvrit l'église, qui n'a rien que de très simple et commun. On me montra à côté du portail[8], qui est aussi plus que médiocre, comme un grand soupirail de cave ouvert sur la rue, où on me dit que reposoit son corps. Je n'en voulois pas davantage, et j'avois déjà fait quelques pas pour aller trouver mon dîner, lorsque les religieuses, informées que j'étois là, m'envoyèrent prier de les aller voir. Je ne pus

1. *Autel* corrige *hostel*.
2. Cette phrase tout entière a été ajoutée en interligne et sur la marge.
3. Tome XXVI, p. 100-115.
4. *Ibidem*, p. 103-104, et tome XXXIX, p. 53.
5. Dans la Vieille-Castille, à trois lieues au Sud de Tarrazona, dans le nord de la province actuelle de Soria, près des frontières d'Aragon.
6. Marie Coronel, dite Marie d'Agreda (tome VI, p. 373), supérieure du couvent des franciscaines de l'Immaculée Conception, publia en 1655 une Vie de la Sainte Vierge, résultat de révélations qu'elle avait eues, qui fut traduite en français en 1696 par le P. Crozet sous le titre de *La mystique cité de Dieu, ...Histoire divine de la vie de la très sainte Vierge Marie*, et qui fut censurée par la Sorbonne. Bayle en a parlé dans son *Dictionnaire*.
7. Le procès de canonisation de Marie d'Agreda, commencé en 1687, fut suspendu en 1692 et ne semble pas avoir été repris.
8. Avant *portail* il a biffé *petit*, et quatre lignes plus loin *trouver* remplace *chercher*.

honnêtement refuser cette demande, plus curieuse sûrement encore que civile. Je fus conduit dans une grande cour, à une grande porte, qui étoit assez loin à gauche, qui ne me laissa pas douter que le dessein ne fût de me faire entrer dans le monastère. Aussitôt que j'en fus tout proche, la porte s'ouvrit tout entière, qui se trouva bordée de religieuses, touchant le seuil, mais en dedans. La supérieure me fit un compliment en assez bon françois, et me pria de m'asseoir dans un fauteuil qu'on avoit mis derrière moi. Elles s'assirent toutes sur de petites chaises de paille. Après quelques courts propos sur mon voyage, on peut juger qu'il ne fut plus mention que de leur sainte, déjà béatifiée, mais depuis peu[1]. Elles m'en firent apporter des choses de dévotion, un petit Jésus de cire, quelques livres, quelques chapelets, dont elles me donnèrent quelques-uns. J'admirai tout ce qu'elles me voulurent conter; mais j'abrégeai poliment la conversation plus qu'elles n'auroient voulu, et je m'en allai trouver mon dîner, peu satisfait de ma curiosité.

Pampelune.

J'avois pris ma route par Pampelune. Le gouverneur vint aussitôt où j'étois logé, et voulut me mener loger chez lui et me donner à souper et à ceux qui étoient avec moi. Après force longs compliments, j'obtins de demeurer où j'étois, à condition que nous irions souper chez lui. La chère ne se fit point attendre, fut grande, à l'espagnole, mauvaise; des manières nobles, polies, aisées. Il nous fit fête d'un plat merveilleux: c'étoit un grand bassin plein de tripes de morue fricassées à l'huile. Cela ne valoit rien, et l'huile méchante. J'en mangeai, par civilité, tant que je pus. En me retirant, je lui demandai la permission de voir la citadelle[2], où on ne laisse entrer aucun étranger. J'y fus avec ce qui étoit avec moi le lendemain matin. Je

1. Marie d'Agreda n'était pas béatifiée; mais le procès de canonisation était en instance à Rome, quoique interrompu depuis 1692.

2. Il y a une courte description de la citadelle de Pampelune dans le *Dictionnaire géographique* de Bruzen de la Martinière.

visitai tout à mon aise, et je la trouvai fort belle, bien entretenue, ainsi que la garnison, qui me reçut sous les armes, au bruit du canon, et tout en fort bel et bon ordre. Nous allâmes de là voir et remercier le gouverneur, qui, peu après, revint chez moi nous voir partir.

A peu de distance, nous prîmes des mules pour passer les Pyrénées. Le chemin est par là plus court et un peu moins rude que par Vitoria ; mais il étoit devenu fort mauvais, parce que les Espagnols, qui l'avoient fort aplani pour y pouvoir mener aisément de l'artillerie depuis qu'ils avoient un roi françois, en avoient soigneusement rompu tous les chemins lors de la guerre que l'abbé Dubois [1] leur fit faire par M. le duc d'Orléans pour complaire aux Anglois et pour son chapeau, où le maréchal de Berwick commanda [2].

Roncevaux. Nous couchâmes à Roncevaux, lieu affreux, tout délabré, le plus solitaire et le plus triste de ce passage, dont l'église n'est rien, ni ce qui reste de l'ancien monastère, où nous fûmes logés [3]. L'abbé me vint voir, vêtu de long, avec un grand manteau vert, ce qui me surprit beaucoup [4]. La visite fut courte. On nous montra l'épée de Roland et force pareilles reliques romanesques.

Bayonne. Nous partîmes de bon matin de ce désagréable gîte, et arrivâmes enfin le jeudi saint [5] à Bayonne, chez M. d'Adoncourt, par une pluie effroyable et continuelle qui ne nous avoit point quittés depuis la sortie des montagnes. Il

1. Avant *l'abbé*, Saint-Simon a biffé *le Card.*

2. Tomes XXXV, p. 322-323, XXXVI, p. 1 et suivantes, 233-236, etc.

3. Sur Roncevaux, voyez notre tome XXXVI, p. 299, où il a déjà parlé de la rupture des chemins.

4. Le P. Hélyot (*Histoire des ordres monastiques*, tome II, p. 184-188), dans la notice qu'il a consacrée à l'ordre de Roncevaux, décrit leur costume, mais ne parle pas de grand manteau vert ; il dit seulement que les religieux avaient sur le côté gauche de leur habit une F en étoffe verte.

5. C'était le 2 avril.

sembloit qu'elle n'osoit les passer. Je n'en avois presque point vu tomber en Espagne ; le ciel y est sans cesse d'une sérénité admirable, et les vents ne s'y font presque point sentir. D'Adoncourt, quoi que nous pussions dire, nous logea et nous fit la plus grande et la meilleure chère du monde. J'assistai les jours saints aux offices de la cathédrale, dans la place et avec le même traitement usité pour le gouverneur de la province, l'évêque y officiant. J'eus l'honneur de faire ma cour plusieurs fois à la reine douairière d'Espagne, qui m'ordonna de dîner dans sa maison de la ville, le jour de Pâques, dont le sieur de Bruges, dont j'ai parlé lors de mon passage[1], fit très bien les honneurs, et, comme on savoit que j'étois affamé de poisson, on y en servit en quantité et d'admirables, que je préférai à la viande. L'évêque, dont j'ai parlé aussi au même temps[2], et quelques principaux du lieu s'y trouvèrent. J'allai de là remercier et prendre congé de la reine, qui me fit présent elle-même d'une fort belle épée d'or sans diamants, avec beaucoup d'excuses de me donner si peu de chose. L'évêque voulut me donner à souper si absolument qu'il fallut s'y rendre. J'y trouvai bonne compagnie, bonne chère et force poisson, qui ne laissa pas de trouver encore place.

Réponse curieuse du cardinal Dubois et de Belle-Isle. Trois courriers me sont dépêchés.

Un courrier m'arriva à Bayonne, qui avoit été précédé de deux autres, qui, pour ne me pas manquer, avoient pris, l'un par Vitoria, l'autre par Pampelune. Tous trois apparemment portoient des duplicata ; car je n'ai point vu les dépêches des deux autres. Je fus agréablement surpris de celles qui me trouvèrent à Bayonne. C'étoit la réponse à celle que j'avois faite à ce que m'avoit apporté Bannière[3]. Le cardinal y avoit vu fort nettement mon sentiment sur la préséance, et sur la sortie du Conseil de ceux qu'elle

1. Tome XXXVIII, p. 328. Voyez la lettre que Saint-Simon écrivit de Bayonne le 4 avril au cardinal Dubois (Drumont, p. 344)
2. André Druillet : tome XXXVIII, p. 324.
3. Ci-dessus, p. 208 et suivantes.

blessoit. Il pouvoit bien avoir aussi aperçu ce que je pensois de sa prétendue cabale. Enfin il avoit vu que son éloquence entortillée, ses prétextes recherchés et appuyés, ni la crainte de lui déplaire, ne pouvoient me retenir en Espagne. Peut-être les courriers qui m'étoient allés chercher jusqu'à Madrid me portoient-ils des ordres si positifs qu'ils m'eussent embarrassé, qu'il n'étoit plus temps de me donner en deçà des Pyrénées, et que ce fut pour cela que je reçus à Bayonne ce troisième courrier avec des lettres ajustées pour le lieu, au cas qu'il m'y trouvât, comme il arriva, avec ordre de[1] m'y attendre, et peut-être de rebrousser chemin avec ses dépêches au bout d'un certain temps que j'aurois reçu en Espagne celles qui m'y étoient portées par les deux courriers qui avoient passé et qui ne m'avoient point rencontré ; car ces sortes de ruses étoient tout à fait dans le caractère du cardinal Dubois. Quoi qu'il en soit, j'ouvris sa lettre avec curiosité[2].

Je n'y trouvai plus mention de rester encore en Espagne, ni de Chavigny, ni d'aucun autre prétexte, et pas un mot qui laissât sentir que je lui eusse répondu franchement sur l'affaire du Conseil. Je n'eus que des louanges de la promptitude avec laquelle j'avois été à Balsaïn, et de la manière dont je m'étois acquitté de ce qui m'y avoit fait aller ; des impatiences nonpareilles d'amitié et de besoin de mon arrivée ; une prière, qui alloit à la défense, de m'arrêter nulle part, même de faire le très petit détour de passer à Blaye, parce [que] les choses du monde les plus pressées et les plus importantes m'attendoient, qui ne pouvoient se faire sans moi. Cette lettre si singulière étoit

1. Avant *de* il a biffé *peut estre*.

2. Nous n'avons pas trouvé dans les registres des Affaires étrangères la minute de cette lettre, non plus que celle des deux autres que Saint-Simon dit lui avoir été envoyée en Espagne sur sa route de retour. Il est curieux qu'il ne fasse pas mention de cette lettre reçue dans celle qu'il adressa de Bayonne au cardinal le 4 avril, avant-veille de son départ (Drumont, p. 344-345).

accompagnée d'une autre de Belle-Isle[1], qui en faisoit le commentaire. Il me répétoit les mêmes choses, me disoit que le cardinal Dubois étoit charmé de la réponse que j'avois faite aux dépêches que j'avois reçues par Bannière ; qu'il m'écrivoit par son ordre exprès pour me conjurer d'arriver avec toute la diligence possible, et que je ne pouvois me rendre assez tôt pour l'importance des choses que le Régent et le cardinal avoient à me communiquer, et sur lesquelles, toutes pressées qu'elles fussent, il ne se pouvoit rien faire sans moi. Il ajoutoit qu'il étoit chargé de m'assurer qu'il ne me seroit rien proposé qui pût m'être désagréable ou m'embarrasser, rien surtout qui pût en aucune sorte intéresser ma dignité de duc et pair, sur [ce] qu'ils étoient bien persuadés qu'il n'y avoit rien à espérer de moi là-dessus. Rien de plus pressant enfin ni de plus flatteur. Il finissoit enfin en me conjurant de ne m'arrêter pas un instant et de ne passer point à Blaye.

Un si grand changement de style et tant de merveilles à l'instant de mon départ, malgré tant de fortes insinuations, et quelque chose même de plus, d'y demeurer encore sous les prétextes qu'on a vus, me parut fort suspect d'une part si peu sûre ; car il étoit visible que le cardinal avoit pour ainsi dire dicté, au moins vu et corrigé, la lettre de Belle-Isle, comme il avoit fait celle que Bannière m'avoit apportée ; on verra bientôt que je ne me trompai pas. Je leur mandai, par une réponse courte à chacun, le jour que j'avois supputé pouvoir arriver : que j'étois fatigué du voyage à tour de roue[2] jusqu'à Bayonne ; que cette raison de m'y reposer et celle des jours saints m'y retiendroit jusqu'au lundi de Pâques ; enfin que je n'avois pu refuser au duc de Berwick de prendre les petites Landes[3]

1. Nous ne connaissons pas non plus le texte de cette lettre de Belle-Isle. Exista-t-elle réellement ?

2. Très rapide, sans s'arrêter ; nous n'avons rencontré aucun autre exemple de cette locution.

3. Voyez tome XXXVIII, p. 323, note 2.

pour l'aller trouver, où il venoit exprès de Montauban pour me voir, et du reste force compliments[1].

Je me détourne pour passer à Marmande, où le duc de Berwick étoit venu m'attendre de Montauban, où il commandoit en Guyenne.

Le duc de Berwick, qui commandoit en Guyenne, et qui trouvoit Montauban plus commode que Bordeaux pour fixer son séjour, m'avoit en effet demandé ce rendez-vous avec instance[2], et l'amitié qui étoit entre nous, et toute celle que j'avois reçue du duc de Liria, ne me permettoit pas un refus. Il étoit bien naturel au maréchal de desirer de m'entretenir sur la situation de son fils en Espagne, sur une cour qu'il avoit tant fréquentée, et sur les dispositions pour lui-même de Leurs Majestés Catholiques, après tout ce qui s'étoit passé. Je partis donc de Bayonne[3] seul avec l'abbé de Saint-Simon, le lendemain de Pâques, et m'y séparai jusqu'à Paris de tout ce qui étoit avec moi. Je passai un jour franc avec le maréchal de Berwick à Marmande[4], et avec le duc de Duras[5], qui étoit venu avec lui, et qui commandoit en Guyenne sous lui. J'appris là que nous n'étions qu'à quatre lieues de Duras[6]. Je voulus y faire une course pour en dire des nouvelles à Mme de Saint-Simon, et des beautés que le maréchal son oncle y avoit fait faire toute sa vie avec attache[7], sans jamais les

1. La réponse à Dubois est probablement cette lettre du 4 avril dont il a été parlé ci-dessus ; mais, comme nous l'avons dit, elle ne semble pas être une réponse. Celle à Belle-Isle ne nous est pas parvenue, et l'absence de toutes ces lettres n'est pas, comme nous l'avons déjà dit, sans faire naître quelques soupçons, au moins d'erreur.

2. Voyez sa lettre du 1er octobre 1721 en tête de l'appendice VI de notre tome XXXVIII.

3. Les mots *de Bayonne*, d'abord écrits après *le lendemain de Pasques*, ont été rayés en cet endroit, pour être remis ici en interligne.

4. Petite ville d'Agenais, sur la rive droite de la Garonne.

5. Jean-Baptiste de Durfort, cousin-germain de Mme de Saint-Simon : tome X, p. 53, note 4.

6. Duras, en Agenais, sur le Dropt et sur la rouge d'Agen à Libourne, avait été érigé en duché en 1689 ; le château, bâti au quinzième siècle, existe encore.

7. « *Attache* se dit figurément de tout ce qui occupe l'esprit ou qui engage le cœur » (*Académie*, 1718), affection, prédilection.

avoir été voir. J'en avois aussi curiosité ; mais, quoi que je pusse faire, jamais ils ne voulurent y consentir. Malheureusement ils savoient, comme tout le pays, les courriers qui m'avoient été dépêchés ; ils n'osèrent prendre part à mon retardement, dont j'eus un véritable regret.

Bordeaux, Blaye, Loches.

Je m'embarquai de bon matin sur la Garonne, et j'arrivai de bonne heure à Bordeaux, chez Boucher, intendant de la province[1]. Les jurats me firent aussitôt demander[2] par Ségur, leur sous-maire[3], l'heure de me venir saluer. Je les priai à souper, et dis à Ségur que les compliments se feroient mieux le verre à la main. Ils vinrent donc souper, et me parurent fort contents de cette honnêteté. Le lendemain la marée me porta de fort bonne heure à Blaye par le plus beau temps du monde. Je n'y couchai qu'une nuit, et ne passai point à Ruffec, pour abróger. J'arrivai le 13[4] avril à Loches sur les cinq heures du soir. J'y couchai, parce que j'y voulus écrire un volume de détails à la duchesse de Beauvillier, qui étoit à six lieues de là, dans une de ses terres[5], que je lui envoyai par un exprès, et que je pus de la sorte lui écrire à découvert, sans rien craindre de l'ouverture des lettres.

Châtres.

J'arrivai d'assez bonne heure le lendemain 14 à Étampes[6], où je couchai, et le 15, à dix heures du matin, à Châtres[7], où Mme de Saint-Simon devoit venir dîner et coucher au-devant de moi, pour jouir du plaisir de nous revoir, de nous retrouver ensemble, de nous mettre réci-

1. Claude Boucher : tome XXXVIII, p. 320-323.

2. *Demander* est en interligne, à la suite d'un premier *demander*, biffé, et au-dessus de *l'heure de les saluer par*, biffé.

3. Joseph de Ségur, comte de Cabanac, fut sous-maire de Bordeaux de 1707 à 1755.

4. Le chiffre *13* corrige en interligne *14*, biffé.

5. Évidemment celle de Saint-Aignan-sur-Cher, terre patrimoniale de son mari.

6. Il y a environ quarante-cinq lieues de Loches à Étampes ; Saint-Simon a-t-il pu faire cela en une seule étape ?

7. Aujourd'hui Arpajon, chef-lieu de canton de Seine-et-Oise.

proquement au fait de tout, en solitude et en liberté, ce qui ne se pouvoit espérer à Paris dans ces premiers jours de mon retour. Le duc d'Humières et Louville vinrent avec elle. Elle arriva une heure après moi dans le petit château du marquis d'Arpajon[1], qu'il lui avoit prêté, où la journée nous parut bien courte et la matinée du lendemain 16 avril.

Belle-Isle vient à Châtres me proposer de la part du cardinal Dubois le dépouillement du duc de Noailles et me presser d'y entrer, auquel je m'oppose.

Comme nous causions, sur les dix heures du matin, arriva Belle-Isle. Après les amitiés et les compliments, il me pria qu'il pût m'entretenir en particulier. Après de nouveaux compliments, des louanges de ma conduite en Espagne et de mes lettres, et une courte peinture de la situation de la cour, se taisant sur la préséance et glissant sur la cabale, il me peignit le duc de Noailles comme l'homme le plus dangereux et le plus ennemi de M. le duc d'Orléans et de son gouvernement, et n'oublia pas d'animer ma haine autant qu'il lui fut possible, et de me présenter tout l'intérêt que j'avois de saisir l'occasion de le perdre sans ressource, qui s'offroit d'elle-même à moi, et pour laquelle j'étois attendu avec tant d'impatience.

Après ce vif préambule, il me dit merveilles du cardinal Dubois à mon égard, et enfin qu'il l'avoit chargé de venir me trouver à Châtres pour me confier de quoi il s'agissoit[2]; en quoi il ne doutoit pas que l'amour de l'État, mon attachement personnel pour M. le duc d'Orléans, la connoissance expérimentale que j'avois du caractère du duc de Noailles, enfin que mon intérêt, si fort uni à celui de M. le duc d'Orléans, ne me portât à me joindre à lui, cardinal Dubois, dans ce qui étoit projeté pour l'exécution, pour quoi il m'avoit attendu avec une extrême impatience ; en un mot, qu'il falloit chasser le duc de Noailles et lui ôter sa charge de premier capitaine des gardes du corps. Je répondis à Belle-Isle par une

1. Louis, marquis d'Arpajon : tome II, p. 146.
2. C'est Saint-Simon lui-même qui avait demandé cette entrevue préliminaire : Drumont, p. 330.

autre préface, mais bien plus courte que n'avoit été la sienne, sur tous les points qu'il avoit traités. Je m'étendis un peu plus sur ma haine pour le duc de Noailles, sur ses causes, sur ma soif ardente de vengeance, sur ce que je n'avois nul ménagement à garder avec lui, et sur ce qu'en effet je n'en gardois publiquement aucun. Ensuite je lui dis que, en affaires de cette nature, ce n'étoit pas son intérêt ni sa passion qu'il falloit contenter[1]; que, si je n'écoutois que l'un ou l'autre, il n'y avoit rien à quoi je ne me portasse pour écraser le duc de Noailles, mais que l'intérêt et la passion étoient des conseillers dont un homme d'honneur et de bien se devoit garder, sans toutefois exclure la satisfaction qu'ils[2] pourroient prendre dans les conseils sages, justes et prudents qui, sans égard à eux, et pour des causes réelles et sans reproche, se trouveroient d'ailleurs concourir avec eux; que c'étoit ce que je ne pouvois apercevoir dans la proposition qu'il me faisoit, où je ne voyois nulle raison qui pût imposer à personne, mais beaucoup de danger à s'y abandonner. Belle-Isle, fâché de ce qu'il entendoit, m'interrompit de vivacité et voulut pérorer[3]. A mon tour je lui demandai audience. Je le priai de considérer que ce n'étoit pas tout de frapper de grands coups, mais qu'il en falloit considérer les conséquences et les suites; que je n'ignorois pas le pouvoir du Roi sur les charges qui ne sont pas offices de la couronne, mais que je savois aussi qu'il n'est pas souvent à propos de faire tout ce qu'on peut exécuter; que, quelque haine que j'eusse pour le duc de Noailles, et quelque juste mépris que j'eusse de son âme, de sa conduite et de ses quarts de talents, je le voyois revêtu[4], et point de crime qui autorisât à le dépouiller. S'il y en avoit quelqu'un, il le falloit montrer, le prouver et l'éta-

1. Mot mal écrit; peut-être a-t-il voulu mettre *consulter*.
2. L'intérêt et la passion.
3. Ce verbe n'a été admis par l'*Académie* que dans l'édition de 1835.
4. Revêtu d'un charge.

blir publiquement avec tant de solidité, sans même rien de forme juridique, que cela fermât la bouche au monde. Mais, s'il n'y avoit que des sujets de simple mécontentement, le dépouiller seroit et paroîtroit une violence qui irriteroit tout le monde, et en particulier tous ceux qui avoient des charges, et tous leurs entours, dont chacun se diroit avec raison : *Aujourd'hui le duc de Noailles, et demain moi, si la fantaisie en prend ; et qui me garantira d'une fantaisie ?* Dès lors, voilà tout ce qu'il y a de gens les plus établis et les plus considérables, et tout ce qui tient à eux, dans le plus grand éloignement de M. le duc d'Orléans et d'un gouvernement sous lequel il n'y [a] de sûreté pour personne, et c'est la semence la plus fertile et la plus dangereuse des associations, des complots, et de tout ce qu'ils enfantent de plus sinistre. « Voyons les choses, ajoutai-je, comme elles sont et comme elles se présentent. Bien ou mal à propos, le duc de Noailles est le troisième capitaine des gardes, et le troisième gouverneur de Roussillon, de père en fils. Il a, depuis qu'il a commencé à paroître, été sans cesse dans des emplois brillants. Les établissements de ses sœurs et de toute sa famille sont immenses, tous gens qui, par intérêt et par honneur, ne peuvent pas ne point sentir vivement le coup dont il sera frappé, et plus il tombe sur un homme si grandement établi, et lui et ses plus proches et nombreux entours, plus M. le duc d'Orléans s'en fait des ennemis irréconciliables, plus toutes les charges du royaume tremblent, et s'indignent d'autant plus que la plupart de leurs possesseurs, quant à leurs personnes, aucuns quant à leurs entours, n'ont pas à beaucoup près des considérations de ménagement telles que les a le duc de Noailles. » Je priai ensuite Belle-Isle de considérer la proximité du moment de la majorité, et tout ce que M. le duc d'Orléans auroit à craindre de tous les gens en charge d'approcher à toutes heures un roi dont l'esprit ne pouvoit pas être formé, encore moins le jugement, et qui seroit en proie aux flatteries, aux calomnies, aux adresses de tous gens si intéressés à perdre auprès de lui le Régent et sa régence, et qui auroient tant de choses spécieuses à se ballotter entre eux[1], pour les mettre sans défiance dans la tête du Roi, sur les finances, sur la marine, sur l'Angleterre, sur la guerre faite à l'Espagne, sur la vie particulière de M. le duc d'Orléans, et sur tant d'autres points qui se présentent si aisément quand on veut nuire et qu'un grand intérêt y pousse, sans compter les autres mécontents. Belle-Isle ne sut que répondre de précis à des objections si fortes et si évidentes; mais, pour ne pas se rendre, il battit la campagne, et chercha tant qu'il put des ressources dans ma haine et dans son bien-dire.

Cette conférence, où il ne fut question que de ce point, dura plus d'une heure, et finit par me prier de faire encore des réflexions. Je lui dis qu'elles s'étoient toutes présentées à la première mention de sa proposition; qu'elles se fortifioient toutes l'une par l'autre; que je ne voyois pas qu'il eût répondu à aucune; qu'ainsi je demeurois dans mon sentiment; que je le priois de les porter toutes et dans toute leur force au cardinal Dubois, pour lui faire sentir les suites funestes de ce projet, auxquelles l'accablement d'affaires de toutes les sortes ne lui avoient pas permis de penser avec l'attention qu'il méritoit. J'assaisonnai cela de tous les compliments capables d'adoucir le dépit de ma résistance, qui fut d'autant plus vif que le cardinal n'osa le montrer. Belle-Isle dîna avec nous en sortant de cette conversation, parce que nous voulions arriver à Paris de fort bonne heure, et partit avant nous[2].

Je vais au Palais-Royal. Long entretien

Je ne fis que changer de voiture au logis, et j'allai au Palais-Royal, droit chez le cardinal Dubois. Il accourut au-devant de moi. Ce fut des merveilles, et, sans rentrer

1. Se renvoyer alternativement, comme dans le tome VI, p. 75.
2. La *Gazette* annonça le retour de Saint-Simon (p. 216).

entre le Régent, le cardinal Dubois et moi. Friponnerie sur la restitution aux jésuites du confessionnal du Roi.

ni s'arrêter, il me conduisit chez M. le duc d'Orléans, dont la réception fut aussi bonne et plus sincère. Il étoit dans son petit cabinet au bout de sa petite galerie. Nous nous assîmes, moi vis-à-vis de lui, son bureau entre deux, et le cardinal au bout du bureau. Je leur rendis compte de bien des choses, et je répondis à bien des questions. Ensuite je parlai à M. le duc d'Orléans[1] de la conduite de la princesse des Asturies avec Leurs Majestés Catholiques, de leur patience et de leurs bontés pour elle, et après ce sérieux je le divertis de mon audience de congé chez elle, dont il rit beaucoup[2]. Ensuite il me parla de la sortie du Conseil, glissant avec des patins[3] sur la préséance, et le cardinal se mit sur la cabale, sans toutefois enfoncer matière, et dit que Son Altesse Royale n'avoit pu moins faire que de chasser le Chancelier. Je laissai tout conter; puis je leur dis que je ne pouvois qu'apprendre, ne m'étant pas lors trouvé ici et n'ayant encore vu personne, sinon que je trouvois tout cela bien fâcheux. Et tout de suite, me tournant tout à fait à M. le duc d'Orléans et m'adressant à lui, j'ajoutai que, puisque le Chancelier n'étoit à Fresnes que pour la même chose que j'aurois faite si j'avois été ici, j'espérois bien que Son Altesse Royale trouveroit bon que j'y allasse le voir incessamment. Cette parole fit comme deux termes du Régent, qui baissa les yeux, et du cardinal, qui égara les siens, rougissant de colère. Je crois bien qu'ils n'avoient pas espéré me persuader de rentrer au Conseil; mais l'étonnement et le dépit d'une adhésion si nette et si peu attirée à la sortie du Conseil, et la liberté avec laquelle je causois mon empressement[4]

1. Il a biffé *luy* avant *parlay*, et *à M. le duc d'Orléans* a été ajouté en interligne.
2. Ci-dessus, p. 215-216.
3. Voyez un exemple du même mot au figuré dans le tome XXIV, p. 4-5.
4. *Causer*, au sens de motiver, comme dans les tomes IV, p. 74, et XIX, p. 97.

pour le Chancelier, déconcerta le Régent comme un particulier, et le tout-puissant ministre comme un courtisan. Je me repus avec complaisance de l'état où je les vis, et du silence qui dura plusieurs moments. Le cardinal le rompit en se secouant comme un homme qui se réveille, et me dit, d'un air le plus bénin qu'il put, qu'ils avoient fait ce que le roi d'Espagne avoit desiré. Je lui demandai ce que c'étoit. Il me répondit : « Donner au Roi un jésuite pour confesseur, et c'est le P. Linyères[1]. — Le roi d'Espagne ! repris-je ; jamais il ne m'en a parlé. — Comment ? dit le cardinal ; il me semble pourtant qu'il vous a parlé de jésuite, et que vous nous en avez écrit. — Vous confondez, Monsieur, repris-je ; le roi d'Espagne m'en a parlé pour l'instruction de l'Infante, et pour sa confession pour la suite ; je vous en ai écrit et à M. le duc d'Orléans, et cela [a] été fait[2] ; mais jamais le roi d'Espagne ne m'en a dit un seul mot pour le Roi. Bien est vrai que le P. Daubenton m'en parla, et me dit que le roi d'Espagne avoit dessein de me charger de prier M. le duc d'Orléans de sa part de rendre le confessionnal du Roi aux jésuites ; que je répondis au P. Daubenton que pour moi je serois ravi d'y pouvoir contribuer comme particulier, mais que je n'oserois pas me charger de faire cet office, parce que, comme le roi d'Espagne auroit raison de trouver mauvais que notre cour se voulût ingérer d'entrer dans les choses intérieures de sa coûr, surtout de se mêler de son confesseur, aussi notre cour vouloit être en pleine liberté sur ces mêmes choses, et me blâmeroit aigrement de me charger d'une pareille commission ; qu'ainsi je le suppliois de détourner le roi d'Espagne de me la proposer, parce que j'aurois la douleur de ne la pouvoir accepter. Le P. Daubenton se rendit tout court à ces raisons, qu'il

1. Le P. Taschereau de Linières, ou plutôt Linyères (tome XXX, p. 183). — Voyez ci-après, p. 251. — Il signait LINYÈRES (vol. *France* 1255, fol. 158).

2. Tome XXXIX, p. 13-14.

trouva ou qu'il fit semblant de trouver bonnes[1]. Jamais le roi d'Espagne ne m'en a ouvert la bouche ni parlé de rien d'approchant, ni le P. Daubenton depuis[2]. » Le cardinal balbutia entre ses dents je ne sais quoi qu'il n'achevoit pas de prononcer, et M. le duc d'Orléans, qui jusque-là l'avoit laissé parler là-dessus et moi lui répondre, se mit à rire et à me dire : « Oh bien ! donc, tout ce que nous vous demandons (je remarquai bien ce *nous* de communauté avec le cardinal), c'est que vous ne nous démentiez pas ; car nous avons dit à tout le monde que c'étoit aux pressantes instances du roi d'Espagne que nous avions donné au Roi un confesseur jésuite. » Je me mis aussi à rire, et lui répondis que tout ce que je pouvois pour son service, si on m'en parloit dans le monde, seroit de faire le plat important, et de payer de silence pour ne les point démentir et pour ne point mentir. Puis, m'adressant au cardinal, je lui dis qu'il avoit toutes mes dépêches ; que, pour en avoir le cœur net, il prît la peine de les visiter, et qu'il n'y trouveroit que le fait d'un jésuite pour l'Infante, et pas un mot pour [le] confesseur du Roi. Le saint prélat le savoit de reste ; il se mit à rire aussi, mais du bout des dents, me dit qu'il se rappeloit la chose, qu'elle étoit telle que je la leur disois, mais qu'il étoit important de la tenir secrète, et que je ne me laissasse pas entamer là-dessus. Cette conversation, qui dura près de deux heures, finit le mieux du monde ; mais, jointe à celle que j'avois eue le matin à Châtres avec Belle-Isle, ne [me] mit pas bien dans les bonnes grâces du cardinal Dubois, qui toutefois n'osa en rien faire paroître. Elle finit par la permission que je demandai au Régent de me démettre de ma

1. Tome XXXIX, p. 43-44.

2. Mais le P. Daubenton en avait écrit à Dubois dès le 17 septembre, et celui-ci avait tout fait pour lui donner satisfaction : voyez plus loin, à l'appendice II, la lettre que le cardinal adressa au jésuite le 4 janvier 1722, où il fait une allusion très claire à cette demande, et aussi la lettre du 2 mars suivant.

pairie à mon fils aîné. Je ne trouvois pas convenable que, destiné par son aînesse à être duc et pair, il n'en eût pas le rang, tandis que je l'avois acquis à son cadet par la grandesse.

Je fais ma révérence au Roi. Je me démets de ma pairie à mon fils aîné, et lui fais présent des pierreries de celui* du roi d'Espagne.

Du Palais-Royal j'allai aux Tuileries faire ma révérence au Roi, à son souper, à la fin duquel je lui demandai[1] la même permission. Je m'en retournai de là chez moi, où je le dis à mon fils aîné, qui prit le nom de duc de Ruffec[2]. Je lui fis en même temps présent des pierreries qui environnoient le portrait du roi d'Espagne que le marquis de Grimaldo m'avoit apporté de sa part l'après-dînée de mon audience de congé[3]. Elles furent estimées quatre-vingt mille livres par les premiers joailliers de Paris. C'étoit le plus riche présent qui en eût été fait en Espagne à aucun ambassadeur. Je me plus à en faire faire une magnifique Toison à mon fils.

Il fallut se livrer pendant plusieurs jours aux visites passives et actives[4]. Toutefois je me hâtai d'aller voir le cardinal de Noailles. Je ne voulois pas qu'il fût la dupe de la demande prétendue du roi d'Espagne d'un confesseur jésuite pour le Roi. Je lui fis confidence, sous le secret, de ce qui s'étoit passé là-dessus, au Palais-Royal, entre le Régent, le cardinal Dubois et moi. Je fis aussi la même confidence, et sous le même secret, à l'évêque de Fréjus et au maréchal de Villeroy, qui s'étoient opposés de toutes leurs forces à un confesseur jésuite, malgré l'ensorcellement de la Constitution. Ils furent fort sensibles à cette

1. Avant *demanday* il a biffé *fis*.

2. Le vidame de Chartres porta depuis lors dans le monde le nom de duc de Ruffec; mais il ne fut reçu au Parlement que le 12 janvier 1733, sur démission régulière de son père : voyez aux Archives nationales les registres du Parlement, X[1A] 8436, fol. 83. Mathieu Marais note cette démission (*Mémoires*, tome II, p. 283), ainsi que les *Correspondants de Balleroy* (tome II, p. 435).

3. Il n'a pas parlé plus haut de ce présent.

4. C'est-à-dire, à recevoir des visites et à en faire.

* Il veut dire *du portrait*, ou plutôt *du présent*.

confidence, que je crus nécessaire, et m'en ont toujours gardé le secret. Du reste, je fus fidèle à ne me laisser entendre là-dessus à personne, et à payer les questions de silence. C'étoit la condition remplie par Dubois à l'égard des jésuites du concours qu'il en avoit obtenu pour son chapeau.

Je visite pendant la tenue du premier conseil de

Je pris le premier jour du conseil de régence[1], et le temps de sa tenue, pour visiter tous ceux qui en étoient sortis. Cette affectation fut fort remarquée, comme c'étoit bien aussi mon dessein[2]. Je sus que le maréchal de Ville-

1. Le dimanche 19 avril. Voici le tableau humoristique que le greffier Delisle faisait de l'entrée des membres du Conseil (reg. U 365) : « Ce jourd'huy, sur les trois à quatre heures après midi, le conseil de régence a été tenu à l'ordinaire. J'y ai vu entrer M. le Régent, maigri de sa dernière maladie, M. le duc de Chartres, mal bâti, M. le prince de Conti de même et paroissant fatigué, M. le comte de Toulouse bien fait et gracieux à son ordinaire, S. É. le cardinal de Rohan, avec un visage rougeaud et en parfaite santé, porté dans un fauteuil par six ou huit personnes de sa livrée, paroissant gai et gaillard, sans avoir aucune honte de se faire ainsi porter, ceux qui le voyoient l'étant plus que lui, et donnant occasion par là de dire choses qu'il méritoit bien, et un coureur marchant devant lui ; S. É. le cardinal Dubois marchant gaillardement avec un air joyeux et content ; le nouveau garde des sceaux, avec toutes ses médailles et cordons de Saint-Louis, marchant avec pompe et magnificence, se tenant fort droit et faisant le gracieux ; M. de la Vrillière, secrétaire d'État, avec sa petite taille à l'ordinaire ; M. l'ancien évêque de Troyes, prélat fort estimé, marchant comme il lui convenoit et fort simplement, et enfin M. de la Houssaye, contrôleur général des finances, avec son cordon bleu. » — Aucun des ducs et maréchaux qui s'étaient retirés du Conseil à cause de la préséance des cardinaux n'y assista plus.

2. M. Amelot écrivait le 20 avril au cardinal Gualterio (British Museum, ms. Addit. 20366, fol. 193 ; communication de M. Gaucheron) : « M. le duc de Saint-Simon est de retour de Madrid depuis jeudi au soir. Il se loue infiniment de tous les honneurs qu'il a reçus à la cour d'Espagne et principalement de la part de LL. MM. Catholiques. Il s'est démis de son duché en faveur de son fils aîné. Il s'est abstenu d'aller hier au conseil de régence, et s'est expliqué hautement en faveur du parti qu'ont pris Messieurs les ducs au sujet de l'entrée de Messieurs les cardinaux dans le Conseil. » Il est à remar-

roy, qui s'étoit conservé d'y assister, mais derrière le Roi, sans opiner ni y prendre la moindre part, avoit envoyé voir dans la cour des Tuileries si mon carrosse y étoit. Il ne put s'empêcher de me témoigner sa joie de ce que je n'étois pas rentré au Conseil. Je lui répondis froidement qu'il ne me connoissoit guères s'il m'en avoit pu soupçonner. Six jours après mon arrivée, j'en allai passer trois à Fresnes. Cette visite fit grand bruit, et fit au Chancelier un plaisir sensible. Tant qu'il y fut, je l'y allai voir au moins deux fois l'année[1]. Faisons maintenant une pause, et rétrogradons pour voir ce qui s'étoit passé hors de l'Espagne depuis le commencement de cette année.

régence tous ceux qui en étoient sortis, et vais à Fresnes voir le Chancelier exilé.

La première chose que j'appris fut de quelle façon l'officier du régiment d'infanterie de Saint-Simon, que j'avois dépêché, chargé du contrat de mariage du Roi, avoit enfin

Façon plus que singulière dont l'officier

quer cependant qu'aucun des Mémoires du temps n'en parle, non plus que de sa visite au Chancelier, ci-après.

1. Saint-Simon ne reviendra plus sur le différend de préséance entre les ducs et cardinaux. Dès avant son retour d'Espagne, ses confrères avaient proposé au Régent un moyen terme qui sauvegardait leur dignité, mais que celui-ci n'accepta pas (*Journal de Barbier*, tome I, p. 191-192); puis ils avaient fait rédiger et répandre dans le public un mémoire manuscrit (Bibliothèque nationale, Nouv. acq. franç. 9818, folio 173 et suivants) que Mathieu Marais trouva faible (*Mémoires*, tome II, p. 268), peut-être parce que, ayant refusé d'en faire un pour le cardinal de Rohan (*ibidem*, p. 249), il aurait voulu en être chargé. De son côté, Dubois, se défiant de Saint-Simon, avait remis au duc d'Ossone, dès le 2 mars, une note destinée au roi d'Espagne où il racontait l'affaire, parlait d'une cabale montée et mettait Philippe V en garde contre l'entêtement de notre auteur pour la dignité de pair de France (ci-dessus, p. 178, note 1). Le greffier Delisle a donné dans son registre, U 365, la copie d'une lettre adressée de Paris le 23 février à une gazette de Hollande, qui donne certains détails particuliers. L'affaire d'ailleurs s'assoupit d'elle-même : les ducs et maréchaux continuèrent à s'abstenir du conseil de régence, et Dubois comme le Régent en furent au fond enchantés. Cela intéressait si peu le public que le rédacteur du *Mercure* ne crut pas devoir faire un article sur l'incident, et le cardinal de Rohan approuva fort ce silence (lettre du 27 juillet 1722, Catalogue de vente de la collection Gourio de Refuge : Académie française, n° 117).

dépêché avec le contrat de mariage du Roi fut enfin expédié de tout ce que j'avois demandé pour lui.

obtenu et reçu tout que j'avois demandé pour lui[1]. Le cardinal Dubois le rabrouoit et le remettoit toujours, et avoit tellement rebuté M. le Blanc là-dessus, qu'il n'osoit plus lui en parler. Cet officier, désolé, se contentoit de se présenter devant le cardinal, sans plus rien dire, et à peine en étoit-il remarqué. Un jour qu'une foule de seigneurs, de dames, d'ambassadeurs, d'évêques, et le nonce du Pape, remplissoient son grand cabinet à l'attendre, quelqu'un prit le cardinal en entrant, et lui parla toujours jusqu'au milieu de cette compagnie. Apparemment qu'il l'importuna ; car le cardinal, se tournant à lui de furie, l'envoya promener avec tous les b... et les f... les plus redoublés, jurant à faire trembler et criant à pleine tête[2]. L'infamie d'une telle sortie au milieu de tout ce que je viens de nommer saisit cet officier d'un si grand ridicule, qui avoit côtoyé le maltraité pour se pousser et tâcher de se faire voir, que malgré lui il éclata de rire. A ce bruit le cardinal tourna la tête, et le vit riant tant qu'il pouvoit. Dans l'instant il lui mit la main sur l'épaule : *Vous n'êtes pas trop sot,* lui dit-il ; *je dirai tantôt à M. le Blanc d'expédier vos affaires,* et aussitôt se mêla avec tout ce qui l'attendoit. Ce pauvre officier, qui se crut perdu dès qu'il sentit la main du cardinal sur son épaule dans l'état où il le surprenoit, pensa tomber par terre[3] de ce contraste, et n'eut ni la force ni le temps de le remercier. Il alla le lendemain matin chez M. le Blanc, où il trouva toute son affaire faite et expédiée sans que rien y manquât de tout ce que j'avois demandé pour lui, et accourut de là chez Mme de

1. Tome XXXIX, p. 26.

2. Les contemporains ont relevé de nombreux exemples de la grossièreté de Dubois, même à l'égard des femmes les plus qualifiées de la cour ; voyez notamment le *Journal de Barbier,* tome I, p. 272, *les Correspondants de Balleroy,* tome II, p. 169 et 307, les *Souvenirs du président Bouhier,* p. 58-59, etc. Saint-Simon y reviendra en détail dans la suite des *Mémoires,* tome XIX de 1873, p. 145 et suivantes, qui sera notre prochain volume.

3. Les mots *par terre* ont été ajoutés en interligne.

Saint-Simon lui conter son aventure sans pouvoir cesser d'en rire et de s'en étonner.

Mort de Mme de Broglio Voysin ;

Je trouvai qu'il étoit mort bien des gens de connoissance depuis le commencement de cette année, et quelques personnes considérables des pays étrangers :

La femme de Broglio, le roué de M. le duc d'Orléans, qui étoit fille du feu chancelier Voysin, à trente-deux ans[1].

du comte de Boulainvilliers ; son caractère.

Le comte de Boulainvilliers, à soixante ans[2], qui avoit prédit tant de choses vraies et fausses, mais qui ne se trompa point à l'année, au mois, au jour et à l'heure de sa mort, comme il avoit aussi rencontré juste à celle de son fils[3]. Il s'y prépara avec courage, vit souvent le curé de Saint-Eustache[4], dans la paroisse duquel il demeuroit, et reçut les sacrements. Ce fut dommage qu'un aussi savant homme se fût infatué de ces curiosités défendues, qui rendoient son commerce suspect, et qui étoit le plus doux, le plus aisé et le plus agréable du monde, sûr avec cela, et si modeste qu'il ne sembloit pas rien savoir, avec les connoissances les plus étendues et les plus recherchées sur toutes les histoires, et beaucoup de profondeur, de

1. Marie-Madeleine Voysin, mariée au marquis Charles-Guillaume : tome XIX, p. 34. Elle mourut à Paris dans la nuit du 10 au 11 janvier (*Gazette*, p. 47-48). « Elle se meurt de foiblesse, écrivait M. Caumartin de Boissy le 24 décembre ; elle s'est expédiée par la vie qu'elle a menée, veilles, vin, eau-de-vie, et tout ce que votre prudence vous fera deviner », et il ajoutait des détails sur son impiété et celle de son mari (*Les Correspondants de Balleroy*, tome II, p. 403-404).

2. Henri de Boulainvilliers : tome XXVI, p. 245. Il mourut à soixante-trois ans le 23 janvier (*Gazette*, p. 60, qui ne lui donne que soixante ans, et c'est là que notre auteur en prend l'indication ; mais il était né le 11 octobre 1658) ; voyez sur sa mort et ses œuvres le long article que lui consacre Mathieu Marais (*Mémoires*, tome II, p. 227-229).

3. Voyez sur ces diverses prédictions ce qui a été dit dans le tome XXVI, p. 247-248.

4. C'était depuis 1699 Robert Secousse, qui ne mourut qu'en 1729.

lumière et de bonne et sage critique sur celle de France et sur son gouvernement primitif, ancien et nouveau[1]. Son grand défaut étoit de travailler à trop de choses en même temps, et de quitter ou d'interrompre un ouvrage commencé, souvent fort avancé, pour se mettre à un autre. Je l'aurois vu bien plus souvent pour m'instruire. Sans jamais chercher à rien apprendre aux autres, il avoit le talent, quand on l'en recherchoit, de le faire avec une simplicité, une netteté et une grâce qui plaisoient infiniment. Mais la crainte de donner à penser qu'on le recherchoit pour connoître l'avenir me retenoit, et beaucoup d'autres, de le fréquenter comme je[2] l'aurois voulu. Il fut toujours fort pauvre, honnête homme, malheureux en famille, et ne laissa point de postérité masculine. Il étoit homme de qualité, et se prétendoit de la maison de Croÿ, par la conformité des armes[3], sans toutefois en être plus glorieux.

Mort et caractère du comte de Chamilly ;

Le comte de Chamilly[4]. C'étoit un grand et gros homme de bonne mine, de savoir et d'esprit, mais qui le faisoit trop sentir aux autres. Il avoit été ambassadeur en Danemark, où sa hauteur n'avoit pas réussi[5]. Le maréchal de Chamilly, son oncle, l'avoit fait succéder à son comman-

1. Nous avons dit précédemment qu'il n'avait rien publié de son vivant, mais que beaucoup de ses ouvrages avaient paru après sa mort. La Bibliothèque nationale, celle de l'Arsenal et le Dépôt des affaires étrangères possèdent un bon nombre de ses manuscrits : Saint-Simon avait parmi ses papiers ses « Réflexions sur l'histoire de France » (vol. *France* 144) et d'autres de ses ouvrages dans sa bibliothèque (*Catalogue*, n°s 117, 842 et 843). Mathieu Marais a fait son éloge et parle souvent de ses écrits, notamment d'une Histoire de la Régence « où il y a plusieurs portraits vifs et satiriques », mais qui est perdue (*Mémoires*, tomes II, p. 214, 227, 242, III, p. 373, 383, 438, IV, p. 139-140 et 143).

2. Saint-Simon a écrit ici *que* pour *je*.

3. Déjà dit dans le tome XXVI, p. 245 et note 5.

4. François Bouton : tome II, p. 246. Il mourut le 23 janvier (*Gazette*, p. 72).

5. Voyez notre tome X, p. 398-400.

dement de Poitou, Saintonge, Angoumois, pays d'Aunis, la Rochelle et îles adjacentes, et il est[1] lieutenant général et gouverneur du château de Dijon[2]. Il n'avoit que cinquante-huit ans, et point d'enfants mâles.

de Mme de Montchevreuil, abbesse de Saint-Antoine; cette abbaye donnée à Mme de Bourbon;

Mme de Montchevreuil, abbesse de Saint-Antoine à Paris[3]. Elle étoit fort âgée, et sœur du feu marquis de Montchevreuil, chevalier de l'Ordre, si bien avec le feu Roi et si intimement avec Mme de Maintenon, duquel il a été parlé ici plusieurs fois[4]. Cette belle abbaye fut donnée à la fille aînée de Madame la Duchesse[5], bossue et fort contrefaite de corps et d'esprit, religieuse de Fontevrault, où elle n'avoit pu durer, et depuis longtemps au Val-de-Grâce, dont elle étoit le fléau, et le devint de son abbaye[6].

de l'abbé et

J'eus aussi à regretter des amis. L'abbé de Saint-Hérem[7],

1. Il y a bien *est* dans le manuscrit, et non *estoit*.

2. Ce petit gouvernement, très peu important, fut supprimé dans le courant du dix-huitième siècle, peut-être après la mort de M. de Chamilly.

3. Marie-Madeleine de Mornay-Montchevreuil, nommée abbesse de Saint-Antoine en mai 1686 (*Mémoires de Sourches*, tome I, p. 380), y mourut le 28-29 mars 1722 à quatre-vingt-cinq ans (*Gazette*, p. 184)

4. Henri de Mornay, marquis de Montchevreuil : tomes I, p. 103-108, et XIII, p. 416-417.

5. Marie-Anne-Gabrielle-Éléonore de Bourbon-Condé, dite Madame de Bourbon : tome XVII, p. 277.

6. Déjà dit dans le tome XXXVII, p. 39. L'abbaye resta vacante plus d'un an, et ne fut donnée à Madame de Bourbon que le 9 mai 1723 (*Gazette*, p. 240). Celle-ci demeura néanmoins au Val-de-Grâce et n'alla prendre possession de son abbaye que le 24 décembre 1728 (*Mercure* de janvier 1729, p. 188-189).

7. Thomas de Montmorin, abbé de Saint-Hérem, né en 1693, était docteur de Sorbonne ; il mourut, non pas en 1722, mais seulement le 5 juillet 1723 (*Gazette*, p. 336), pendant l'assemblée du clergé, où il était député pour la province d'Auch ; Saint-Simon, trouvant la mention de la mort de son cousin (ci-après) dans la *Gazette* en 1722, en a rapproché par anticipation celle de l'abbé, quoique arrivée l'année suivante. Il possédait l'abbaye de Bonneval, au diocèse de Rodez, et non de Bonnevaux, comme disent à tort les généalogies, et n'avait guère que trente ans.

du marquis de Saint-Hérem ;

fils et frère de deux évêques d'Aire[1], qui étoit d'une sûre et agréable compagnie, qui savoit, qui se conduisoit très sagement, et qui, de la naissance dont il étoit et le mérite qu'il avoit, étoit fait pour remplir utilement les premiers postes de l'Église.

Le marquis de Saint-Hérem, son cousin[2], gouverneur de Fontainebleau, un des plus honnêtes hommes que j'aie connus, avec qui j'avois passé ma vie. Il n'étoit encore que dans la force de l'âge. Il avoit eu la survivance de Fontainebleau pour le fils qu'il laissa[3].

du comte de Cheverny ;

Enfin le comte de Cheverny, dans un âge fort avancé, dont j'ai parlé souvent[4], que j'avois fait mettre dans le conseil des affaires étrangères, qui fut après conseiller d'État d'épée et gouverneur de M. le duc de Chartres[5], plus

1. Il était fils de Joseph-Gaspard de Montmorin, né en 1659, d'abord officier de cavalerie dans le régiment Colonel-général. Ayant perdu en novembre 1700 sa femme, qui lui laissait neuf enfants, il entra au séminaire de Saint-Magloire, prit les ordres et devint grand vicaire de son parent l'archevêque de Vienne ; le Roi lui donna l'évêché d'Aire en juillet 1710 ; il mourut à Paris le 7 novembre 1723 (*Gazette*, p. 560), le jour même où la consécration épiscopale était donnée à son fils Gilbert, qu'il avait obtenu pour coadjuteur en juin 1722 (*Gazette*, p. 300). Celui-ci, né en 1691 et frère de l'abbé de Saint-Hérem (ci-dessus), succéda immédiatement à son père comme évêque d'Aire, passa à Langres en mai 1734, fut nommé commandeur de l'ordre du Saint-Esprit en février 1742, et mourut le 19 mai 1770, à soixante-dix-neuf ans.

2. Charles-Louis de Montmorin : tome III, p. 25. Il mourut le 10 juin, à quarante-sept ans (*Gazette*, p. 312).

3. Jean-Baptiste-François, titré marquis de Montmorin, fut colonel du régiment de Forez en 1738, brigadier en 1743, maréchal de camp en mai 1745 et lieutenant-général en mai 1748 ; il obtint le gouvernement de Belle-Isle-en-mer en février 1772, reçut le collier du Saint-Esprit en janvier 1773 et mourut en 1779. Il avait été pourvu de la survivance de son père par lettres du 31 mai 1717 et fut nommé titulaire par lettres du 23 juin 1722 : reg. O[1] 66, fol. 209.

4. Louis de Clermont-Monglat : tomes VI, p. 358-370, X, p. 180, XVI, p. 150, XXII, p. 297-301, etc. Il mourut le 6 mai à soixante-dix-sept ans (*Gazette*, p. 240 ; *Mercure* de mai, p. 192).

5. Tomes XXIX, p. 67-68, 372-373, et XXXV, p. 307.

de titre que d'effet. Il n'avoit point d'enfants. Sa femme étoit gouvernante des sœurs de ce prince[1].

L'abbé de Verteuil[2] mourut presque aussitôt après mon arrivée[3]. On m'accusa de l'avoir tué d'une indigestion d'esturgeon, dont, en effet, il s'étoit crevé chez moi. C'étoit un excellent convive, homme de bonne, plaisante et libre compagnie, médiocre ecclésiastique, avec de bonnes abbayes[4], et charmant dans ses colères, où on le mettoit souvent[5]. Il étoit frère du feu duc de la Rochefoucauld[6], mais avec grand différence d'âge. C'étoit un homme fort du monde et du meilleur.

de l'abbé de Verteuil ;

L'évêque de Carcassonne, le dernier des Grignans, à soixante-dix-huit ans[7]. Il étoit frère du feu comte de Grignan, chevalier de l'Ordre, lieutenant général et com-

de l'évêque de Carcassonne Grignan ;

1. Tome XXX, p. 286-287.

2. Alexandre de la Rochefoucauld : tome XIX, p. 287.

3. Il mourut le 16 mai (*Gazette*, p. 264 ; *Mercure* de mai, p. 192).

4. Il avait les abbayes de Molesme, au diocèse de Langres, qui valait une trentaine de mille livres, de Beauport, diocèse de Saint-Brieuc, dix mille livres, et le prieuré de Notre-Dame de Bonne-Nouvelle près Rouen.

5. « L'abbé de Verteuil, avait-il dit dans l'Addition à Dangeau n° 1083 (notre tome XXIII, p. 430), méritoit la goutte plus que les autres (ses frères) et donnoit plus aux sens qu'à l'esprit, quoique prêtre, et ne laissoit pas de voir et d'être aussi de bonne compagnie. » Il était fort médisant, et on le soupçonnait d'une liaison galante avec la marquise de Surville, d'après le commentaire du Chansonnier (ms. Franç. 12692, p. 192), qui l'appelle à tort l'abbé de Marcillac.

6. François VII, mort en 1714.

7. Louis-Joseph Adhémar de Monteil de Grignan, né en 1644, ne fut baptisé que le 30 septembre 1660 ; docteur de Sorbonne, agent général du clergé en 1675, il reçut le diaconat aux Feuillants le 11 avril de cette même année (ms. Mazarine 3334, p. 225), et avait été gratifié, l'année précédente, de l'abbaye de Saint-Georges-sur-Loire, qu'il échangea en 1687 contre celle de Saint-Hilaire de Carcassonne. Nommé en 1680 à l'évêché d'Évreux, il n'en prit pas possession et passa en mai 1681 à celui de Carcassonne. Il mourut dans cette ville le 1er mars 1722 à soixante-dix-sept ans. C'est le *bel abbé* des *Lettres de Mme de Sévigné*. Son oraison funèbre, prononcée par le P. Villebrun, jésuite, fut imprimée en petit in-4° ; il y en eut une autre du

mandant en Provence, gendre de Mme de Sévigné[1].

de Saint-Frémond; sa fortune;

Saint-Frémond, lieutenant général, fort entendu à la guerre, et qui n'y avoit pas négligé ses intérêts[2]. C'étoit un homme de fortune, qui s'appeloit Ravend[3]; il se trouva lieutenant-colonel d'un régiment de dragons qu'eut un fils aîné de Villette, cousin germain de Mme de Maintenon, fort protégé d'elle, et qui y fut tué[4]. Saint-Frémond, en habile homme qu'il étoit, s'y étoit attaché, et Mme de Maintenon prit soin de l'avancer. Il eut l'art d'être toujours au mieux avec les généraux des armées et avec les ministres de la guerre[5]. Homme d'esprit, de sens, de conduite, gaillard, de bonne compagnie et fort honorable; il étoit fort dans la bonne compagnie partout[6]. Il étoit extrê-

chanoine Daste. L'abbé Charpentier a publié en 1900 une biographie de ce prélat.

1. François Adhémar de Monteil, comte de Grignan: tome XII, p. 287.

2. Jean-François Ravend, marquis de Saint-Frémond: tome III, p. 235. Il mourut le 18 juin (*Gazette*, p. 324), à soixante-dix-huit ans. Selon la *Gazette d'Amsterdam*, 1705, n° III, il s'était fort enrichi en Modénois pendant la campagne de 1704. Mathieu Marais (*Mémoires*, tome II, p. 302-303) raconte le conflit scandaleux qui se produisit à son enterrement entre le clergé de Saint-Sulpice et les frères de l'hôpital de la Charité, où il avait choisi sa sépulture.

3. Il était originaire de Normandie; son grand-père était, d'après la Chenaye-des-Bois, Gilles Ravend, écuyer, sieur de Neuville, dans l'élection de Carentan.

4. Henri-Benjamin de Valois, dit le chevalier de Mursay (tome XXXVII, p. 265), tué à Steinkerque en 1692. Il était fils de Philippe de Valois, marquis de Villette.

5. En novembre 1708, il avait été mis auprès du duc de Bourgogne à la place de Berwick, et Chamillart écrivait alors à Vendôme (Bibliothèque nationale, ms. Franç. 14178, fol. 258 v°): « Ce sera votre faute, Monseigneur, si Patte-de-velours, ou pour mieux dire M. de Saint-Frémond, se trouve embarrassé entre Mgr le duc de Bourgogne et vous. » Le jeune prince, tout en le sachant ami de Vendôme, estimait qu'il connaissait les défauts de celui-ci, avait de bonnes intentions et pensait juste (marquis de Vogüé, *Lettres du duc de Bourgogne au duc de Beauvillier*, p. 329).

6. Il jouait beaucoup et gagnait généralement, si l'on en croit un passage des *Mémoires du marquis de Franclieu*, p. 39.

mement vieux, très bon officier général, et avoit prétendu au bâton.

du marquis de Montalègre à Madrid, et sa dépouille ;

J'appris, peu après mon arrivée, la mort à Madrid du marquis de Montalègre, dont je fus affligé[1]. Sa charge de sommelier du corps fut destinée au duc d'Arion, en chemin de revenir des Indes[2], et celle de majordome-major de la princesse des Asturies, qui lui étoit réservée, fut donnée au duc de Bejar[3], et[4] les hallebardiers au prince de Masseran.

de la princesse Ragotzi Hesse-Rheinfels ;

La princesse Ragotzi mourut aussi dans un couvent, à Paris[5], où elle étoit venue chercher à vivre, depuis que le prince Ragotzi étoit passé en Turquie[6]. On a vu ici ses singulières aventures[7], à l'occasion de l'arrivée du prince Ragotzi à la cour. Elle étoit Hesse-Rheinfels, et pour avoir tant fait parler d'elle, et en tant de pays, elle n'avoit que quarante-trois ans. Elle laissa deux fils[8], qui n'étoient pas faits pour faire autant de bruit que leur père.

1. Martin-Dominique de Guzman : tome VIII, p. 61. Il mourut le 15 mai, à soixante-trois ans (*Gazette*, p. 281). Saint-Simon a raconté une anecdote sur son compte, ci-dessus, p. 211, et il a son portrait dans le « Tableau de la cour d'Espagne », ci-après, p. 319.

2. Balthazar de Sotomayor Zuniga y Guzman, connu jusqu'alors sous le nom de marquis de Valero (tome XXVI, p. 177), et qui fut créé duc d'Arion à son retour du Mexique ; voyez notre tome XXXIX, p. 80-81.

3. Jean-Emmanuel de Sotomayor, frère aîné du marquis de Valero : tome XX, p. 146.

4. Cette fin de phrase a été ajoutée à la fin du paragraphe, dans le blanc resté libre.

5. Charlotte-Amélie de Hesse-Rheinfels : tome VIII, p. 311. Elle mourut le 18 février (*Gazette*, p. 108) au couvent de Chaillot, où elle s'était retirée.

6. Madame a raconté (*Correspondance*, recueil Brunet, tome II, p. 358-360) qu'elle avait vu en rêve, à Vienne, la chambre où elle mourut et le médecin Helvétius qui lui fit prendre sa dernière potion ; voyez aussi les *Mémoires de Luynes*, tome X, p. 159-160.

7. Tome XXIII, p. 254-255. Madame (*Correspondance*, recueil Brunet, tome II, p. 350) donne une triste idée de ses mœurs.

8. Joseph et Georges, princes Ragotzi : tome XXIII, p. 255, note 2.

de la duchesse de Zell Desmier-Olbreuse ; sa fortune.

La duchesse de Zell[1], sur la fortune de laquelle il faut s'arrêter un moment. Elle étoit fille d'Alexandre Desmier, seigneur d'Olbreuse, gentilhomme de Poitou, protestant, qui sortit du royaume à la révocation de l'édit de Nantes, passa en Allemagne, et s'établit en Brandebourg[2], où sa fille, belle et sage, fut fille d'honneur de l'électrice, veuve[3] de Christian[4]-Louis, duc de Zell, sans enfants en premières noces, et fille du duc d'Holstein-Glucksbourg[5]. Georges-Guillaume, frère du premier mari de cette électrice, duc de Zell par la mort de son frère aîné, devint amoureux de cette fille d'honneur de l'électrice, et l'épousa[6]. Dans

1. Éléonore Desmier d'Olbreuse, née le 9 janvier 1639, épousa en 1665 Georges-Guillaume de Brunswick, duc de Zell, et mourut à Zell le jeudi 5 février 1722 (*Gazette*, p. 100 ; *Gazette de Leyde*, n° 14 ; c'est à tort que Beauchet-Filleau, *Dictionnaire des familles du Poitou*, tome III, p. 108, dit le 22). Le comte Horric de Beaucaire a publié en 1885 *Une mésalliance dans la maison de Brunswick : Éléonore Desmier d'Olbreuse*, et le comte Louis de la Rochebrochard a donné des lettres d'elle dans le tome IV des *Archives historiques du Poitou*.

2. C'est une erreur. Alexandre Desmier d'Olbreuse, baptisé au temple de la Rochelle le 13 mars 1608 et marié en 1631 à Jacqueline Poussart de Vandré, mourut dès 1660, bien avant la révocation de l'édit de Nantes (Beauchet-Filleau, p. 107-108).

3. Le mot *veuve* est en interligne, au-dessus de *fille*, biffé.

4. Le manuscrit porte *Ch.* (Charles), par erreur

5. Dorothée de Holstein-Glucksbourg, fille du duc Philippe (1584-1663), née le 28 septembre 1636, épousa le 9 octobre 1653, Christian-Louis de Brunswick, né en 1622, duc de Zell en avril 1641, mort le 15 mars 1665 ; elle se remaria le 25 juin 1668 à Frédéric-Guillaume, électeur de Brandebourg, et mourut le 16 août 1689 (*Gazette*, p. 428). Mlle d'Olbreuse ne fut jamais sa demoiselle d'honneur, mais bien d'Amélie de Hesse-Cassel, princesse de Tarente (et non pas de Marie de la Tour d'Auvergne, duchesse de la Trémoïlle, comme le dit Beauchet-Filleau).

6. Sa maîtresse, Mme de Tarente, l'ayant emmenée en Allemagne, le jeune Georges-Guillaume (notre tome II, p. 52) en devint amoureux, et, son frère aîné étant mort sur ces entrefaites, 15 mars 1665, il lui succéda et s'empressa d'épouser Mlle d'Olbreuse, à laquelle il donna le titre de comtesse de Harbourg. Pomponne a parlé de ce mariage dans ses *Mémoires*, édition Mavidal, 1860, tome I, p. 339 et suivantes.

la suite il obtint de l'Empereur de la faire princesse de l'Empire pour couvrir l'inégalité de ce mariage, et que leurs enfants, s'ils en avoient, pussent succéder[1]. Il mourut en août 1705[2], à quatre-vingt-un ans, elle en février 1722, ne laissant qu'une fille mariée, 1682, à son cousin germain Georges-Louis, duc d'Hanovre, électeur et successeur de la reine Anne à la couronne d'Angleterre, dont le fils y règne aujourd'hui, et que son mari, jaloux d'elle, longtemps avant d'être roi d'Angleterre, tint enfermée le reste de ses jours, après avoir fait jeter dans un four ardent le comte de Königsmarck[3]. Jean-Frédéric[4], frère cadet de Christian-Louis ci-dessus et de Georges-Guillaume, avoit usurpé le duché de Zell sur George-Guillaume, mari dans la suite d'Éléonore Desmier, absent à la mort de leur père, qui par son testament avoit ordonné qu'Hanovre et Zell seroient chacun pour les deux aînés à toujours[5]. Georges-Guillaume conquit et garda le duché de Zell, et Jean-Frédéric[6] demeura duc d'Hanovre[7]. Il se fit catholique en 1657, et mourut en 1679. Il avoit épousé en 1667 Bénédicte-Henriette-Philippe, palatine, sœur de la princesse de Salm et de la dernière princesse de Condé, filles du second fils de l'électeur palatin roi de Bohême[8],

1. Le fait est certain; mais nous ignorons la date du diplôme impérial.

2. Saint-Simon a mis par erreur *1708* dans son manuscrit.

3. Cette histoire de Sophie-Dorothée de Hanovre et du comte Philippe-Christophe de Königsmarck a déjà été racontée plusieurs fois, et en dernier lieu au tome XXXVII, p. 289.

4. Jean-Frédéric de Brunswick, titré duc de Hanovre, de Calenberg et de Grubenhagen : notre tome XXXVI, p. 332, note 7.

5. Le duc Georges de Brunswick-Zell, mort en 1641, avait en effet ordonné que ses deux duchés, Zell et Lunebourg, seraient attribués à ses deux fils aînés; mais, par l'événement, Georges-Guillaume eut les deux.

6. Saint-Simon a mis ici par erreur *Christ. L.*, dans son manuscrit.

7. Il conserva en effet le duché de Hanovre jusqu'à sa mort, et eut pour successeur son frère Ernest-Auguste.

8. Tous ces personnages ont été nommés dès notre tome I, p. 110-112.

mort proscrit en Hollande, dépouillé de tous ses États par l'Empereur, sur qui il avoit usurpé la Bohême. Ainsi cette Éléonore Desmier Olbreuse étoit belle-sœur de la duchesse d'Hanovre ou de Brunswick, que nous avons vue mourir à Paris, au Luxembourg, il n'y a pas longtemps[1], et belle-mère du second électeur d'Hanovre, premier roi d'Angleterre de sa maison, et grand mère du roi d'Angleterre, électeur d'Hanovre, d'aujourd'hui[2]. Malgré l'inégalité de son mariage, qui se pardonne si peu en Allemagne, malgré les malheurs de sa fille, sa vertu et sa conduite la firent aimer et respecter de toute la maison de Brunswick et du roi d'Angleterre, son gendre, et considérer dans toute l'Allemagne[3].

Mort du comte d'Althann, grand écuyer et favori de l'Empereur.

Le comte d'Althann, grand écuyer de l'Empereur, et son favori, à quarante ans[4]. L'Empereur ne le quitta point pendant sa maladie, et il mourut entre ses bras. Il lui fit faire des obsèques magnifiques, se déclara le tuteur de ses enfants, et nomma deux de ses ministres pour régir leurs affaires et lui en rendre compte[5]. Il est bien rare de voir l'amitié sur le trône.

Mariage du prince

Je trouvai aussi quelques mariages faits. Ceux[6] du prince de Sulzbach[7], de la maison palatine, et de sa sœur

1. Il veut dire : que nous avons vue revenir en France et habiter au Luxembourg (notre tome XXXVIII, p. 48-52) ; car elle ne mourut qu'en août 1730.

2. Georges Ier et Georges II.

3. Le bruit de sa mort ayant couru en juin 1720, Madame en profita pour en faire une sorte d'oraison funèbre (*Correspondance*, recueil Brunet, tome II, p. 246). Nous donnerons aux Additions et Corrections une curieuse notice sur elle extraite de l'*État de la cour de Brandebourg en 1694* : ci-après, p. 369.

4. Michel-Jean, comte d'Althann : tome XXXIV, p. 47. Il mourut le 16 mars, d'une sorte d'hydropisie (*Gazette*, p. 163 pour 187 ; *Mercure* d'avril 1722, p. 168-169 ; *Gazette de Leyde*, nos 25 et 26).

5. *Gazette*, p. 208 ; *Gazette de Leyde*, no 29.

6. *Ceux* en interligne corrige *celuy*, biffé.

7. Jean-Christian de Bavière, prince de Sulzbach : tome XX, p. 68.

avec le prince de Piémont[1]. Lui épousa l'héritière de Berg-op-Zoom, fille du feu prince d'Auvergne et d'une sœur du duc d'Arenberg, desquels il a été parlé ici ailleurs[2].

palatin de Sulzbach avec l'héritière de Berg-op-Zoom; du prince de Piémont avec la princesse palatine de Sulzbach; du marquis de Castries avec la fille du duc de Lévis;

Le marquis de Castries, chevalier d'honneur de Mme la duchesse d'Orléans[3], avoit perdu sa femme, son fils et sa belle-fille, desquels on a parlé ici[4]. Il ne lui restoit aucune postérité. Il étoit assez vieux et encore plus infirme, et ne se soucioit pas trop de se remarier. Son frère[5] l'y engagea. Il étoit riche, et ne vouloit pas déchoir de sa première alliance[6]. Mme de Saint-Simon ménagea son mariage avec la fille du duc de Lévis[7], qui n'avoit rien, et qui dans la suite eut tout l'héritage par la mort de tous ses frères, jeunes, et dont aucun ne fut marié[8]. Elle étoit laide, mais avec beaucoup d'esprit, et l'esprit fort aimable. Elle fut[9] mère du marquis de Castries d'aujourd'hui[10].

1. Charles-Emmanuel de Savoie, héritier de la couronne de Sardaigne, épousa à Verceil, le 13 mars 1722 (*Gazette*, p. 168 pour 188, 202 et 212), Anne-Christine-Louise de Bavière-Sulzbach, née le 3 février 1704, qui mourut en couches le 12 mars 1723.

2. Marie-Henriette de la Tour d'Auvergne, marquise de Berg-op-Zoom (tome XX, p. 67), fille de François-Égon, prince d'Auvergne (tome X, p. 247) et de Marie-Anne d'Arenberg (tome XV, p. 288), qui était sœur de Léopold, duc d'Arenberg (*ibidem*). Le mariage eut lieu le 15 février 1722.

3. Joseph-François de la Croix : tome III, p. 328.

4. Nous avons vu la mort de ces trois personnes dans nos tomes XXX, p. 164, et XXXIII, p. 149.

5. L'archevêque d'Albi, Armand-Pierre, abbé de Castries.

6. Sa première femme était Rochechouart-Vivonne.

7. Marie-Françoise de Lévis, fille du duc Charles-Eugène, née en 1698, mariée par contrat du 20 janvier 1722, morte le 2 décembre 1728, six mois après son mari, et inhumée à Saint-Sulpice (*Histoire de la maison de Lévis*, tome IV, p. 535-536).

8. Le duc de Lévis eut quatre fils tous morts sans alliance : Charles, le 10 décembre 1724; François-Honoré, marquis de Lévis, le 24 février 1727; François, au berceau, en 1714, et Guy-Antoine, le 4 juin 1725.

9. *Fut* surcharge *est*.

10. Charles-Eugène-Gabriel de la Croix, né le 27 février 1727, lieu-

Castries[1] eut, en faveur de son mariage, cent cinquante mille livres de brevet de retenue sur son gouvernement de Montpellier[2].

de Puyzieulx avec la fille de Souvré; du duc d'Epernon avec la seconde fille du duc de Luxembourg;

Puyzieulx épousa une fille de Souvré, fils de M. de Louvois et maître de la garde-robe du Roi[3]. Il étoit fils de Sillery, écuyer de M. le prince de Conti gendre de Monsieur le Prince[4], et neveu de Puyzieulx, ambassadeur en Suisse[5], qui se fit chevalier de l'Ordre par l'adresse qu'on a vu ici en son temps[6].

Le duc d'Épernon, par la démission du duc d'Antin son [grand] père[7], épousa la seconde fille du duc de Luxembourg;

tenant d'infanterie en 1743, épousa le 18 décembre de la même année Gabrielle-Isabeau-Thérèse de Rosset de Fleury, petite-nièce du cardinal, et fut nommé dès 1744 colonel du régiment du Roi-infanterie. Brigadier en 1748, maréchal de camp en 1749, il eut en 1758 le grade de lieutenant-général et le gouvernement de Montpellier et de Cette. Vainqueur du duc de Brunswick à Clostercamp en 1760, il reçut en 1762 le collier du Saint-Esprit, fut ministre de la marine en 1780, maréchal de France en juin 1783, et gouverneur de Flandre en 1788. Il émigra en 1790, commanda un corps de l'armée de Condé et mourut à Wolfenbüttel le 11 janvier 1801. Il avait eu un frère aîné, Armand-François, né le 18 octobre 1725 et mort sans postérité le 27 janvier 1743, et un cadet, Louis-Auguste, chevalier de Malte, né le 5 octobre 1728 et mort le 3 septembre 1737.

1. Cette dernière phrase a été ajoutée dans le blanc resté à la fin du paragraphe et sur la marge.

2. Nous n'avons pas retrouvé la date de ce brevet; mais la duchesse de Lévis avait obtenu, le 14 janvier 1722, que, sur sa pension de neuf mille livres, quatre mille fussent reportées sur sa fille (reg. O[1] 66, fol. 15).

3. C'est le 19 juillet 1722 que Louis-Philogène Brûlart, marquis de Puyzieulx (tome XXX, p. 306), épousa Charlotte-Félicité le Tellier, fille de Louis-Nicolas, marquis de Souvré (tome V, p. 116) et petite-fille de Louvois. Elle mourut le 20 mars 1783, à soixante-quinze ans.

4. Carloman-Philogène Brûlart, comte de Sillery : tome I, p. 256.

5. Roger Brûlart, marquis de Puyzieulx : tome III, p. 206.

6. Tome XII, p. 320-322.

7. Louis de Pardaillan (tome XXII, p. 263, note 5) épousa, le 9 octobre 1722, Françoise-Gilonne de Montmorency-Luxembourg, née le

Et Mlle d'Estrées, vieille fille, sœur du dernier duc d'Estrées, déclara son mariage avec d'Ampus, gentilhomme provençal peu connu[1], dont le nom est Laurens[2].

de Mlle d'Estrées déclaré avec d'Ampus.

Voilà les morts et les mariages que je trouvai à mon arrivée[3], et voici les autres changements :

Le P. de Linyères, jésuite, confesseur de Madame, bon homme vieux et rien de plus, fait confesseur du Roi[4]. On négocia fort avec le cardinal de Noailles pour en obtenir des pouvoirs pour le Roi, comme il en avoit donné à ce jésuite pour continuer d'entendre Madame ; mais il fut inflexible. Aussi étoit-il bien d'une autre importance de

P. de Linyères, jésuite, confesseur de Madame, fait confesseur du Roi avec des pouvoirs du Pape au refus

1er juillet 1704, fille de Charles-François-Frédéric Ier, duc de Luxembourg ; son grand-père le duc d'Antin se démit de son duché en sa faveur, et il prit le nom de duc d'Épernon. Sa femme mourut le 20 mars 1768.

1. Constance-Éléonore d'Estrées, née le 15 août 1671, sœur du duc Louis-Armand (notre tome V, p. 241), était mariée secrètement depuis juillet 1719 à Louis-Joseph des Laurens, titré comte d'Ampus, capitaine de cavalerie dans le régiment Colonel-général, chevalier de Saint-Lazare en 1721, et lieutenant de Roi honoraire à Saint-Domingue. Elle mourut en 1726. Sa sœur cadette, Marie-Yolande, épousa en 1724 le frère aîné de son mari, Hyacinthe-Dominique, marquis des Laurens. Ce double mariage les brouilla avec tous les Estrées (*Gazette d'Amsterdam*, 1724, no XLIII).

2. La famille des Laurens (Saint-Simon écrit *Laurent*) était, disent les généalogies, originaire de Toscane et établie en Provence depuis le quatorzième siècle.

3. Saint-Simon prend la mention de ces mariages dans le *Mercure* et les morts dans la *Gazette* ; comme on l'a vu dans les notes qui précèdent, la date de plusieurs était postérieure à son retour d'Espagne.

4. L'abbé Fleury, confesseur du Roi, étant tombé en apoplexie, il fallut songer à le remplacer. Le Régent, sur le conseil de Dubois, qui voulait faire plaisir au roi d'Espagne, dont le P. Daubenton lui avait manifesté le désir à ce sujet, décida de rendre aux jésuites le confessionnal du Roi et désigna le P. de Linyères, confesseur de Madame. Ceci se passait au début d'avril, avant le retour de Saint-Simon. Outre la lettre du 2 mars, donnée ci-après à l'appendice II, on trouvera plusieurs lettres de Dubois au P. Daubenton sur cette affaire et des réponses de celui-ci, du mois de mai, dans le volume *Espagne* 325, fol. 10, 129, 132, 152 et 189.

de ceux du cardinal de Noailles.

rendre le confessionnal du Roi aux jésuites que de laisser continuer Madame avec son ancien confesseur, lorsque le cardinal de Noailles interdit les jésuites[1]. Le cardinal Dubois, qui n'en voulut pas avoir le démenti, fit la plaie si éclatante à l'épiscopat de s'adresser à Rome, et le Pape envoya au Roi un pouvoir de l'entendre en confession et de l'absoudre à quiconque il voudroit choisir, sans aucune exception[2].

Armenonville garde des sceaux, Morville secrétaire d'Etat. Le Chancelier,

Le Chancelier exilé à Fresnes[3], et d'Armenonville garde des sceaux, et son fils Morville secrétaire d'État en sa place[4]; Nocé, si bien et si libre avec M. le duc d'Orléans, et qui avoit été si longtemps l'intime de Dubois, et celui par qui, étant à Hanovre et à Londres, ses lettres pas-

1. Voyez à la fin du présent volume, appendice III, des notes curieuses du greffier Delisle. Le jeune Roi se confessa pour Pâques à l'abbé Chuperel, un de ses chapelains, qu'il sembla beaucoup goûter (*Mathieu Marais*, tome II, p. 271 et 305; *Buvat*, tome II, p. 356 366, 367, 369-375, 381; *Journal de Barbier*, tome I, p. 209 et 223; *les Correspondants de Balleroy*, tome II, p. 441-443, 447, 449; *Gazette de Leyde*, nos 24, 26-33).

2. Mathieu Marais (*Mémoires*, tome II, p. 349-350) donne la traduction française de ce bref, daté du 19 mai 1722, qui ne s'applique qu'au P. de Linyères. Le P. Bliard a raconté tout cet incident dans *la Quinzaine* du 16 juillet 1902; il y a aux Affaires étrangères un assez long mémoire, vol. *France* 312, fol. 169-212, où il est parlé de cette question, et à la bibliothèque de Bourges, ms. 276, des « Anecdotes sur le choix d'un confesseur pour le roi Louis XV »; voyez aussi dom H. Leclercq, *Histoire de la Régence*, tome III, p. 268-272 et 368.

3. Saint-Simon a déjà parlé plus haut de cet exil (p. 232 et 237). — C'est le 28 février que le secrétaire d'État la Vrillière alla, de la part du Régent, redemander les sceaux à Daguesseau et lui enjoindre de se retirer à Fresnes; il partit dès le lendemain (*Marais*, p. 248-249, 251, 253-254; *Barbier*, p. 194-195; *Buvat*, p. 347 et 350; *Les Correspondants de Balleroy*, p. 431-434; *Gazette de Leyde*, no 19 bis; reg. U 365, 28 février et 1er mars).

4. Les provisions de M. d'Armenonville sont du 28 février (reg. O1 66, fol. 73). M. de Morville, ayant la survivance de secrétaire d'État, lui succéda automatiquement; il ne prêta serment qu'en avril (*Gazette de Leyde*, no 32).

soient au Régent[1], exilé à Blois, et Broglio, ce roué de M. le duc d'Orléans, si impudent et si impie, chassé plus loin[2]. Il y avoit bien longtemps qu'il le méritoit, et pis. Le cardinal Dubois commença par ces deux hommes, dont il craignoit l'esprit hardi du premier, entreprenant et audacieux du second, et la liberté et la familiarité de tous les deux avec M. le duc d'Orléans, qui avoit du goût et de l'amitié de tout temps pour Nocé, fils du vieux Fontenay, qu'il avoit fort estimé, et qui avoit été son sous-gouverneur[3]. Tous d'eux avoient beaucoup d'esprit.

sur le point immédiat de son exil, marie sa fille au marquis de Chastellux*. Caractère de ce gendre. Cruel bon mot de M. le duc d'Orléans. Broglio l'aîné et Nocé exilés.

Le Chancelier venoit de marier sa fille au marquis de Chastellux[4], homme de qualité de Bourgogne, du nom de Beauvoir[5], fort honnête homme, et estimé à la guerre. L'arrêt du Chancelier étoit intérieurement prononcé, et M. le duc d'Orléans voulut ne rien déclarer que le ma-

1. Tome XXXII, p. 245.

2. Les contemporains parlent plus ou moins longuement de l'exil de Nocé, causé par ses propos malveillants contre Dubois : *Marais*, p. 272-274, *Balleroy*, p. 451, *Barbier*, p. 214, *Buvat*, p. 370, *Mercure* d'avril, p. 184, *Gazette de Leyde*, n° 32. Le *Journal de Buvat* seul (p. 371) mentionne celui du marquis de Broglie, qui venait de perdre sa femme : ci-dessus, p. 239.

3. Claude de Nocé, seigneur de Fontenay : tome XXVI, p. 277.

4. Claire-Thérèse Daguesseau, née le 25 octobre 1699 et qui mourut le 4 octobre 1772, épousa le 16 février 1722 Guillaume-Antoine de Beauvoir, comte de Chastellux (Saint-Simon écrit *Chastelus*), né le 20 octobre 1683, d'abord mousquetaire, puis guidon des gendarmes de Bourgogne (1704), mestre-de-camp de cavalerie (1707), lieutenant aux chevaux-légers de Berry (1715), puis aux gendarmes de Flandre (1723) ; il avait été nommé brigadier en février 1719. Il devint maréchal de camp en août 1734, lieutenant-général en mars 1738, et eut le commandement du Roussillon en décembre 1739 ; il mourut le 12 avril 1742.

5. Avant *Beauvoir*, Saint-Simon a biffé *Beaurevoir*. Le comte H. de Chastellux a publié en 1869 une bonne *Histoire généalogique* de sa famille, qu'il fait remonter jusqu'au douzième siècle. L'aîné de la maison était toujours chanoine héréditaire d'Auxerre, quoique laïque. Voyez aussi le *Mercure* de septembre 1701, p. 358-367.

* Saint-Simon a écrit ici *Chastelet*, par mégarde, pour *Chastelus*.

riage qui s'alloit faire ne fût achevé. Il en rioit tout bas, et disoit à ceux du secret que ce pauvre Chastellux donnoit dans le pot au noir et s'alloit faire poissonnier la veille de Pâques[1]. Il soutint ce subit exil de son beau-père d'une façon respectable, et n'en vécut qu'avec plus de soins, d'attentions et d'amitié pour sa femme, pour son beau-père et pour toute sa famille[2].

Mme de Soubise gouvernante des enfants de France en survivance de la duchesse de Ventadour. Dodun contrôleur général des finances en la place de la Houssaye.

Mme de Soubise, en fonction de gouvernante des enfants de France en survivance de la duchesse de Ventadour, grand mère de son mari[3], et Dodun contrôleur général des finances, à la place de la Houssaye, que son incapacité n'avoit pu soutenir plus longtemps dans cette place[4]. Dodun, de président aux enquêtes, étoit passé dans le conseil des finances, où il avoit eu plusieurs commissions. Il avoit de la morgue et de la fatuité à l'excès, mais de la capacité, et autant de probité qu'une telle place en peut permettre[5].

Peletier

Peletier de Souzy, qui étoit à la fin entré, comme il a

1. Nous avons eu *pot au noir* dans le tome XXII, p. 7. — « On dit proverbialement d'un homme qui prend un emploi quand il n'y a plus rien à y gagner, qui s'attache à la fortune d'un grand quand elle est sur son déclin, qu'*il s'est fait poissonnier la veille de Pâques* » (*Académie*, 1718).

2. Sur ce mariage et sur la conduite « héroïque » du gendre, voyez les *Mémoires de Mathieu Marais*, tome II, p. 233-234, 239 et 251.

3. Provisions du 9 avril (reg. O[1] 66, fol. 109, et carton K 139, n° 15, original, aux Archives nationales).

4. Marais (p. 277 et 284) dit que M. de la Houssaye démissionna, le 21 avril, à la suite d'une petite attaque d'apoplexie : « sa tête, qui n'avoit jamais été trop bonne, n'étoit plus bonne », dit-il, et il ajoute de singulières anecdotes. Il eut vingt mille livres de pension (reg. O[1] 66, fol. 132). Charles-Gaspard Dodun (tome XI, p. 207) fut nommé à sa place, au refus de Fagon : commission du 21 avril (reg. O[1] 66, fol. 125). *Les Correspondants de Balleroy* rapportent (p. 462) le compliment moqueur que lui fit le duc de Lauzun ; voyez aussi *Marais*, p. 284. Il prêta à la Chambre des comptes le serment accoutumé (reg. U 365, 29 avril).

5. On l'appelait *Fagot d'épines*, au dire de Buvat (*Journal*, tome II, p. 378).

été dit ici, au conseil de régence[1], le quitta et se retira à Saint-Victor[2]. Il étoit doyen du conseil des parties. Il logeoit avec des Forts, son fils, dans une belle et agréable maison qu'il avoit bâtie[3], et toute sa vie avoit eu des emplois distingués, et vécu avec la meilleure compagnie, à qui il faisoit une chère fort recherchée. On crut que quelque mécontentement qu'il eut de son fils lui fit prendre un parti dont il sentit le poids et le vide, et qu'il ne soutint que par la honte de la variation.

de Souzy se retire à Saint-Victor. [Add. StS. 1715]

Le duc d'Ossone étoit parti de Paris, qu'il avoit rempli de sa magnificence et des plus belles fêtes, lorsque j'y arrivai[4]. Je ne le rencontrai point en chemin.

Duc d'Ossone retourné à Madrid.

Je trouvai l'archevêque de Tours, que j'avois voulu faire archevêque de Reims, déjà transféré à Albi[5], et l'abbé d'Auvergne, nommé à Tours, passé à Vienne[6]. Tours fut donné à l'évêque de Toul, cet abbé de Camilly[7] qui avoit eu cet évêché en récompense, comme je l'ai dit ailleurs[8], de tous les tours de souplesse dont il avoit si heureusement servi le cardinal de Rohan, longtemps avant sa pourpre, pour le faire recevoir dans le chapitre de Strasbourg, où lui même étoit alors depuis longtemps chanoine du bas-chœur, et Toul fut donné à l'abbé Bégon, qui fut un excellent évêque[9]. Reims ne tarda pas après à être

Translations d'archevêchés et d'évêchés. Reims donné à l'abbé de Guémené. Ruses inutiles des Rohans pour lui procurer l'Ordre avant l'âge.

1. Tome XXXI, p. 80.
2. Saint-Simon a déjà parlé de sa retraite au début de cette présente année : tome XXXVIII, p. 82.
3. Rue de la Couture-Sainte-Catherine, au Marais : *ibidem*.
4. Il avait eu son audience de congé le 24 mars et donné le soir une fête magnifique au Roi et à l'Infante (*Gazette*, p. 171-172). Il partit aussitôt après (*Journal de Buvat*, tome II, p. 358). Le volume supplémentaire du *Mercure* de mai 1722, p. 199, donna une vue du feu d'artifice qu'il fit tirer sur la Seine.
5. L'abbé de Castries : son transfert à Albi a déjà été annoncé dans nos tomes XXXVI, p. 372, et XXXVII, p. 159.
6. Déjà dit au tome XXXVIII, p. 249.
7. François Blouet, abbé de Camilly : tome VII, p. 79.
8. Raconté au même tome, p. 79-80.
9. Scipion-Jérôme, abbé Bégon : tome XXIII, p. 376. Nommé le

donné à l'abbé de Guémené[1], qui, pour le dire tout de suite, tenta, bientôt après avoir eu l'honneur de sacrer le Roi, d'être fait commandeur du Saint-Esprit, n'en ayant pas l'âge ; car il étoit de 1695. Mais le propre des usurpateurs est de faire semblant de se méconnoître pour que les autres les méconnoissent, et des buts et des combles les plus desirés et les plus grands de s'en faire des degrés pour arriver à davantage. C'est par où les princes étrangers, vrais et faux, sont parvenus où on les voit. Ainsi, la Ligue ayant conduit les Guises à tout ce qu'ils voulurent, à la couronne près, qui leur manqua par des merveilles multipliées, les autres usurpations sont demeurées à leur postérité, entre autres cette distinction qu'ils imaginèrent après coup de faire fixer l'âge d'être capable d'être admis dans l'ordre du Saint-Esprit, pour le mettre à trente-cinq ans, excepté pour les princes du sang et pour les maisons souveraines, qu'ils firent régler à vingt-cinq ans, pour s'égaler par là aux princes du sang, et à côté d'eux se distinguer de tous les seigneurs[2]. MM. de Rohan alors n'étoient que seigneurs ; il s'en falloit bien que Louis XIV fût né, ni Mme de Soubise, dont la beauté eut le don de lui plaire, et elle d'en savoir si bien profiter. De gentilshommes, et reçus comme tels dans l'Ordre, comme on l'a vu du marquis de Marigny[3] tout à la queue des gentilshommes de la nombreuse promotion de 1619, où il n'y en eut que cinq ou six après lui[4], quoique frère du duc de Montbazon[5], devenus princes, et en ayant emblé par

10 janvier 1722, il ne fut sacré que le 23 avril 1723 dans la chapelle des Minimes de la place Royale.

1. Armand-Jules de Rohan ; déjà dit au tome XXXVIII, p. 251. — Voyez ci-après, aux Additions et Corrections.

2. Tome XI, p. 192 et 198, note 4.

3. Alexandre de Rohan, marquis de Marigny, puis comte de Rochefort : tome V, p. 229.

4. *Ibidem*, p. 239 et 267.

5. Hercule de Rohan : tome V, p. 228.

pièces la plupart des distinctions peu à peu[1], rien ne se présentoit plus à propos pour obtenir l'Ordre avant l'âge, et le tourner après en droit, que l'honneur d'avoir sacré le Roi avant l'âge de vingt-huit ans. Aussi l'occasion en fut-elle saisie, et leur malheur fut que la promotion fut différée au delà de la vie du cardinal Dubois, qui sûrement ne les en eût pas éconduits, et de celle de M. le duc d'Orléans, qui ne sut comment la faire pour avoir promis quatre fois plus de colliers qu'il n'y en avoit de vacants, quoique presque toutes les places de l'Ordre le fussent. Monsieur le Duc, qui la fit, ne jugea pas à propos d'accorder ce nouvel avantage à des gens qui n'en avoient que trop usurpé, et qui vouloient persuader que tout leur étoit dû, encore que les charmes de Mme de Soubise et la ténébreuse complaisance de son mari n'eussent pu obtenir de Louis XIV un autre rang que parmi les gentilshommes, à lui et au comte d'Auvergne, à la promotion de 1688, comme on l'a vu ici en traitant de ces choses, où on a vu quelle fut la colère du Roi de leur refus, et par quel artifice l'exécution de ses ordres furent corrompus[2], sur les registres[3]. Dans les promotions qui suivirent celle de 1728, cet archevêque de Reims ayant lors plus de trente-cinq ans, il ne lui auroit pas été difficile d'y être compris; mais la distinction que les Rohans s'y étoient proposée s'étoit évanouie avec les années. Il en fallut donc chercher une autre ou un prestige pour éblouir dans la suite : ce fut de n'entrer pas dans l'Ordre après trente-cinq ans, n'ayant pu y être admis auparavant, pour éviter d'en marquer la chasse[4]. Monsieur de Reims prévint la

1. Il veut dire que les Rohans, plus tard, devinrent de gentilshommes princes : la phrase est assez embrouillée.

2. Tel est bien le texte du manuscrit.

3. Tome V, p. 260-265.

4. *Chasse*, terme du jeu de paume, « le lieu où tombe la balle au second bond. On dit figurément *marquez bien cette chasse* pour dire, souvenez-vous de tout ce que vous faites là, vous vous en repentirez » (*Académie*, 1718). Le *Littré* dit au contraire que *marquer une chasse*

chose de bonne heure. Ses nerfs furent attaqués bientôt après le sacre, en sorte qu'il ne marchoit qu'avec une difficulté qui s'est toujours augmentée, et qui lui en a enfin ôté l'usage[1]. Il déclara donc qu'il ne prétendoit point à l'Ordre, que la foiblesse de ses jambes le mettoit hors d'état de recevoir, et il s'en est tiré de la sorte. Telles sont les entreprises, les artifices, les ruses qui ont formé et enfin établi ces rangs prétendus étrangers, tant en ceux qui sont en effet étrangers, qu'en ceux qui, à force de partager avec eux, sont devenus honteux de ne pas l'être. La France est l'unique pays de l'Europe où de tels abus, si dangereux et si flétrissants, soient soufferts, et dont la Ligue est l'odieuse date, et qui porte avec elle toute instruction, trop souvent depuis bien rafraîchie.

Mariage de ma fille avec le prince de Chimay.

A peine fus-je arrivé qu'il fallut achever un mariage qui m'avoit été proposé pour ma fille[2], avant que j'allasse en Espagne. Il y a des personnes faites de manière qu'elles sont plus heureuses de demeurer fille[3] avec le revenu de la dot qu'on leur donneroit. Mme de Saint-Simon et moi avions raison de croire que la nôtre étoit de celles-là, et nous voulions en user de la sorte avec elle. Ma mère pensoit autrement, et elle étoit accoutumée à décider[4]. Le prince de Chimay se persuada des chimères en épousant ma fille dans la situation où il me voyoit[5]. Dès avant d'aller en Espagne, je ne lui déguisai rien de tout ce que je pensois, ni du peu de fondement de tout ce qui le per-

signifie « relever une parole, une circonstance dont on veut faire son profit » ; mais il semble que la locution peut s'interpréter aussi en sens défavorable.

1. Sous-entendu : de ses jambes ou de la marche.
2. Charlotte de Saint-Simon (tome III, p. 250).
3. Il y a bien *fille*, au singulier, dans le manuscrit.
4. Charlotte de l'Aubespine avait alors quatre-vingt-un ans ; c'est la première fois que son fils, qui lui a attribué au début des *Mémoires* (tome I, p. 23) « infiniment d'esprit de suite et de sens », parle de son autorité domestique.
5. Voyez ci-après aux Additions et Corrections.

suadoit de faire ce mariage[1]. Je ne le voulus achever qu'à mon retour, pour lui laisser tout le temps aux réflexions et au refroidissement en mon absence. Il ne cessa de presser Mme de Saint-Simon, ni elle de l'en détourner. Dès que je fus de retour, ses instances redoublèrent à un point qu'il fallut conclure, et le mariage se fit à Meudon, avec le moins de cérémonie et de compagnie qu'il nous fut possible[2]. Son nom étoit Hénin-Liétard, et ses pères

1. En février 1740, à propos de la mort du prince de Chimay, le duc de Luynes écrivait (*Mémoires*, tome III, p. 137) : « Ce mariage est trop singulier pour n'en pas mettre un mot ici. Mlle de Saint-Simon, est si petite, si contrefaite et si affreuse que M. et Mme de Saint-Simon, bien loin de songer à la marier, ne cherchaient qu'à la cacher aux yeux du public. M. de Saint-Simon étoit en grande faveur auprès de feu M. le duc d'Orléans ; cette raison détermina apparemment M. de Chimay à lui demander sa fille en mariage. M. de Saint-Simon, qui est extrêmement énergique dans ses expressions, répondit à M. de Chimay par une description très détaillée et même outrée, s'il est possible, de toutes les imperfections de sa fille, lui ajoutant que si c'étoit par rapport au crédit qu'il pouvoit avoir sur M. le duc d'Orléans, qu'il ne vouloit pas le tromper davantage sur cet article que sur les autres et qu'il ne se mêleroit en aucune manière des affaires qui pourroient le regarder. M. de Chimay persista dans son projet. Il vécut quelques années à Paris, voyant de temps en temps sa femme, qui est toujours restée à l'hôtel de Saint-Simon. »

2. La cérémonie eut lieu la nuit du 15 au 16 juin dans la chapelle du château de Meudon, en présence du curé de cette paroisse et de celui de Saint-Sulpice (*Mercure* de juin, p. 151-152 ; acte relevé à l'état civil de Meudon par le vicomte de Grouchy. *Meudon, Bellevue et Chaville*, dans les *Mémoires de la Société de l'histoire de Paris*, tome XX, p. 117, où il a mis par erreur 15 mai). Aucun contemporain ne mentionna ce mariage, sauf un des *Correspondants de la marquise de Balleroy* (tome II, p. 457), qui l'annonce dès le 1er mai ; le contrat fut en effet signé le 2 mai par le Roi et la famille royale (*Mercure* de mai, p. 178). La *Gazette d'Amsterdam* (n° L) en mentionna la célébration. M. Hyrvoix de Landosle a inséré dans le *Journal des Débats* du 9 décembre 1904 un article historique sur ce mariage, d'après des papiers de Saint-Simon, classés au Dépôt des affaires étrangères dans le volume *Pays-Bas autrichiens*, Supplément, 10, fol. 285-292. Le marié obtint en même temps des lettres de naturalité (reg. O[1] 66, p. 492).

connus, sous le nom de comtes de Bossu, par leurs alliances, leurs grands biens dans les Pays-Bas, et leurs grands emplois sous Charles V et depuis[1]. Leur chimère étoit d'être de l'ancienne maison d'Alsace, quoique la leur[2] fût d'une antiquité assez illustre et assez reconnue pour ne la pas barbouiller de fables. Néanmoins son frère, qui étoit archevêque de Malines avec une grande abbaye et cardinal, portoit hardiment le nom de cardinal d'Alsace, quoique espèce de béat[3]. Lui et son autre frère, le marquis de la Vère[4], étoient lieutenants généraux, et fort distingués par leur valeur et leur service en Espagne, et, en quittant ce pays-là pour celui-ci, y avoient conservé le même grade. On a vu ici ailleurs que l'électeur de Bavière fit donner la Toison d'or au prince de Chimay tout jeune par Charles II[5]. Il se signala en Flandres, dans la guerre qui suivit la mort de ce monarque, par des actions fort distinguées. Il passa ensuite en Espagne, où il fit sa cour à la princesse des Ursins, qui le fit faire grand d'Espagne[6], et il y servit avec la même distinction. Il s'y ennuya ensuite et vint en France, où il épousa la fille[7] du duc de Nevers, qu'il perdit quelques années après, sans enfants[8]. C'étoit un homme très bien fait, d'un visage très agréable, dont l'air et toutes les manières sentoient le grand seigneur : aussi l'étoit-il par de grandes et de belles terres, mais la plupart de longue main en direction[9], et ses affaires fort

1. Notre tome XXIV, p. 78.
2. *La leur* corrige *leur maison*.
3. Thomas-Philippe de Hénin-Liétard de Bossu : tomes XXXVI, p. 126, et XXXVII, p. 46-48.
4. Alexandre-Gabriel-Joseph de Hénin-Liétard : tome XXIV, p. 94 ; devenu plus tard prince de Chimay.
5. Tome XIV, p. 393.
6. Tome XV, p. 453.
7. *Fille* surcharge *sœur*.
8. Diane-Gabrielle-Victoire Mazzarini-Mancini (tome XIV, p. 393), fille de Philippe-Julien, duc de Nevers, morte en septembre 1716.
9. C'est-à-dire en régie, à cause des créanciers.

embarrassées, dont il ne laissoit pas de tirer gros. C'étoit de plus un homme sans règle, qui, avec de l'esprit et les meilleurs discours, se gouvernoit, lui et ses affaires, de fort mauvaise façon, plein de chimères et de fantaisies. La duchesse Sforze, de chez qui il ne bougeoit tous les soirs, tant que son premier mariage dura[1], me prédit bien tout ce que j'en vis dans la suite. Son frère avoit quitté l'Espagne par la disgrâce du duc d'Havré, dans laquelle il fut enveloppé, comme elle a été racontée ici en son temps[2].

Mariage du comte de Laval avec la sœur de l'abbé de Saint-Simon, l'un depuis évêque-comte de Noyon, puis de Metz, en conservant le rang et les honneurs de son premier siège, l'autre depuis maréchal de France.

Il se fit peu de jours après un autre mariage chez moi, à Meudon[3], de la sœur de l'abbé de Saint-Simon avec le comte de Laval, maréchal de camp alors, et enfin devenu maréchal de France[4]. Son nom et cette juste récompense de ses longs services dispensent d'en dire davantage. Mme de Saint-Simon avoit pris grand soin de cette jeune personne, et l'eut chez elle tant que je fus en Espagne. Elle étoit fort jolie, et son air de douceur, de modestie et de retenue plaisoit extrêmement. Le dedans étoit fort au-dessus du dehors : de l'esprit, de l'agrément, de la gaieté, une piété et une vertu qui ne se sont jamais démenties et qui n'ont effarouché personne ; fort propre au monde, et une conduite qui a infiniment aidé la fortune de son

1. Elle était la tante maternelle de sa première femme et fort liée avec Saint-Simon.

2. En 1716 : tome XXX, p. 35-36.

3. Le 22 juin (vicomte de Grouchy, *Meudon, Bellevue et Chaville*, dans les *Mémoires de la Société de l'histoire de Paris*, tome XX, p. 117 ; *Mercure*, p. 152, et *Gazette d'Amsterdam*, n° L).

4. Marie-Élisabeth de Rouvroy de Saint-Simon, fille du marquis Eustache-Titus, et sœur de l'abbé Claude, qui avait accompagné Saint-Simon en Espagne (tome XXXVIII, p. 288), épousa Guy-Claude-Roland de Montmorency, comte de Laval (tome XXXVI, p. 198, note 3). Comme il fut nommé maréchal de France le 17 septembre 1747, c'est postérieurement à cette date que Saint-Simon écrivit le présent passage. — Cette dame, par son testament du 15 mars 1759, laissa à son frère l'évêque de Metz un « portrait de poche » de la duchesse de Saint-Simon, que notre auteur lui avait légué (Armand Baschet, *Le Cabinet du duc de Saint-Simon*, p. 203).

mari. Il vouloit une alliance et des entours qui le pussent porter. Il eut, en se mariant, un petit gouvernement[1], et sa femme une pension.

Mort de Courtenvaux; sa charge de capitaine des cent-suisses donnée à son fils à peine hors du berceau, et l'exercice à son frère.

Courtenvaux mourut fort jeune[2]. Il étoit fils aîné du fils aîné de M. de Louvois; sa mère étoit sœur du maréchal d'Estrées[3], et sa femme sœur du duc de Noailles[4], et il laissoit un fils qui sortoit tout au plus du maillot[5]. Il avoit eu la belle charge de son père de capitaine des cent-suisses. L'âge de l'enfant étoit ridicule; les services ni la naissance n'y suppléoient pas. Néanmoins la facilité et le mépris de toutes choses de M. le duc d'Orléans enhardirent le duc de Villeroy et le maréchal d'Estrées; M. le duc d'Orléans ne put leur résister, et l'enfant eut la charge. Le frère cadet de son père[6] l'exerça en plein en attendant que l'enfant fût d'âge à la faire[7].

1. Celui de Philippeville, qu'il avait eu, non pas à l'occasion de son mariage, mais par provisions du 3 janvier 1722 (Pinard, *Chronologie militaire*, tome III, p. 369-371).

2. Michel-François le Tellier, titré marquis de Courtenvaux (tome XIII, p. 150) était mort depuis le 11 mai 1721, à cinquante-huit ans, et notre auteur n'a pas mentionné son décès. Il veut parler ici, ainsi que le montre la suite, de son fils, François-Macé le Tellier, titré marquis de Louvois, mort à vingt-six ans, le 26 septembre 1719, et non pas dans la présente année 1722, comme on pourrait le croire; Saint-Simon a alors relevé sa mort (tome XXXVI, p. 347), et raconté tout ce qu'il va répéter. Nous expliquerons plus bas pourquoi il y revient.

3. Marie-Anne-Catherine d'Estrées: tome XI, p. 18.

4. Anne-Louise de Noailles: tome XXIX, p. 352.

5. François-César le Tellier, titré marquis de Montmirail: tome XXXVI, p. 347.

6. Louis-Charles-César le Tellier, marquis de Courtenvaux (voir sa notice biographique ci-après, p. 370, aux Additions et Corrections), avait été chargé d'exercer la charge de capitaine des cent-suisses jusqu'à ce que son neveu eût atteint l'âge de seize ans (commission du 19 avril 1722, dans le registre O[1] 66, fol. 122 v°).

7. C'est parce que Saint-Simon voit dans la *Gazette* du 2 mai 1722, p. 228, que le marquis de Courtenvaux prêta serment le 26 avril entre les mains du Roi pour l'exercice temporaire de la charge, qu'il revient sur toute cette affaire, qu'il avait déjà racontée dans notre tome XXXVI.

La cour retourne pour toujours à Versailles.

On résolut enfin que le Roi abandonneroit Paris pour toujours, et que la cour se tiendroit à Versailles[1]. Le Roi s'y rendit en pompe le 15 juin[2], et l'Infante le lendemain[3]. Ils y occupèrent les appartements du feu Roi et de la feue Reine[4], et le maréchal de Villeroy fut logé dans les derrières des cabinets du Roi[5]. Le cardinal Dubois eut toute la Surintendance entière pour lui seul[6], comme M. Colbert l'avoit eue, et après lui M. de Louvois. Il suivoit à grand pas son projet de se faire déclarer premier ministre, et pour cela d'isoler tant qu'il pourroit M. le duc d'Orléans. Paris rendoit son accès facile à bien des gens qui ne pouvoient s'établir à Versailles ni y aller, les uns point du tout, les autres que rarement et des moments. Ce changement dérangeoit les soupers avec

1. Il avait été question de ce transfert dès le mois d'avril ; mais on avait d'abord manifesté l'intention de revenir à Paris pour l'hiver. On en donna dans le public diverses raisons : le désir du Roi, la question de son confesseur (il pourrait se confesser au P. de Linyères à Saint-Cyr, qui était du diocèse de Chartres), l'ambition de Dubois d'isoler le Régent de Paris, et c'est cette dernière à laquelle va se rallier notre auteur (*Les Correspondants de Balleroy*, tome II, p. 450, 456 et 465 ; *Journal de Barbier*, tome I, p. 221-222 ; *Journal de Buvat*, tome II, p. 367 et 371, et surtout les *Mémoires de Marais*, tome II, p. 272, 278, 288 et 297 ; le greffier Delisle, reg. U 365, en parle aux 15 et 30 avril et au 15 juin).

2. *Marais*, p. 298 ; *Buvat*, p. 400 ; *Gazette*, p. 311-312.

3. Le surlendemain 17 juin : *Gazette*, p. 312.

4. Louis XV occupa l'ancien appartement de Louis XIV au centre du château, et la jeune Infante celui de la duchesse de Bourgogne (tome IV, p. 314), qui avait été celui de Marie-Thérèse. Le 27 avril, dès qu'il avait été question de ce retour, Saint-Simon avait écrit au cardinal Dubois pour lui signaler la convenance qu'il y aurait à ce que, étant donnée la nationalité de l'Infante, l'ambassadeur d'Espagne eût un logement à demeure au château de Versailles, et c'est la dernière lettre que Drumont ait imprimée dans son recueil, p. 346-347, au sujet de l'ambassade. Dubois n'en tint pas compte.

5. C'est-à-dire dans les pièces numérotées 17-19 sur le plan donné dans notre tome XXVII, p. 254.

6. Le grand logement des surintendants des Bâtiments, en dehors du château : tome XXVIII, p. 76.

les roués et des femmes qui ne valoient pas mieux. Il comprenoit bien que M. le duc d'Orléans les iroit trouver à Paris tant qu'il pourroit, mais que les affaires qu'il sauroit lui présenter à propos le dérangeroient souvent; que cette contrainte le dégoûteroit, l'ennuieroit, et, plus que toute autre chose, le prépareroit à se décharger sur lui, et, pour acheter sa liberté, le déclarer premier ministre et le suppléant[1] en titre de ses absences, qui ne seroient plus, ou que bien rarement, contrariées par les affaires, dont lui, cardinal, devenu publiquement le maître, sauroit bien se faire redouter, de manière qu'il n'auroit rien à craindre des voyages de son maître à Paris, où il le laisseroit se replonger dans sa petite loge de l'Opéra, dans ses indignes soupers, s'éloigner des affaires, et lui, en profiter pour voler de ses ailes et régner de son chef. M. le duc d'Orléans prit l'appartement de feu Monseigneur en bas[2], et Mme la duchesse d'Orléans demeura dans celui qu'elle avoit en haut[3] auprès du sien[4], qui resta vide.

Quoique mon retour d'Espagne et ma conduite à l'égard de ceux qui étoient sortis du Conseil lui eussent fort déplu[5], et que ma résistance au dépouillement du duc de Noailles lui eût donné un dépit qu'il ne me pardonna jamais, il n'étoit pas temps encore de me le montrer. Je ne trouvai donc point d'obstacle à ma familiarité ordinaire avec M. le duc d'Orléans; le cardinal même m'en témoignoit avec un mélange de déférence. Mais, sur ce qui étoit affaires autres que menues ou de cour, j'en étois peu instruit que par-ci par-là, par morceaux, que

1. Il y a dans le manuscrit *le supplém^t*, et on a jusqu'à présent imprimé *le supplément*; mais ce mot ne signifie rien, et nous croyons que Saint-Simon s'est trompé et a voulu mettre *le suppléant*.
2. Tome VIII, p. 240.
3. Tomes XIX, p. 79, et XXVI, p. 213-214.
4. Auprès de l'ancien appartement du duc d'Orléans.
5. Non pas au Régent, comme on pourrait le croire, mais à Dubois.

l'habitude arrachoit à M. le duc d'Orléans dans mes tête-à tête avec lui, sans néanmoins que je l'y excitasse. Ce n'étoit pas pourtant que le cardinal ne m'offrît de me les communiquer toutes. Il vouloit que la réserve que j'y éprouvois depuis mon retour tombât sur M. le duc d'Orléans. Mais, outre que ce prince m'en disoit trop pour que je ne visse pas à découvert qu'il ne tenoit pas à lui qu'il ne me dît tout comme auparavant, je connoissois trop le cardinal pour être la dupe de ses offres et de ses compliments. Il ne savoit par où s'y prendre pour m'éloigner de M. le duc d'Orléans; il me craignoit pour sa déclaration de premier ministre ; il vouloit également m'écarter des affaires et me ménager, tellement qu'il m'accabloit de gentillesses toutes les fois que je le rencontrois, et s'y surpassoit quand le hasard me faisoit trouver en tiers avec M. le duc d'Orléans et lui, tant pour me cajoler que pour persuader ce prince qu'il n'oublioit rien pour être bien avec moi, m'embarrasser par là à résister aux choses qu'il entreprenoit, et affoiblir ce que je pourrois dire contre lui à M. le duc d'Orléans sur les choses où nous ne nous trouverions pas de même avis.

Je m'oppose à l'exil du duc de Noailles, enfin inutilement.

Il s'en présenta bientôt une : ce fut l'exil du duc de Noailles, dont il n'osa pas me parler; mais M. le duc d'Orléans me le dit comme une chose dont on le pressoit. Je lui demandai à propos de quoi cet exil, et il ne put me rien alléguer que de vague et de ce fantôme de cabale. Je lui répondis[1] qu'à ce dernier égard, où, depuis mon retour, je n'avois pu apercevoir rien de réel, je ne voyois pas pourquoi l'exiler plutôt que les autres ; qu'il s'étoit contenté jusqu'alors de l'exil du Chancelier, qui étoit bien assez éclatant, et dont, à maints égards, il auroit bien pu se passer ; qu'y revenir sur d'autres sans cause nouvelle et connue, c'étoit montrer un bâton levé sur les maré-

1. Le verbe *répondis*, oublié, a été remis en interligne.

chaux de Villars, d'Estrées, Tallard, Huxelles, même sur le maréchal de Villeroy, qui étoient en personnages les principaux de ceux qui étoient sortis du Conseil, et qu'on lui donnoit avec le duc de Noailles pour les prétendus chefs de la prétendue cabale; que d'effaroucher tant de gens considérables, considérés et si grandement établis, je n'en voyois que du mal à attendre, et aucun bien à espérer; et que, à l'égard du duc de Noailles, il étoit, à mon avis, de ceux qu'il ne falloit jamais bistourner[1], pour quelque cause que ce pût être, mais le laisser entier ou l'écraser à forfait[2]; qu'écraser un homme, lui et tous les siens si grandement établi, et qui avoit eu si longtemps sa confiance et toutes les finances entre les mains, je n'y voyois ni justice ni possibilité, sans crime qui pût être clairement démontré, et tel que ce fût grâce que de ne pas faire traiter juridiquement par les formes; qu'un exilé, surtout de sa sorte, ne pourrissoit pas exilé; qu'on touchoit à la majorité; que, de retour, sa charge de capitaine des gardes l'approcheroit nécessairement du Roi; qu'il n'oublieroit ni fadeurs, ni bassesses, ni fertilité d'esprit pour se l'apprivoiser, se familiariser, se rendre agréable, se donner un crédit immédiat, se rallier les mécontents de la Régence qui approcheroient le Roi par leurs emplois ou par leur industrie; et qu'alors Son Altesse Royale auroit tout lieu de se repentir de s'être fait inutilement un ennemi du duc de Noailles, et de l'avoir laissé en état et en moyens de s'en ressentir. J'ajoutai que, quand je m'opposois à l'exil du duc de Noailles, ma voix en valoit bien une douzaine d'autres dans la situation publique où j'étois avec lui.

1. Au propre, *bistourner* signifie « tordre les testicules d'un animal, en sorte qu'il soit incapable de génération » (*Académie*, 1718). Au moyen âge, on disait *bestourner* qui signifiait renverser, mettre à l'envers ou en désordre, tourmenter. Saint-Benoît-le-Bestourné était une église de Paris mal orientée.

2. C'est-à-dire, quelles qu'en soient les conséquences.

Cette proposition d'exil balança huit jours, pendant lesquels le cardinal me détachoit sans cesse Belle-Isle, pour m'exorciser par ma haine et par mon intérêt, et me dire ce que le cardinal n'osoit lui-même, pour n'avoir pas à se fâcher de la persévérance de mon opposition[1]. Elle l'emporta toutefois et m'indisposa le cardinal de plus en plus. Mais je ne pus me résoudre de servir ses projets ni ma haine aux dépens de M. le duc d'Orléans. Cette[2] suspension d'exil ne fut pas longue. Cinq semaines ou environ après, que je pensois qu'il n'en fût plus question du tout, j'allai au Palais-Royal ; car de Meudon, que j'habitois, je voyois M. le duc d'Orléans à Versailles et à Paris, quand il y étoit, les jours destinés pour moi[3] à le voir ; et je trouvai la Vrillière seul dans la petite galerie avant son petit cabinet, laquelle étoit toujours vide, et on attendoit dans la pièce qui la précédoit. Surpris de le voir là et encore plus de l'heure, qui n'étoit pas la sienne, je lui demandai ce qu'il y faisoit. Il me dit qu'il avoit un mot à dire à M. le duc d'Orléans. J'entrai tout de suite dans le cabinet, où il étoit seul avec l'air assez embarrassé. Je lui demandai ce qu'il y avoit, que la Vrillière étoit dans la petite galerie. « C'est pour fondre la cloche[4], me répondit-il. — Comment? dis-je ; quelle cloche? — L'exil du duc de Noailles, reprit-il. — Comment? lui dis-je ; après [avoir] senti et goûté la force de tout ce que je vous ai représenté là-dessus? En vérité, Monsieur, vous n'y pensez pas ; » et tout de suite je repris les principales raisons. Nous étions debout. Alors il se mit à se promener, la tête basse, par

1. On a vu ci-dessus, p. 228, que Belle-Isle était venu déjà lui proposer de contribuer à cet exil dès avant même qu'il fût revenu à Paris.

2. Avant ce mot, Saint-Simon a biffé *On verra bientost que*, écrit en interligne au-dessus de *mais*, biffé.

3. *Pour moy* est ajouté en interligne.

4. « On dit proverbialement *fondre la cloche* pour dire prendre une dernière résolution sur une affaire qui a été longtemps agitée, y mettre la dernière main pour la consommer » (*Académie*, 1718).

ce cabinet, quoique fort petit, comme il faisoit toujours quand il se trouvoit debout et embarrassé de quelque chose. Cette promenade et mon discours, avec peu de répliques de sa part et foibles, dura un bon quart d'heure. Le silence succéda, pendant lequel il se mit le nez tout contre les vitres de la fenêtre, puis, se tournant à moi, me dit tristement : *Le vin est tiré ; il faut le boire*[1]. Je vis qu'il avoit combattu, qu'il sentoit que j'avois[2] raison, mais qu'il craignoit le cardinal, qui lui avoit arraché la chose[3]. Je haussai les épaules et baissai la tête, en lui disant qu'il étoit le maître, que je souhaitois qu'il s'en trouvât bien. Là-dessus il alla ouvrir la porte de son cabinet, appela la Vrillière, lui parla quelques moments, presque dans la porte. L'affaire fut ainsi consommée, et le duc de Noailles eut son ordre le soir même, partit le lendemain matin, et s'en alla dans ses terres, près du vicomté de Turenne[4], où il fit le béat, porta chape aux processions et aux lutrins de ses paroisses, et se fit moquer de lui là et à Paris, où on le sut, et où, pour mieux faire sa cour au Régent, il entretenoit une comédienne depuis le commencement de la Régence, après avoir dit son bréviaire, fait les carêmes, et fréquenté les saluts de la chapelle assidûment depuis son retour d'Espagne jusqu'à la mort du feu Roi, pour se raccommoder avec lui et avec sa tante de Maintenon, à quoi il ne put réussir.

1. Locution déjà rencontrée dans le tome XXIII, p. 99.

2. *J'avois* est en interligne au-dessus d'*il avoit*, biffé.

3. Le cardinal Dubois était ennemi déclaré du duc de Noailles depuis le mot piquant que celui-ci lui avait adressé lors de l'entrée du cardinal au conseil de régence le 22 février (*Journal de Pierre Narbonne*, p. 219).

4. Le duc de Noailles fut exilé le 15 juin à son château de Pénières, situé sur la paroisse du Cros-de-Montvert, entre Tulle et Aurillac, et qui était à moitié ruiné (*Mémoires de Villars*, tome IV, p. 228-230 ; *Mémoires de Noailles*, édition Michaud et Poujoulat, p. 280 ; *Marais*, p. 298-299 ; *Buvat*, p. 400 ; *Barbier*, p. 221 ; reg. U 365, au 16 juin). Nous le verrons rappelé après la mort de Dubois.

Bassesses du cardinal Dubois pour se gagner le maréchal de Villeroy inutiles. Fatuité singulière de ce maréchal.

Défait du duc de Noailles, le cardinal Dubois, qui ne pouvoit avoir la même prise sur le maréchal de Villeroy, n'oublia rien pour le gagner. Quelque justement perdu qu'il fût dans l'esprit de M. le duc d'Orléans, il lui imposoit toujours par habitude de jeunesse, et, comme il étoit fat jusqu'au point de se croire invulnérable et de s'en vanter, il se piquoit de [ne] rien craindre, et, pour s'en mieux parer, il tenoit souvent des propos fort hardis au Régent, qu'il paraphrasoit au double au public, où le cardinal Dubois n'étoit pas ménagé. Je viens de parler de sa fatuité : il en venoit de donner un rare spectacle à Paris. La fête du Saint-Sacrement arriva cette année le 4 juin, et le Roi n'alla à Versailles s'établir que le 15. Il reconduisit la procession du Saint-Sacrement, venue à la chapelle des Tuileries, jusqu'à Saint-Germain l'Auxerrois, où il entendit la grand messe. Le maréchal de Villeroy, à qui la goutte ne permettoit guères de marcher sur le pavé des rues, ne crut pas devoir perdre le Roi de vue, depuis les Tuileries jusqu'à sa paroisse, quoique environné de sa cour et de ses gardes, et adoré alors à Paris, ni perdre une si belle occasion de se donner en spectacle ; il monta le plus petit bidet qu'il put trouver, sur lequel il suivit le Roi pas à pas, et se fit admirer de la populace et moquer par tout ce qui accompagna le Roi[1]. Ce maréchal étoit donc un véritable fléau pour le cardinal Dubois, sur lequel ni crainte, ni prudence, ni bienséance même n'avoient aucune prise. Il ne pouvoit souffrir l'autorité que le cardinal Dubois avoit prise dans les affaires, ni

1. Le greffier Delisle confirme l'anecdote (reg. U 365) : « Le jeudi 4 juin, fête du Très-Saint-Sacrement, le Roi a assisté à la procession et à la messe de Saint-Germain-de-l'Auxerrois, sa paroisse. Il marchoit à la procession entre le cardinal de Rohan, son grand aumônier, à sa droite et le cardinal de Polignac à sa gauche, et il étoit suivi du maréchal de Villeroy, son gouverneur, monté sur l'un de ses petits chevaux pour la foiblesse de ses jambes, et des officiers de sa maison. » Mathieu Marais (tome II, p. 292) ne relève pas cette particularité.

supporter le rang, l'état et la préséance d'un homme qu'il avoit vu si longtemps ramper dans l'antichambre du chevalier de Lorraine, et qu'il croyoit combler alors d'un léger signe de tête en passant. Il n'y eut donc rien que le cardinal Dubois ne fît pour arrêter une langue si accablante, à force de soumissions. Il se mit presque à ses genoux; il le supplia de trouver bon qu'il lui apportât son portefeuille tous les jours, entrer dans tout ce qu'il y auroit de plus secret, le conduire et le rectifier par ses lumières. Tout vain et tout borné que fût le maréchal de Villeroy, le long usage du grand monde et de la cour, et la connoissance qu'il avoit de longue main du cardinal Dubois lui en avoit assez appris pour ne pas compter beaucoup sur de si grandes offres, ni pour croire qu'un homme de caractère, qui dominoit le Régent, pût s'accommoder sérieusement de se mettre en brassière sous lui. D'ailleurs, les chimères du maréchal ne pouvoient s'accommoder d'entrer en part du gouvernement de M. le duc d'Orléans; elles étoient de fronder, de faire contre, d'être le chef et le ralliement des mécontents et des frondeurs, l'idole du peuple, l'amour du Parlement, surtout l'homme unique à la vigilance duquel toute la France étoit redevable de la vie du Roi[1]. Établi sur de si beaux principes, certain d'ailleurs de ne pouvoir être ébranlé, depuis que, par deux fois, il se fut rassuré sur sa place, dont pourtant il ne m'avoit pu pardonner la frayeur[2], on peut juger du peu de succès des bassesses du cardinal Dubois, et combien elles gonflèrent la superbe et la morgue de l'un, et augmentèrent le dépit et la rage de l'autre. Il les cacha tant qu'il put, et redoubla d'efforts auprès de M. le duc d'Orléans pour lui faire chasser le maréchal de Villeroy. C'est où ils en étoient les quinze derniers jours de juin, qui furent les premiers quinze jours de l'établissement de la cour à Versailles.

1. Tome XXXVII, p. 346-347.
2. *Ibidem*, p. 104-111 et 339-343, et XXXVIII, p. 98 et suivantes.

Comte de la Motte fait grand d'Espagne.

La duchesse de Ventadour, en pleine et seule possession de l'Infante, avec ce nouveau degré de faveur de sa survivance à sa petite-fille[1], tira habilement sur le temps, et on fut tout étonné qu'il arriva d'Espagne une grandesse au comte de la Motte, fils du frère aîné du maréchal de la Motte[2], père de la duchesse de Ventadour et des duchesses d'Aumont et de la Ferté. Une si heureuse fortune le consola du bâton de maréchal de France, qu'on mouroit d'envie de lui donner, et, comme on l'a vu en son lieu, qu'il n'eut pas l'esprit de mériter[3]. Il mourut en 1728, à quatre-vingt-cinq ans[4].

Mort de Plancy.

Plancy mourut au même âge, sans alliance, le dernier des enfants de Guénegaud, secrétaire d'État, après avoir servi, et fort ennuyé le monde[5]. Les ministres n'avoient pu encore parvenir à laisser leurs enfants revêtus de l'image et des charges des seigneurs[6].

1. Ci-dessus, p. 254.

2. Charles, comte de la Motte-Houdancourt (tome IX, p. 279), fils du marquis Antoine (tome XVI, p. 356, note 4). La *Gazette* annonçait cette grâce le 4 juillet (p. 336); mais dès le 30 juin, le comte avait obtenu le brevet qui l'autorisait à l'accepter (reg. O[1] 66, p. 218). Le décret du roi d'Espagne fut rendu le 27 septembre, et, en janvier 1723, des lettres patentes lui permirent de placer sa grandesse sur ses terres de Lignières et du Petit-Hangest, près Montdidier (reg. O[1] 67, p. 3). Saint-Simon en avait parlé par anticipation dès le tome IX, p. 279-280.

3. En ne défendant pas Gand en 1709 : tome XVII, p. 2-4. — Le comte de la Motte pensa cependant que tout cela était oublié, puisque, le 12 octobre 1722, il écrivit au cardinal Dubois pour lui demander le bâton de maréchal (Affaires étrangères, vol. *France* 1253, fol. 97-98).

4. Le 24 mars (*Gazette* de 1728, p. 156).

5. Henri de Guénegaud, marquis de Plancy, né en 1647, mourut le 22 mai 1722 (*Gazette*, p. 276, qui lui donne quatre-vingt-un ans). Il avait été guidon des gendarmes de Flandre et avait épousé sur le tard, le 11 octobre 1707, une Mérode beaucoup plus jeune que lui, qui mourut à quarante-trois ans le 21 janvier 1723. Il était le dernier survivant des enfants de Henri de Guénegaud (tome X, p. 108).

6. M. de Guénegaud avait cédé sa secrétairerie d'État à Colbert en

Le Pape donne à l'Empereur l'investiture des Deux-Siciles.

Le Pape, accablé enfin par les troupes impériales, qui désoloient l'État ecclésiastique, donna à l'Empereur l'investiture du royaume de Naples et de Sicile, dont il étoit en possession[1]. L'Espagne éclata ; mais il n'en fut autre chose, sinon de se raccommoder après.

Mort du duc de Marlborough ;

Le fameux Marlborough mourut à Londres, le 27 juin, à près de soixante quatorze ans[2], le plus riche particulier de l'Europe, mais sans postérité masculine. Sa sœur[3] étoit mère du duc de Berwick et l'avoit fait comte de Marlborough et capitaine des gardes du roi Jacques II d'Angleterre. Il étoit de petite noblesse et fort pauvre ; il se nommoit Jean[4] Churchill, et il étoit devenu duc de Marlborough, pair d'Angleterre, capitaine général des armées, grand maître de l'artillerie, colonel du premier régiment des gardes, chevalier de l'ordre de la Jarretière, et le plus heureux capitaine de son siècle. Sa vie, ses actions, ses fortunes sont si connues, qu'on s'en taira ici[5]. Sa victoire d'Hochstedt le fit prince de l'Empire et de Mindelheim, terre dont l'Empereur lui fit présent en même temps[6]. Pour en perpétuer la mémoire, il avoit fait bâtir en Angleterre un château superbe auquel il donna le nom de Blenheim, village où trente-six bataillons retranchés se rendirent à lui sans attendre d'attaque[7]. Les honneurs

1669, et ce ne fut que dans l'âge suivant que les enfants des ministres « emblèrent toutes les charges de la cour » (tome XVI, p. 372).

1. *Gazette*, p. 306, 321, 331 et 343.

2. Il mourut à « la Loge près de Windsor » (*Gazette*, p. 345-346 ; *Mercure* de juillet, p. 147-149).

3. Arabella Churchill : tome VII, p. 174.

4. Le manuscrit porte *Jen* ; est-ce une erreur de graphie pour *Jean*, ou une mauvaise notation de l'anglais *John* ? Plus loin, *devenu* a été ajouté en interligne.

5. La *Gazette* rapporte qu'il avait écrit une autobiographie (p. 382).

6. Tome XXIII, p. 179.

7. On a vu dans le tome XII, p. 171, note 5, que le nom allemand de ce village est Blindheim. Notre auteur, qui alors a écrit *Pleintheim*,

de ses obsèques et leur magnificence égalèrent, à peu de chose près, celles des rois d'Angleterre. Il fut inhumé à Westminster, dans la chapelle d'Henri VII ; mais cet honneur n'est pas rare en Angleterre[1]. Il y avoit plus de trois ans qu'une apoplexie l'avoit tellement affoibli qu'il pleuroit presque sans cesse et n'étoit plus capable de rien[2].

Le grand maître de Malte, frère du cardinal Zondodari, mourut en ce même temps, fort estimé et regretté dans son ordre[3]. Antoine Manoel lui succéda, des anciens bâtards de Portugal[4].

de Zondodari, grand maître de Malte ; Manoël lui succède ;

La duchesse de Bouillon Simiane mourut aussi à trente-neuf ans, à Paris[5] ;

de la duchesse de Bouillon Simiane ;

met ici *Bleintheim*. Marlborough appela *Blenheim Park* le château que la reconnaissance des Anglais lui bâtit à huit milles Nord-Ouest d'Oxford, sur une partie du domaine royal de Woodstock.

1. Les gazettes relatèrent ses magnifiques obsèques, qui se firent le 20 août : *Mercure* de septembre, p. 103-109 ; *Gazette*, p. 357-358, 393, 430 et 441-448 ; *Gazette d'Amsterdam*, n° LXIX et Extraordinaire. Son épitaphe fut mise au concours (*Gazette*, p. 455), et sa veuve lui fit élever dans la chapelle de son château de Blenheim un superbe mausolée par le sculpteur Rysbrack (*Gazette* de 1730, p. 359).

2. Dès le mois de juin 1716, la *Gazette* (p. 310) avait annoncé une attaque de paralysie.

3. Marc-Antoine Zondodari, que nous avons vu élire grand maître en 1720 (tome XXXVII, p. 216), mourut le 16 juillet. Le bailli de Mesmes, ambassadeur de la Religion, en donna part au Roi dès le 4 août et lui fit part en même temps de l'élection du successeur (*Gazette*, p. 384 et 395-396). Sa pierre tombale dans l'église Saint-Jean de la Valette est décrite dans les *Archives des Missions* (tome VI, p. 166). Il avait soixante-trois ans.

4. Antoine Manoel de Vilhena, élu grand maître le 19 juillet (*Gazette*, p. 384), mourut le 12 décembre 1736, à soixante-quatorze ans (*Gazette* de 1737, p. 57). Il descendait d'Emmanuel, évêque de Ceuta, bâtard du roi Édouard de Portugal. Cet évêque eut plusieurs bâtards d'une fille qui portait le nom de famille de Manoel ; ses enfants s'appelèrent ainsi et continuèrent la postérité jusqu'au dix-huitième siècle. Il faut remarquer aussi que le nom d'Emmanuel est en portugais Manoel.

5. Anne-Christine de Simiane de Gordes, dont nous avons vu le

de l'épouse du prince Jacques Sobieski.

Et l'épouse du prince Jacques Sobieski, fils aîné du fameux roi de Pologne[1]. Elle étoit sœur des électeurs de Mayence[2] et palatin, de l'impératrice mère des empereurs Joseph et Charles VI, des reines douairières d'Espagne et de Portugal[3], et mère de la reine d'Angleterre épouse du roi Jacques III, résidant à Rome[4]. Elle mourut sans postérité masculine, à cinquante ans, dans les terres du prince Jacques Sobieski, en Silésie[5].

Extrême embarras du cardinal Dubois, qui tente encore de se ramener le maréchal de Villeroy, qu'il ne pouvoit perdre, et y emploie le cardinal de Bissy.

Le cardinal Dubois ne fut pas longtemps à sentir qu'il ne persuaderoit pas M. le duc d'Orléans de chasser le maréchal de Villeroy. C'étoit un tour de force dont il avoit senti tous les inconvénients toutes les fois qu'il avoit été tenté de l'entreprendre, qui devenoit tous les jours plus difficile et plus dangereux, auquel il avoit tout à fait renoncé. Chaque jour que le cardinal différoit à se faire déclarer premier ministre lui sembloit une année, et toutefois il n'osoit presser ce grand pas sans s'être mis à couvert des vacarmes qu'en feroit le maréchal de Villeroy, qui donneroient le signal et l'encouragement à tant d'autres, lesquels[6], sans cet appui, n'oseroient parler haut, et dont le groupe et les assauts que le maréchal se piqueroit de donner au Régent feroient courir grand risque au cardinal d'être aussitôt précipité qu'élevé à cette immense place, et par cela même fort éreinté et en situation de regretter celle où il étoit auparavant. L'agitation de ces pensées et la difficulté de se dépêtrer de l'embarras qui

mariage en 1720 (tome XXXVII, p. 305). Elle mourut le 8 août (*Gazette*, p. 408), dans sa trente-neuvième année.

1. Hedwige-Élisabeth-Amélie de Bavière-Neubourg (tome III, p. 305), morte le 10 août, n'ayant que quarante-neuf ans (*Gazette*, p. 435).

2. François-Louis de Bavière-Neubourg : tome XX, p. 245.

3. Saint-Simon n'énumère pas tous les frères et sœurs de cette défunte (voyez le *Moréri*).

4. Marie-Clémentine Sobieska, dont nous avons vu le mariage en 1719 : tome XXXVI, p. 342-343.

5. Dans sa résidence d'Ohlau : tome XXXV, p. 304.

6. *Lesquels* est en interligne, au-dessus de *qui*, biffé.

l'arrêtoit, l'occupoit tout entier, redoubloit[1] ses humeurs et ses caprices, le rendoit de plus en plus inabordable, et jetoit les affaires les plus importantes et les plus pressées dans un entier abandon. Enfin il se résolut de faire encore un effort vers le maréchal de Villeroy; mais, n'osant plus s'y hasarder lui-même, il imagina de s'y prendre par le cardinal de Bissy, charmé de sa conduite sur la Constitution et du confessionnal du Roi si récemment rendu à ses bons amis les jésuites, et, ce qui ne le touchoit guères moins, en bravant le cardinal de Noailles et le refus de ses pouvoirs. Dubois lui fit donc part de ses peines, de la dureté de la conduite du maréchal de Villeroy à son égard, de tous les devoirs où il s'étoit mis, de tout ce qu'il avoit tenté auprès de lui pour en obtenir une paix qu'il n'avoit jamais déméritée, et si nécessaire au bien des affaires et à la bienséance, qui ne l'étoit pas moins entre un homme à qui le Roi étoit confié, et celui à qui le Régent remettoit le détail et le principal soin des affaires. Il lui représenta le grand bien qui naîtroit infailliblement du frein que sa médiation[2] pouvoit seule mettre aux saillies continuelles du maréchal de Villeroy, le disposer à vouloir bien le regarder comme un homme qui ne lui avoit jamais manqué, qui n'avoit cessé, dans tous les temps, de mériter l'honneur de ses bonnes grâces, qui n'avoit rien oublié pour qu'il lui voulût permettre de lui porter son portefeuille et de lui faire part de toutes les affaires avec la déférence la plus entière; enfin, qu'il espéroit cette bonne œuvre de son amour pour le bien et de l'amitié du maréchal de Villeroy pour lui, qui feroit bien recevoir les réflexions qu'il lui feroit faire.

1. Saint-Simon avait d'abord écrit *redoubloient* au pluriel; fidèle à sa règle ordinaire de ne faire accorder le verbe en nombre qu'avec le dernier sujet, il l'a corrigé au singulier; mais il a laissé plus loin *rendoient* et *jettoient,* qu'il avait aussi mis au pluriel.

2. Les mots *sa médiation* sont en interligne au-dessus de *ses représentations,* biffé, et Saint-Simon a corrigé au singulier les mots *pouvoient seules,* mis d'abord au pluriel.

L'intime et commune liaison du maréchal et du cardinal avec Mme de Maintenon, les intrigues de la Constitution, la haine du cardinal de Noailles, que le maréchal avoit adoptée en bas courtisan, et fortifiée, depuis la Régence, par celle du duc de Noailles, avoit uni Villeroy et Bissy d'une manière étroite. L'ambitieux béat saisit avidement une occasion si honnête et si décente de rendre à son confrère un service si desiré. Parvenu de si loin où en étoit Bissy, son étonnante fortune ne lui sembloit guères que des degrés pour se porter plus haut. Il vouloit faire une grande fortune à son neveu[1], et, depuis qu'il voyoit l'entrée du Conseil ouverte aux cardinaux, il desiroit beaucoup d'y faire le troisième. Outre l'éclat qui en résulteroit pour lui, il comptoit que c'étoit la voie la plus certaine d'avancer son neveu à tout, et que, venant à bout de tirer du pied de Dubois une si fâcheuse épine, et de le mettre en bonne intelligence avec Villeroy, par conséquent de le rapprocher du Régent, il n'y avoit rien qu'il ne pût se promettre de Dubois, et par lui de son maître.

Le cardinal de Bissy persuade le maréchal de Villeroy, qui veut prévenir le cardinal Dubois, et va chez lui avec le cardinal de Bissy, où, passant des compliments aux injures, fait la plus terrible scène qui se puisse

Il travailla donc à bon escient auprès du maréchal de Villeroy, et fit si bien qu'il le persuada, et qu'il le pria d'en porter de sa part parole au cardinal Dubois. Voilà les deux cardinaux au comble de leur joie. Dubois pria Bissy de dire à Villeroy tout ce que la sienne pouvoit exprimer de plus touchant, et qu'il brûloit d'impatience qu'il lui permît d'aller chez lui l'en assurer lui-même. Bissy ne tarda pas à exécuter une si agréable commission, et Villeroy, pour ne demeurer pas en reste, convint avec Bissy d'aller ensemble chez le cardinal Dubois. Le hasard fit qu'ils y allèrent un mardi matin, et que je ne me souviens plus quelle affaire me fit aller en même temps, contre mon ordinaire, parler à M. le duc d'Orléans à Versailles, de Meudon où j'habitois. Bissy et Villeroy

1. Anne-Claude de Thiard, marquis de Bissy : tome XXIII, p. 68, qui n'étoit encore que maréchal de camp.

trouvèrent tous les ministres étrangers, dont c'étoit le jour d'audience du cardinal Dubois[1], qui attendoient chacun la leur dans la pièce d'avant le cabinet du cardinal. De longue main, l'usage établi de ces audiences est que les ministres étrangers n'y étoient introduits, l'un après l'autre, que[2] suivant qu'ils étoient arrivés dans la pièce d'attente, pour éviter toute compétence[3] de rang entre eux. Ainsi Bissy et Villeroy trouvèrent Dubois enfermé avec le ministre de Russie[4]. On voulut avertir le cardinal de quelque chose d'aussi nouveau que le maréchal de Villeroy chez lui; mais il ne le voulut pas permettre, et s'assit avec Bissy sur un canapé en attendant. L'audience finie, Dubois sortit de son cabinet pour conduire l'ambassadeur, et aussitôt avisa ce canapé si bien garni. Il ne vit plus que lui à l'instant; il y courut, rendit mille hommages publics au maréchal, avec force plaintes d'être prévenu, lorsqu'il n'attendoit que sa permission pour aller chez lui, et pria Bissy et lui de passer dans son cabinet. Tandis qu'ils y allèrent, il en fit excuse aux ambassadeurs sur ce que les fonctions et l'assiduité du maréchal de Villeroy auprès du Roi ne lui permettoient pas de s'absenter pour longtemps d'auprès de sa personne, et avec ce compliment les quitta, et rentra dans son cabinet. D'abord, force compliments réciproques et propos du

imaginer au cardinal Dubois.

1. Les secrétaires d'État avaient toujours été en usage de donner audience aux ambassadeurs étrangers le mardi matin, et cet usage s'est perpétué jusqu'à nos jours : voyez nos tomes XX, p. 110, et XXVII, p. 199, le *Journal de Dangeau,* tome X, p. 334, les *Mémoires de Sourches*, tome IX, p. 255-256 et 429, les *Mémoires du duc de Luynes*, tome XIV, p. 377, et ceux de *Dufort de Cheverny*, tome I, p. 94. Pendant les séjours à Marly, le ministre allait à Paris le jeudi pour ces audiences à la place du mardi : *Sourches*, tome XII, p. 26. Il y a aux Affaires étrangères, vol. *France* 298 à 313 des états et bordereaux de ces réceptions pour les années 1680 à 1724.

2. Ce *que* a été biffé par mégarde dans le manuscrit.

3. Au sens de compétition, comme dans le tome III, p. 242.

4. C'était alors le prince Dolgorouki.

cardinal de Bissy convenables au sujet. De là protestations du cardinal Dubois, et réponses du maréchal ; mais, à force de réponses, il s'empêtra dans le musical de ses phrases, bientôt se piqua de franchise et de dire des vérités, puis peu à peu, s'échauffant dans son harnois[1], des vérités dures et qui sentoient l'injure. Dubois, bien étonné, ne fit pas semblant de sentir la force de ces propos ; mais, comme elle s'augmentoit de moment à autre, Bissy, avec raison[2], voulut mettre les holà, interrompre, expliquer en bien les choses, persuader le maréchal quelle[3] étoit son intention. Mais la marée qui montoit toujours[4] tourna tout à fait la tête au maréchal, et le voilà aux injures et aux plus sanglants reproches. En vain Bissy le voulut faire taire, lui représenter de combien il s'écartoit de ce qu'il lui avoit promis et chargé de rapporter à Dubois, l'indécence sans exemple d'aller maltraiter un homme chez lui, où il ne venoit que pour achever de consommer une réconciliation conclue ; tout ce que put dire Bissy ne fit qu'animer le maréchal, et lui faire vomir tout ce que l'insolence et le mépris peuvent suggérer de plus extravagant. Dubois, confondu et hors de lui-même, rentroit en terre sans proférer un seul mot, et Bissy, justement outré de colère, tâchoit inutilement d'interrompre. Dans le feu subit qui avoit saisi le maréchal, il s'étoit placé de façon qu'il leur avoit bouché le passage pour sortir, et en disoit toujours de plus belle. Las d'injures, il se mit sur les menaces et sur les dérisions : il dit à Dubois que, maintenant qu'il s'étoit montré à découvert, ils n'étoient plus en termes de se pardonner l'un à l'autre ; qu'il vouloit bien encore l'avertir que tôt ou tard il lui feroit du pis qu'il pourroit, mais qu'il vouloit bien aussi, avec la même candeur, lui donner un bon conseil. « Vous êtes tout-

1. Tome XXVII, p. 216.
2. Les mots *avec raison* sont en interligne au-dessus de *qui*, biffé.
3. Il avait d'abord écrit *que telle*, qu'il a corrigé en *quelle*.
4. Tome XVIII, p. 426.

puissant, ajouta-t-il ; tout plie devant vous ; rien ne vous résiste ; qu'est-ce que les plus grands en comparaison de vous ? Croyez-moi, vous n'avez qu'une seule chose à faire, usez de tout votre pouvoir, mettez-vous en repos, et faites-moi arrêter, si vous l'osez. Qui pourra vous en empêcher ? Faites-moi arrêter, vous dis-je ; vous n'avez que ce parti à prendre. » Et là-dessus, à paraphraser, à défier, à insulter, en homme qui très sincèrement étoit persuadé qu'entre escalader les cieux et l'arrêter il n'y avoit point de différence. On peut bien s'imaginer que[1] tant de si étonnants propos ne furent pas tenus sans interruptions et sans vives altercations du cardinal de Bissy, mais sans en pouvoir arrêter le torrent. Enfin, outré de colère et de dépit contre le maréchal, qui lui manquoit si essentiellement à lui-même, il saisit le maréchal par le bras et par les épaules, et l'entraîna à la porte, qu'il ouvrit, et le fit sortir et sortit lui-même. Dubois, plus mort que vif, les suivit comme il put. Il se falloit garder de cette assemblée de ministres étrangers qui attendoient ; tous trois eurent beau tâcher de se composer, il n'y eut aucun de ces ministres qui ne s'aperçût qu'il falloit qu'il se fût passé quelque scène violente dans le cabinet, et aussitôt Versailles fut rempli de cette nouvelle[2], qui fut bientôt éclaircie par les vanteries, les récits, les défis et les dérisions publiques du maréchal de Villeroy.

Le cardinal Dubois, hors de lui, arrive tout de suite dans le cabinet de M. le duc d'Orléans, m'y trouve seul, lui conte devant

J'avois travaillé et causé longtemps avec M. le duc d'Orléans. Il étoit passé dans sa garde-robe ; j'étois debout derrière son bureau, où j'arrangeois des papiers, lorsque je vis entrer le cardinal Dubois comme un tourbillon, les yeux hors de la tête, qui, me voyant seul, s'écria plutôt qu'il ne demanda où étoit M. le duc d'Orléans. Je lui dis qu'il étoit entré dans sa garde-robe, et lui demandai à qui il en avoit, éperdu comme je le voyois.

1. Les mots *bien s'imaginer que* sont en interligne.
2. Il n'y a que des allusions dans *Barbier*, p. 232, et dans *Marais*, p. 324.

moi la scène qu'il venoit d'essuyer du maréchal de Villeroy, et déclare qu'il faut opter entre l'un ou l'autre.

« Je suis perdu! je suis perdu! » dit-il, et courut à la garde-robe. Il répondit si haut et si bref que M. le duc d'Orléans, qui l'entendit, accourut presque de son côté, et, le rencontrant dans la porte, revinrent vers moi, lui demandant ce que c'étoit. Sa réponse, entrecoupée de son bégaiement ordinaire[1], que la rage et la frayeur augmentoit, fut en bien plus longs détails le récit que je viens de faire, après lequel le cardinal déclara au Régent que c'étoit à Son Altesse Royale à sentir où tendoit le maréchal de Villeroy par un guet-apens aussi inouï et aussi peu mérité, paraphrasa tout ce qu'il avoit employé auprès de lui uniquement pour le bien des affaires et le service de M. le duc d'Orléans, et conclut que, après une insulte de cette nature, et si faussement et traîtreusement préméditée, il falloit que M. le duc d'Orléans vît tout à l'heure ce qu'il pouvoit et ce qu'il vouloit faire, et choisît entre le maréchal de Villeroy et lui, parce qu'il ne pouvoit plus se mêler d'aucune affaire, ni rester à la cour en honneur et en sûreté si le maréchal de Villeroy y demeuroit, après ce qui venoit de se passer.

Je ne puis exprimer dans quel étonnement nous demeurâmes, M. le duc d'Orléans et moi. Nous ne croyions pas entendre ce que nous entendions; nous pensions rêver. M. le duc d'Orléans fit plusieurs questions ; je pris aussi la liberté d'en faire pour éclaircir et constater les faits. Point de variation ni d'ambages dans les réponses du cardinal, tout furieux qu'il étoit. A tous moments il présentoit l'option ; à toute question il proposoit d'envoyer chercher le cardinal de Bissy, comme témoin de tout. On peut juger quelle fut cette seconde scène, du hasard de laquelle je me serois bien passé. Le cardinal insistant toujours sur l'option, M. le duc d'Orléans, fort embarrassé, me demanda ce que je pensois, comme, à ce qui me sembla, à un homme qui s'étoit toujours opposé au renvoi du

1. Tome XXVI, p. 281.

maréchal de Villeroy. Je répondis que je me trouvois si étourdi et si ému d'une chose si étonnante, qu'il me falloit auparavant reprendre mes esprits.

M. le duc d'Orléans me presse de dire mon avis. J'opine à l'exil du maréchal de Villeroy.

Le cardinal, sans s'adresser à moi, mais toujours à M. le duc d'Orléans, qu'il voyoit dans l'embarras et le trouble, insista fortement qu'il falloit prendre un parti. M. le duc d'Orléans me pressant de nouveau, je lui dis enfin que jusqu'alors j'avois toujours regardé le renvoi du maréchal de Villeroy comme une entreprise fort dangereuse par les raisons que j'en avois alléguées plusieurs fois à Son Altesse Royale ; que je la regardois encore de même pour le moins maintenant que le Roi étoit plus avancé en âge et touchoit à sa majorité ; mais que, quelque péril qu'il y eût, la scène affreuse qui venoit d'arriver me persuadoit qu'il y avoit un bien plus grand danger à le laisser auprès du Roi ; que désormais on ne pouvoit se dissimuler que ce qu'il venoit de faire n'étoit rien moins que tirer l'épée contre M. le duc d'Orléans, et ses propositions ironiques de l'arrêter que comme le sentiment d'un homme qui sentoit qu'il le méritoit ; qui se persuadoit et qu'on ne l'oseroit, et que, l'osant même, l'exécution en étoit impossible ; qui, sur ce principe, ne se contraignoit plus, ne se connoissoit plus ; qui, après avoir tramé en secret contre M. le duc d'Orléans dès le premier jour de la Régence, sans cesser un moment depuis, ni avoir pu être gagné par toutes les grâces, les marques de confiance, même de déférence, enfin par une chaîne non interrompue des traitements les plus distingués, levoit maintenant le masque, et ne se proposoit rien moins que faire publiquement autel contre autel ; que c'étoit là mon avis, puisque Son Altesse Royale le vouloit savoir, sans me donner le temps d'y réfléchir avec plus de sens froid ; mais que, pour l'exécution, quelque pressée qu'elle[1] pût être, il falloit penser mûrement à s'y prendre de manière qu'on

1. Saint-Simon a écrit par erreur *quelque pressée quelque pust estre*.

n'en pût avoir le démenti ni dans le temps même, ni dans la suite.

Pendant que je parlois, le cardinal, les oreilles dressées et les yeux en dessous tournés sur moi, suçoit toutes mes paroles, et changeoit de couleur à mesure, comme un homme qui entendroit prononcer son arrêt. Mon avis exposé entier l'épanouit, autant que la rage dont il écumoit le lui put permettre. M. le duc d'Orléans approuva ce que je venois de dire; le cardinal, me jetant un coup d'œil comme de remerciement, dit à M. le duc d'Orléans qu'enfin il étoit le maître de choisir; qu'il voyoit bien qu'il ne pouvoit rester, le maréchal de Villeroy demeurant, et que, Son Altesse Royale prenant même la résolution de l'ôter, il falloit se hâter, parce que les choses ne pouvoient subsister en la situation où elles étoient. Enfin il fut conclu[1] qu'on prendroit le reste de la journée, et il étoit environ midi, et la matinée suivante pour y penser, et que je me trouverois le lendemain à trois heures après midi chez M. le duc d'Orléans.

Conférence* entre M. le duc d'Orléans, Monsieur le Duc et moi, où il est convenu d'arrêter et d'exiler le maréchal de Villeroy.

Arrivé le lendemain chez ce prince, je le trouvai avec le cardinal Dubois. Monsieur le Duc y entra un moment après, qui étoit instruit de l'aventure. Le cardinal Dubois ne laissa pas de lui en faire un récit abrégé, qu'il chargea un peu de commentaires et de réflexions. Il étoit plus à lui que la veille par le temps qu'il avoit eu de se remettre et l'espérance de se voir défait dans peu du maréchal de Villeroy. J'y appris toutes les vanteries qu'il avoit publiées de la prise[2], disoit-il, qu'il avoit eue avec le cardinal Dubois, et des défis et des insultes qu'il lui avoit faites, avec une sécurité qui invitoit à l'en démentir, et qui en rendoit l'exécution de plus en plus nécessaire. Après quelques propos debout, le cardinal Dubois s'en alla.

1. Le participe *conclu* est répété deux fois.

2. « *Prise* signifie quelquefois querelle » (*Académie*, 1718); voyez nos tomes XIII, p. 308, et XXVII, p. 176.

* Après ce premier mot Saint-Simon a biffé *sur le M^l de Villeroy*.

M. le duc d'Orléans se mit à son bureau, et Monsieur le Duc et moi nous assîmes vis-à-vis de lui. Là il fut question de délibérer tout de bon sur ce qu'il y avoit à faire. M. le duc d'Orléans exposa fort nettement les raisons de part et d'autre, sans paroître trop pencher d'un côté, mais se montrant embarrassé[1], et par conséquent fort en balance. Il développa fort clairement toute sa conduite avec le maréchal de Villeroy et celle du maréchal de Villeroy avec lui depuis l'instant de la mort du Roi jusqu'alors, mais en peu de mots, parce qu'il parloit à deux hommes qui en étoient parfaitement instruits, à Monsieur le Duc, qui, conjointement avec lui, avoit voulu l'ôter d'auprès du Roi et m'y mettre en sa place, à moi, qui l'avois refusé deux autres fois, et cette dernière un mois durant que ces deux princes m'en avoient pressé à l'excès, comme on l'a vu ici en son temps[2], et qui, par mes refus et mes raisons, avois fait demeurer le maréchal de Villeroy dans sa place. Le point véritablement agité fut donc de savoir quel étoit le moins périlleux de l'y laisser ou de l'en ôter, ce qui ne se pouvoit plus que par une sorte de violence dans la situation où il s'étoit si bien affermi qu'il ne doutoit pas qu'il ne fût impossible de l'en arracher. Après cet exposé assez court, M. le duc d'Orléans m'ordonna de dire ce que je pensois là-dessus. Je répondis que je le lui avois déjà dit la veille ; que, plus j'avois réfléchi depuis au parti qu'il y avoit à prendre, plus je m'étois affermi dans l'opinion que le danger de laisser auprès du Roi le maréchal de Villeroy, après ce qui venoit de se passer, étoit sans comparaison plus grand que celui de l'en ôter, quel qu'il pût être ; que tant qu'il n'y avoit eu dans la conduite du maréchal qu'une mauvaise volonté impuissante, des liaisons et des projets mal bâtis et aussitôt déconcertés qu'aperçus, la misère de se vouloir faire le

1. Après ce mot, il y a *de l'autre*, biffé, au manuscrit.
2. Tome XXXVIII, p. 98 et suivantes.

singe de M. de Beaufort[1], l'union timide avec tous gens qui mouroient de peur, et lui qui en laissoit voir plus qu'aucun, qui trembloit au moindre sérieux du Régent, et qui, après des démarches échappées, souvent après celles qui étoient ignorées, ne se pouvoit rassurer qu'il ne vînt aux éclaircissements, aux aveux, aux excuses, aux protestations, avec la frayeur et les bassesses les plus pitoyables, j'avois cru qu'il n'y avoit qu'à mépriser un homme sans tête et sans courage d'esprit, surtout depuis l'effet de la découverte des complots du duc du Maine et de Cellamare, et laisser piaffer et se panader[2] ce personnage de théâtre et de carrousel, dont le génie n'alloit pas au delà de la fatuité continuellement arrêtée par la crainte; mais que je changeois entièrement d'avis sur ce qui venoit de se passer; que cette scène montroit de deux choses l'une, mais qui revenoient au même point: ou un homme persuadé par le cardinal de Bissy, qui trouve son orgueil satisfait par les hommages qu'[il] consentoit de recevoir du cardinal Dubois, et sa dignité assurée avec son repos par la part entière qui lui étoit offerte dans les affaires, et qui, charmé de l'avoir amené à ce point par ses hauteurs et par ses incartades, avoit eu impatience de s'en mettre en possession en prévenant le cardinal Dubois et en allant chez lui avec le cardinal de Bissy, leur médiateur, sceller leur réconciliation et leur paix; que là, dans cette intention effective, la vue du cardinal Dubois l'avoit troublé; l'arrangement de ses grands mots et son ton d'autorité l'avoient barbouillé; qu'avec l'intention de bien dire, le jugement lui avoit manqué, l'air de franchise et de supériorité l'avoient emporté; de l'un à l'autre, s'échauffant dans son harnois, il n'avoit pu reculer; la tête lui avoit tourné; qu'après avoir commencé en homme sage, il avoit poursuivi et fini comme un fou, et montré

1. Déjà dit aux tomes XXXIII, p. 25, et XXXVII, p. 105.

2. Nous avons eu *piaffer*, appliqué déjà à Villeroy, dans le tome XXXV, p. 275, et *se panader* dans le tome XI, p. 162.

tout le venin de son âme et toute la superbe de sa sécurité avec toute la complaisance d'un homme ivre qui attaque les murailles et braveroit une armée ; ou bien c'est un homme qui, gonflé de vent, charmé de réduire à ses pieds le cardinal Dubois, se persuade être l'homme dont on [ne] peut se passer, qu'on n'a osé ôter de sa place, et qu'on l'osera d'autant moins aujourd'hui qu'il est plus ancré, plus chéri du public par la conservation de la personne du Roi, qu'il a su persuader lui être uniquement due, par l'approche de la majorité, par toutes les raisons dans lesquelles un sot se mire, surtout par la persuasion que les démarches vers lui du cardinal Dubois, chargé de toutes les affaires, lui confirme l'excès de son importance ; plein, dis-je, de toutes ces idées, qu'il ne sait ni peser ni digérer, il a amusé le cardinal de Bissy, a fait semblant de se rendre à ses raisons et aux hommages dont il lui a porté parole, dans la résolution de faire à tous les deux l'affront qu'il leur a fait, d'éclater sans plus de mesure, de se déclarer le persécuteur public du ministre qui s'humilie devant lui, par conséquent l'ennemi du gouvernement et du Régent qui gouverne, enivré de la beauté de cette action, qui, dans son sens, qu'il compte bien qui sera aussi celui du public, lui fait mépriser les hommages du dépositaire de toute la confiance de celui qui gouverne, le partage du secret et de la conduite des affaires, l'autorité qui y est attachée, les fruits personnels et pour tous ceux qu'il voudra protéger, enfin son repos à son âge, et à tant de si grands et de si doux avantages préférer[1] le bien public, le sage rétablissement des affaires, le service du Roi, les vues et la dernière confiance en lui du feu Roi, et à un si grand et si honorable travail illustrer et consacrer les restes de sa vie avec le plus parfait désintéressement. Ainsi, de quelque façon que le maréchal de Villeroy ait été conduit à la scène qu'il vient de

1. Lui fait préférer.

donner, la chose est égale et la fin la même, c'est l'épée tirée contre le Régent, et le Rubicon passé avec le plus grand éclat. Le souffrir et laisser le maréchal de Villeroy en place, c'est montrer une foiblesse et une crainte capable de lui réunir tous les mécontents et tous les gens d'espérance pour la majorité ; c'est rendre au Parlement ses premières forces et ses premières usurpations ; c'est former soi-même contre soi-même un parti formidable ; c'est perdre toute autorité au dedans et toute considération au dehors ; c'est encourir le mépris et toutes ses suites, et de la France et des pays étrangers ; c'est se creuser des abîmes pour la majorité. Je me tus après ce court discours, pendant lequel M. le duc d'Orléans étoit fort attentif, mais avec la contenance d'un homme fort embarrassé.

Dès que j'eus fini, il demanda à Monsieur le Duc ce qu'il pensoit. Monsieur le Duc dit qu'il pensoit comme moi, et que, si le maréchal de Villeroy demeuroit dans sa place, il n'y avoit qu'à mettre la clef sous la porte[1] : ce fut son expression. Il reprit ensuite quelques-unes des principales raisons que j'avois alléguées, et les appuya, puis conclut qu'il n'y avoit pas un moment à perdre. M. le duc d'Orléans résuma quelque chose de ce qui avoit été dit, et convint de la nécessité de se défaire du maréchal de Villeroy. Monsieur le Duc insista encore sur s'en défaire incessamment. Alors on se mit à voir comment s'y prendre.

M. le duc d'Orléans me demanda mon avis là-dessus. Je dis qu'il y avoit deux choses à traiter : le prétexte et l'exécution ; qu'il falloit un prétexte tel qu'il pût sauter aux yeux de tout ce qui étoit impartial, et qui ne pût être défendu par les amis mêmes du maréchal de Villeroy ; surtout se bien garder de donner lieu de croire que

1. Déménager furtivement. Ni l'*Académie* ni le *Dictionnaire de Trévoux* ne donnent cette locution, et le *Littré* n'a pas cité le présent exemple et n'en a donné que du dix-neuvième siècle.

la disgrâce du maréchal fût le fruit et le salaire de l'insulte qu'il venoit de faire au cardinal Dubois ; que, quelque énorme qu'elle fût en elle-même à un cardinal, à un ministre en possession de toute la confiance et de toutes les affaires, le public, qui l'envioit et qui ne l'aimoit pas, se souvenoit trop d'où il étoit parti, trouveroit la victime trop illustre ; que le châtiment feroit oublier l'injure, et qu'on verroit s'élever un cri public ; qu'aux partis violents, quoique nécessaires, il falloit toujours mettre de son côté et la raison et les apparences mêmes ; que je n'étois donc pas d'avis d'exécuter si brusquement ni si près de l'insulte le châtiment qu'elle méritoit, mais que M. le duc d'Orléans avoit heureusement en main le plus beau prétexte du monde, un prétexte qui étoit connu de tout le haut et le bas intérieur du Roi, un prétexte entièrement sans réplique. Je priai M. le duc d'Orléans de se souvenir qu'il m'avoit dit plusieurs fois, et depuis peu encore, qu'il n'avoit jamais pu parvenir jusqu'à présent, non-seulement de parler au Roi tête à tête, mais de lui parler à l'oreille devant tout ce qui étoit dans son cabinet ; que le maréchal de Villeroy, lorsqu'il l'avoit voulu essayer, venoit devant tout ce monde fourrer sa tête entre celle du Roi et la sienne, et après, sous prétexte d'excuse, lui avoit déclaré que la place qu'il avoit auprès du Roi ne lui permettoit pas de souffrir que qui que ce pût être, non pas même Son Altesse Royale, dît rien au Roi tout bas, et qu'il devoit entendre tout ce qu'on lui vouloit dire, encore moins souffrir personne, ni Son Altesse Royale, être seul dans un cabinet avec le Roi ; que c'étoit à l'égard d'un régent, petit-fils de France et le plus proche parent que le Roi eût, une insolence à révolter tout le monde et qui sauteroit aux yeux ; que le Roi, approchant de sa majorité, gagnoit un âge où il étoit temps et où le bien de l'État et celui du Roi demandoit que le Régent l'instruisît de bien des choses qui ne se pouvoient dire que sans témoins, sans en excepter le maréchal de Villeroy ni personne; que se targuer de la place de gouverneur et de chargé de la personne du Roi pour empêcher le Régent de parler seul au Roi dans un cabinet, c'étoit porter l'audace jusqu'à jeter des soupçons les plus fous et les plus injurieux, et que la porter jusqu'à ne vouloir pas souffrir que le Régent parlât bas au Roi, même au milieu de tout ce qui étoit dans son cabinet, sans venir fourrer son oreille entre eux deux, étoit la dernière et la plus inutile insolence, que qui que ce soit ne pouvoit excuser; que je croyois donc que c'étoit là le prétexte si naturel dont il falloit se servir, et le piége qu'entre-ci et fort peu de jours il falloit tendre au maréchal de Villeroy, qui s'y prendroit sans doute de ce pinacle de sûreté et d'importance où il croyoit être, puisqu'il avoit soutenu ce procédé jusqu'à présent; que, le piége tendu et succédant[1], il falloit que M. le duc d'Orléans s'offensât sur-le-champ du refus, et que, le respect du Roi présent ménagé, il parlât au maréchal un langage nouveau, qui, sans rien de fort, lui fît sentir que, sous l'autorité et le nom du Roi, il étoit le maître du royaume; que cela suffiroit pour un juste préparatif au public, que l'ivresse du maréchal ne comprendroit pas, ni bien d'autres, qu'après l'exécution, accoutumé qu'on étoit aux tolérances de Son Altesse Royale; mais que ce piége ne devoit être tendu que lors[que] tout seroit résolu, rangé, et tout prêt [pour] l'exécution la plus prompte, sans laisser entre-deux tout le moins d'intervalle qu'il seroit possible. Quand j'eus cessé de parler: « *Vous me le volez,* me dit M. le duc d'Orléans; *j'allois le proposer, si vous ne l'eussiez pas dit. Que vous en semble, Monsieur*[2]? » regardant Monsieur le Duc. Ce prince approuva fort la proposition que je venois de faire, la loua dans toutes ses parties en peu de mots, et ajouta qu'il ne voyoit rien de mieux à faire que d'exécuter ce plan très ponctuellement.

1. Réussissant, comme dans le tome XXII, p. 208.
2. Ces mots en italiques sont soulignés dans le manuscrit.

Il fut convenu ensuite qu'il n'y avoit d'autre moyen que d'arrêter le maréchal, de l'envoyer tout de suite et tout droit à Villeroy, d'où on verroit, après l'y avoir laissé se reposer un jour ou deux à cause de son âge, mais bien veillé, si de là on l'enverroit à Lyon ou ailleurs. Je dis après qu'il ne falloit pas oublier d'avoir un gouverneur tout prêt pour le mettre en sa place ; par conséquent songer dès à présent au choix, et se souvenir plus que jamais d'éviter également un sujet peu sûr, et tout serviteur particulièrement attaché à M. le duc d'Orléans, qui étoit la raison qu'ils savoient l'un et l'autre qui m'avoit fait si opiniâtrément refuser cette importante place plus d'une fois. Là-dessus M. le duc d'Orléans me dit que toute l'affaire étoit bien discutée et résolue ; qu'il s'en falloit tenir là parce qu'il n'y avoit point d'autre parti à prendre ; qu'à l'égard de la mécanique à résoudre pour arrêter le maréchal de Villeroy, il me prioit d'aller chez le cardinal Dubois, où je trouverois qu'on m'attendoit pour en raisonner et la résoudre. Je me levai donc, et laissai M. le duc d'Orléans seul avec Monsieur le Duc, et m'en allai chez le cardinal Dubois, duquel je n'avois pas ouï parler, ni d'aucun de ses émissaires, depuis son aventure, excepté le peu que je l'avois vu en présence de M. le duc d'Orléans. Mais ce que ce prince me dit en m'envoyant chez lui me fit nettement sentir que l'arrêt du maréchal de Villeroy étoit résolu entre le Régent et son ministre avant la conférence que je viens de raconter, et qu'elle n'avoit été tenue sans autres que les deux princes et moi pour y laisser un air de liberté par l'absence du cardinal Dubois, et, comme je m'étois ouvert la veille entre le Régent et le cardinal, lorsqu'il arriva furieux de la scène qu'il venoit d'essuyer, pour me donner lieu de parler devant Monsieur le Duc, et de l'entraîner dans mon avis de se défaire du maréchal de Villeroy.

J'allai donc tout de suite chez le cardinal Dubois, et ma surprise fut extrême de la compagnie que je trouvai avec

M. le duc d'Orléans

m'envoie chez le cardinal Dubois, au sortir de notre conférence, examiner et convenir de la mécanique pour arrêter le maréchal de Villeroy. Compagnie que je trouve chez le cardinal Dubois.

lui, devant laquelle il me dit d'abordée qu'elle étoit du secret, et que je pouvois parler devant elle. Cette compagnie étoit le maréchal de Berwick, arrivé depuis peu de jours de Guyenne, qui, non plus que moi, ne rentra pas au conseil de régence ; le cardinal et le prince de Rohan, le Blanc et Belle-Isle, assis en rond tout près et devant le canapé adossé à la muraille, où étoient assis les deux cardinaux, et sur lequel je me mis auprès du cardinal de Rohan. Le Blanc me parut une partie nécessaire pour l'arrangement et les ordres de cette mécanique ; il étoit plein d'inventions et de ressources, dans tout l'intérieur des opérations secrètes du Régent depuis longtemps, et sur le pied de secrétaire renforcé du cardinal Dubois[1], avec caractère, par sa charge, de signer en commandement[2]. Pour Belle-Isle, encore qu'à l'appui de celui-ci il se fût introduit en tiers tous les soirs avec lui chez le cardinal Dubois, où il se rendoit compte, se résumoient et se résolvoient bien des choses[3], il approchoit si peu le Régent, qui même ne l'aimoit pas, que je le trouvai là fort déplacé. A l'égard du maréchal de Berwick, qui, du temps du feu Roi, avoit toujours été sur le pied de protégé du maréchal de Villeroy[4], lequel, en courtisan qui sentoit le goût de son maître pour toutes sortes de grands bâtards par leur homogénéité[5] avec les siens, avoit eu grand part à la rapide élévation de celui-ci à la guerre, je fus extrêmement étonné de le voir admis en ce conciliabule, et de l'y entendre opiner aussi librement et aussi fortement qu'il fit, ayant toujours fait profession jusqu'alors de cultiver

1. Déjà dit souvent ; en dernier lieu, ci-dessus, p. 185.
2. Saint-Simon a expliqué précédemment, tome XXVII, p. 10 et note 5, et p. 11, ce que c'était que les signatures en commandement.
3. La phrase est mal construite et obscure ; il veut dire : où il se rendoit compte de bien des choses, et où bien des choses se résumoient et se résolvoient.
4. Voyez nos tomes XII, p. 61, et XVIII, p. 15.
5. L'*Académie* n'admit le substantif *homogénéité* que dans l'édition de 1762. Saint-Simon écrit *homogénité*, ici et ci-dessus p. 94.

le maréchal de Villeroy et d'amitié particulière avec lui. Pour les deux frères Rohans, que le cardinal Dubois ménageoit avec une distinction singulière, et qu'il avoit admis là pour la leur témoigner d'une façon si marquée, je ne vis jamais une joie plus scandaleuse, ni une plus âcre amertume que celle qu'ils ne se mirent pas en peine même de voiler. On vit en plein éclater toute la haine conçue de[1] la rupture du mariage de leur fille boîteuse avec le duc de Retz, sur des conditions méprisantes qu'ils ne proposèrent que quand ils crurent qu'il n'y avoit plus à s'en dédire, et dont le maréchal de Villeroy, justement indigné, ne voulut jamais passer malgré les charmes et les larmes de la duchesse de Ventadour, comme je l'ai raconté en son temps[2], et le dépit que conçurent les Rohans de voir incontinent après le duc de Retz épouser la fille aînée du duc de Luxembourg à conditions convenables, tandis qu'ils se trouvèrent trop heureux de donner leur fille au duc Mazarin, d'une naissance et d'un personnel peu agréables, sans charge ni autres réparations[3]. Je ne ferai point ici un détail superflu de tout ce qui fut discuté dans cette petite assemblée. On y résolut ce qu'on va voir, qui fut très bien exécuté. Seulement dirai-je que dès que je fus assis, et que le cardinal Dubois m'eut déclaré que tout ce qui se trouvoit en ce petit conventicule[4] étoit du secret et que je pouvois y parler sans réserve, il me dit qu'on m'y attendoit avec impatience pour apprendre ce que M. le duc d'Orléans avoit résolu, comme si il l'eût ignoré, et que cette assemblée pour délibérer de la mécanique de l'exécution

1. Après ce *de* il a biffé *l'éclat de*.

2. Tome XXIX, p. 350-351. Le duc de Retz, Louis-François-Anne de Villeroy (tome XVII, p. 196) ne s'appelait d'abord que le marquis de Villeroy, et ne prit le titre de duc de Retz qu'après son mariage avec Mlle de Luxembourg.

3. C'est-à-dire, choses qui pussent réparer, compenser la basse naissance et les désagréments de sa personne.

4. « *Conventicule*, petite assemblée ; il se prend toujours en mauvaise part », disait le *Dictionnaire de l'Académie* de 1718.

n'eût pas décelé la connoissance certaine qu'il avoit de la résolution prise par M. le duc d'Orléans. Je l'exposai donc en peu de mots. Après quoi on vint à la manière, à la forme, aux expédients de l'exécution, aux remèdes des obstacles et des inconvénients du moment et de ses suites. Ces discussions furent assez longues, auxquelles je pris assez peu de part. Le fort en roula sur le cardinal Dubois et sur le Blanc. Belle-Isle, extrêmement bien avec les Rohans, et d'autre part avec le maréchal de Berwick, se comporta avec sagesse. Le bon maréchal ne se montra pas si mesuré. Je pense qu'il se trouvoit fatigué des grands airs d'ancien maître et d'ancien protecteur que le maréchal de Villeroy déployoit sur lui, et des emphases d'autorité et de toute supériorité dont il l'accabloit, et dont il étoit bien aise de se voir délivré. Je convins avec le Blanc que, dans l'instant que l'exécution seroit faite, il m'en avertiroit par envoyer simplement à Meudon savoir de mes nouvelles, sans rien de plus, et qu'à ce compliment inutile je reconnoîtrois le signal que le maréchal étoit paqueté[1].

Je m'en retournai donc à Meudon sur le soir, où plusieurs personnes des amies de Mme de Saint-Simon et des miens couchoient souvent, et où la mode s'étoit mise à Versailles et à Paris de venir dîner ou souper, de manière que la compagnie y étoit toujours fort nombreuse. On n'y parloit que de cette scène du maréchal de Villeroy, qui étoit universellement blâmée, mais sans aller plus loin, et sans que, pendant les dix jours qui s'écoulèrent jusqu'à l'enlèvement du maréchal de Villeroy, il fût entré dans la tête de personne qu'il pût lui en arriver pis que le blâme général d'un emportement si démesuré, tant on étoit accoutumé à l'impunité de ses incartades et à la foiblesse de M. le duc d'Orléans. J'étois ravi cependant de voir une sécurité si générale, qui augmentoit celle du maréchal de

1. Verbe rencontré dès le tome XI, p. 103.

Villeroy, rendroit plus facile l'exécution de ce qu'on lui préparoit, et qui ne cessoit de le mériter de plus en plus par l'indécence et l'affectation de ses discours, et l'audace de ses continuels défis. Trois ou quatre jours après, j'allai à Versailles voir M. le duc d'Orléans. Il me dit que, faute de mieux, et sur ce que je lui avois dit plus d'une fois du duc de Charost, il s'étoit résolu à lui donner la place de gouverneur du Roi ; qu'il l'avoit vu secrètement ; qu'il avoit accepté de fort bonne grâce, et qu'il l'alloit tenir en mue[1], claquemuré[2] dans son appartement de lui Charost, à Versailles, sans en sortir ni se montrer à qui que ce fût, pour l'avoir tout prêt sous sa main à le mener au Roi, et l'installer dans le moment qu'il en seroit temps. Il repassa avec moi toute la mécanique concertée, et je m'en revins à Meudon, résolu de n'en bouger qu'après l'exécution qui s'approchoit, et sur laquelle il n'y avoit plus de nouvelles mesures à prendre.

Le duc de Charost en mue pour être déclaré gouverneur du Roi.

1. « *Mue* signifie aussi le lieu où l'on met un oiseau quand il mue ; c'est une sorte de grande cage » (*Académie*, 1718).

2. « *Claquemurer*, renfermer, resserrer dans une étroite prison ; il ne se dit qu'en plaisanterie » (*ibidem*).

APPENDICE

PREMIÈRE PARTIE

ADDITIONS DE SAINT-SIMON
AU *JOURNAL DE DANGEAU*

1144. *Particularités sur l'ordre de la Toison d'or.*
(Page 142.)

3 avril 1712. — ...Pour la Toison[1], le prince des Asturies, qui est mort roi par la démission du roi son père, qui reprit le sceptre à sa mort, est le premier qui ait précédé les chevaliers de la Toison aux cérémonies de cet ordre. L'esprit de l'ancienne chevalerie, qui a tant fleuri en Espagne, ne reconnoît dans les cérémonies des ordres militaires que l'ancienneté de réception, et entre ceux de même promotion que l'ancienneté d'âge. Philippe V, ayant fait Louis son fils aîné chevalier de la Toison d'or, voulut bien demander comme une grâce au chapitre la préséance pour ce prince, et la distinction d'un carreau à ses pieds; mais il étoit assis en retour sur le même banc que les chevaliers, à la première place à droite, sur le même tapis qu'eux, et joignant son voisin sans distance. Lors de l'ambassade du duc de Saint-Simon en Espagne pour le mariage du Roi et de l'Infante, qui fut depuis renvoyée et mariée en Portugal, le fils aîné du duc de Saint-Simon reçut l'ordre de la Toison, et, six semaines ou deux mois après, le sieur Andrault, qui se faisoit appeler le marquis de Maulévrier-Langeron, envoyé de France en Espagne, et qui à l'occasion de ce contrat de mariage eut des lettres de créance d'ambassadeur. Le vidame de Chartres, depuis connu sous le nom de duc de Ruffec, fut fait chevalier à la manière ordinaire; le roi d'Espagne lui mit le col-

1. Le commencement de cette Addition a trouvé place précédemment, d'abord dans notre tome IX, en regard de la page 160, Addition n° 397, et la suite dans le tome XXIII, p. 24, Addition n° 1056.

lier ; le duc de Liria, aussi chevalier et son parrain pour la cérémonie, le lui attacha sur l'épaule droite ; Grimaldo, ministre et secrétaire d'État, chancelier de l'ordre, le lui accommoda par derrière, et en même temps le prince des Asturies sur l'épaule gauche, étant debout comme le duc de Liria de l'autre côté, tous les autres chevaliers demeurant assis. La cérémonie achevée, le vidame, un genou à terre, baisa la main du roi, se releva, fléchit les genoux, comme aux révérences de l'ordre du Saint-Esprit, ayant son parrain à sa droite, qui fit de même et le conduisoit ; puis se tourna au prince des Asturies, fléchit les genoux, et cependant le prince se découvrit, se leva et l'embrassa. Le vidame fléchit après les genoux devant lui, tandis que le prince se rassit et se couvrit, fléchit les genoux devant le roi, puis devant le marquis de Villena, assis vis-à-vis du prince des Asturies, qui, comme avoit fait le prince et tout également, se découvrit, se leva et embrassa le vidame, qui continua de la sorte à droite et à gauche alternativement jusqu'au dernier. Personne ne remarqua ce qu'avoit fait le prince des Asturies à son égard comme distinction ni comme honneur, et il en usa pour le vidame comme il en avoit usé avec les autres qu'il avoit vu recevoir, et comme le premier chevalier en place. Maulévrier, reçu ensuite, eut pour parrain le marquis de Santa-Cruz, majordome-major de la reine, qui avoit fait l'échange des princesses à l'île des Faisans avec le prince de Rohan, qu'il força à prendre et à se contenter comme lui de l'Excellence dans les instruments. Le roi mit le collier à Maulévrier ; son parrain le lui attacha sur l'épaule droite, Grimaldo par derrière puis sur l'épaule gauche ; le prince des Asturies ne branla pas. La cérémonie faite, Maulévrier, ayant baisé la main au roi, un genou en terre, puis fléchi les genoux devant lui, se tourna au prince, les fléchit ; le prince ne remua pas et demeura assis et couvert, mais tendit sa main comme avoit fait le roi, que Maulévrier fort incliné baisa, puis fléchit les genoux devant lui sans que le prince remuât le moins du monde. Cela surprit extrêmement toute l'assistance, et, après la cérémonie, plusieurs chevaliers murmurèrent de cette nouveauté. Comme Maulévrier n'étoit pas aimé, on tomba fort sur lui en plus d'une manière, et on se réjouit personnellement de la mortification ; mais, par retour à soi, ce ne fut pas sans dépit d'une nouveauté injurieuse aux chevaliers qui pouvoit être continuée. Je ne sais ce qui en est arrivé depuis, au peu de cérémonies qui s'en font ici, lorsque le roi d'Espagne y envoie la Toison à quelqu'un ; car autrement il ne s'y en fait aucune en pas une fête ni occasion, Monsieur le Duc et M. le comte de Toulouse se sont mis au-dessus des chevaliers, et comme la commission, pour donner le collier à celui à qui on l'envoie, est adressée à M. le duc de Berry, puis à M. le duc d'Orléans père, puis au fils, le prince de Chimay, qui est seul en France de Charles II et par conséquent l'ancien, ne s'y est jamais trouvé.

Cet ordre de la Toison d'or avoit souffert très rarement de très légères blessures dans le choix de ses chevaliers ; Philippe V lui en fit plusieurs et de profondes. On cria infiniment sur le sieur de Bay, fils d'un cabaretier de Besançon, que ses actions conduisirent par tous les degrés à celui de capitaine général des armées, et à les commander en chef. Ducasse, fils d'un charcutier de Bayonne et dont le frère commerçait encore en jambons, étoit parvenu du métier de flibustier au grade de lieutenant-général des armées navales de France et d'Espagne par sa capacité et par ses grandes et importantes actions ; il avoit en particulier rendu à Philippe V les plus grands services. La Toison ne laissa pas de lui être fort enviée, et l'a été autant et plus encore à quelques autres depuis. Aux chapitres et aux cérémonies de cet ordre le fauteuil du roi est en face, des deux côtés un banc, couvert d'un long tapis, où sont assis les chevaliers tous couverts ; au bas-bout en face du roi, un banc de bois uni et sans tapis, où est assis et découvert le chancelier de l'ordre qui, à ses armes ni sur sa personne, ne porte aucune marque de la Toison, et ce chancelier n'est pas un homme moins distingué en tout genre que le sont nos chanceliers et nos autres grands officiers de l'ordre du Saint-Esprit.

1715. *M. le Peletier de Souzy.*

(Page 255.)

29 mars 1717. — Le conseil de régence commençoit fort à décliner, et ne tarda guères après à devenir le vieux sérail, et un pur rendez-vous de nouvellistes, où il ne se lisoit plus que les nouvelles des gazettes, où il ne se délibéroit rien que des matières contentieuses entre des particuliers, en finance ou en dépêches, et où entra presque qui voulut. Peletier, dont il s'agit ici, père de des Forts, qui a été plus d'une fois contrôleur général des finances, et qui fut cruellement congédié dans les suites sous M. le cardinal de Fleury qui l'avoit fait, Peletier, dis-je, étoit frère du ministre d'État, mort dans sa sage et sainte retraite, et se retira lui-même quelques années après à Saint-Victor. C'étoit un homme qui avoit été longtemps intendant de Flandre du temps brillant du feu Roi, avec qui il fut toujours fort bien et encore mieux avec M. de Louvois, à la mort duquel il fut chargé du soin des fortifications en chef, qui lui donnoit un travail réglé avec le feu Roi toutes les semaines. Il avoit partout une des plus délicates tables de la cour et la fleur de la bonne compagnie de la cour et de la ville ; il avoit passé sa vie dans le commerce du plus grand monde et avec la plus grande considération ; aussi entreprit-il plus qu'il ne put porter. Il soutint sa retraite, qu'il entreprit à plus de quatre-vingts ans ; mais il n'y dura guères, et y mourut d'ennui. Le lait pour toute nourriture longtemps durant, puis le reste de sa vie trois mois de l'année, le guérit entièrement de la goutte ; dans cet usage il avoit le courage de tenir sa table à l'ordinaire, et tâtoit à tout avec une miette

de pain; son goût étoit si juste, qu'il ne lui en falloit pas davantage pour juger des mets, et pour les maintenir dans toute leur finesse. M. d'Harlay, le plénipotentiaire de Ryswyk, homme de beaucoup d'esprit, et qui étoit passionné du monde et de la considération, séchoit d'envie de la table et de la bonne compagnie qui abondoit chez Peletier, et qu'il ne pouvoit attirer de même. Il étoit mort alors depuis longtemps.

APPENDICE

SECONDE PARTIE

I

TABLEAU DE LA COUR D'ESPAGNE EN 1722
(*Suite et fin.*)

[Nous continuons ici la publication du grand travail de Saint-Simon sur l'Espagne au temps de son ambassade, dont la première partie a été donnée dans le précédent volume ; mais nous croyons qu'il convient d'en supprimer toute la partie médiane, d'un intérêt beaucoup moindre et dont voici le résumé sommaire :

A la suite de la série de portraits des grands d'Espagne existant en 1722, qui ont rempli la majeure partie de l'Appendice de notre tome XXXIX, notre auteur énumère, sans détails ni portraits, les grands créés par Philippe V de mars 1722 à janvier 1728, époque de la rédaction définitive du «Tableau», puis les changements arrivés parmi les grands pendant la même période, avec une liste des grandesses par ordre alphabétique de noms de famille. Enfin vient un très long historique sur la grandesse, qui est la première rédaction, plus développée, de la Digression sur les grands d'Espagne que Saint-Simon a inséré dans les *Mémoires* dès 1701 : notre tome IX, p. 111-286 ; il y est parlé des ricos hombres, des Rois Catholiques, de la création des grands par Charles-Quint, des modifications apportées par Philippe II et ses successeurs, etc. Notre auteur énumère les trois classes de grands, leurs droits, honneurs et prérogatives ; il raconte la cérémonie de la couverture d'un grand, d'après celle de son fils, avec un plan analogue à ceux qui sont reproduits dans notre tome IX, p. 189 et 194. Nous estimons qu'il serait vraiment peu utile d'imprimer ici tout ce long mémoire, qui ferait double emploi avec ce qui a déjà été exposé dans le corps des *Mémoires* en 1701, et nous nous contentons de donner la dernière partie du Tableau, malheureusement inachevé.]

DES CARDINAUX

Il n'y en a que deux en Espagne. Je n'en ai vu qu'un ; l'autre étoit à Rome ; car je ne compte pas le cardinal Acquaviva, qui n'y a jamais demeuré, qui est napolitain et fixé à Rome pour toute sa vie, où il est chargé des affaires d'Espagne. Reste donc pour Messieurs[1] :

Louis Belluga y Moncada, gentilhomme particulier du royaume de Grenade, devenu en 1705 évêque de Murcie et Carthagène, où il a mené une vie très sainte. Il donna de grands secours d'argent, de grains, au roi dans les plus fâcheux temps, prêcha la fidélité qui lui est due par la parole et par les plus grands exemples, et lui rendit des services signalés. Son attachement peu éclairé à toutes les volontés des papes, comme cela est ordinaire dans l'ignorance et la dépendance des pays d'obédience et d'inquisition, ne lui permirent pas d'obéir au roi sur le paiement d'un cruzade que le pape n'avoit pas accordée. Le différend s'échauffa, et il le soutint si vertement que cette action fit valoir ses vertus, qui sans cela seroient demeurées sans récompense du saint-siège. Clément XI, qui, dans sa promotion du 19 novembre 1719, se plut à piquer l'Empereur et le Roi par celle des cardinaux de Bossu-Alsace et de Mailly, archevêques de Reims et de Malines, pour les récompenser de leur zèle à tout entreprendre, voulut aussi récompenser celui de l'évêque de Murcie en le comprenant dans la même promotion. Sa conduite fut différente de celle des deux autres ; il refusa la pourpre et ne se laissa surmonter par aucun commandement que le pape lui pût faire, et répondit constamment qu'il devoit ce respect et cette fidélité au roi d'Espagne, quoiqu'il eût le malheur de lui déplaire, et ne fit aucun pas vers lui à cette occasion, ce qui le toucha de telle sorte qu'il lui permit et ordonna de l'accepter au bout de quelques mois. Il a de l'érudition et un grand zèle pour la réforme ecclésiastique. Il en a fait et présenté un projet au pape pour l'Espagne, qui n'y plaisoit pas. Il n'est revenu de Rome que depuis mon départ.

Charles Llançol dit Borgia, chanoine de Tolède, patriarche des Indes, neveu d'un autre cardinal Borgia et oncle paternel du duc de Gandie, grand d'Espagne, de la naissance duquel il a été parlé sous ce titre. Il a fait sa fortune par la résolution absolue de la faire plus que par aucune sorte de mérite, par de grands empressements, par être, avec très peu d'esprit, mais du sens de courtisan, un peu le bouffon du roi, jusqu'à vouloir persuader qu'il accouchoit pour la feue reine et lui facilitoit son travail par le sien, et par toutes sortes de pauvretés et de contes et ne faire ombrage à personne par son incapacité. Point de règle, ignorant jusqu'à lire avec peine, qui excita beaucoup à rire aux cérémonies que je lui ai vu faire, qu'il demandoit tout haut de moment à autre à son aumônier, puis se fâchoit tout

1. Ainsi dans le manuscrit.

haut aussi et querelloit quand il faisoit de travers. Le roi, tout pieux et grave qu'il est, ne s'en put contenir au mariage, où le rire fut scandaleux. Il est encore vrai que le lendemain il dit la messe avec tant d'embarras et d'incertitude qu'il m'en inquiéta. Je ne puis le quitter sans rapporter qu'en prenant congé du cardinal Conti, après l'élection de son frère, pour s'en revenir [en] Espagne, il ne sut mieux lui exagérer son affection qu'en l'assurant qu'il mouroit d'impatience qu'il y eut incessamment un autre conclave pour avoir lieu de le revoir et toute sa famille, dont il avoit été si bien reçu. Je [le] laissai furieusement aux prises avec les jésuites, auxquels il alla chanter pouilles au Collège Impérial, les appela par des noms infâmants et pour conclusion leur dit qu'il étoit au désespoir que saint François de Borgia eût été jésuite, et qu'il feroit ôter son corps de chez eux. Les jésuites le conduisoient cependant en troupe vers leur porte sans parler, et lui les injuriant jusque dehors. Ils le lui rendirent deux jours après, en ne sonnant point et ne sortant leur porte qu'en très petit nombre lorsqu'il passa devant le collège en procession avec une confrérie, contre l'usage quand un prélat, surtout un cardinal, la conduit. Il se mit de nouveau dans un emportement horrible et leur vomit toutes les injures atroces dont il se put aviser. Il s'agissoit de l'évêché vacant de (*en blanc*), qui est fort riche et qu'il vouloit, en remettant sa charge, à quoi il ne trouvoit pas le P. Daubenton ni ses confrères disposés à son gré. Tout ce vacarme venoit d'arriver quand je partis, et je les laissai sur ce ton-là ensemble. Je ne sais pas ce qui est arrivé depuis entre eux; mais l'évêché fut bientôt après rempli d'un autre, et l'archevêché de Séville, le second d'Espagne, qui vaqua aussi et qu'il vouloit encore plus que l'autre. Son oncle étoit mort il y avoit du temps; il étoit cardinal de 1700; tous deux à la nomination du roi d'Espagne.

Cette dignité, qui est montée par degrés à un si prodigieux rang, ne laisse pas d'avoir comme deux envers en Espagne.

Origine de la grandeur des cardinaux en Espagne.

La confusion de cette qualité avec le caractère de légat a latere, dont elle a d'abord tiré de si grands avantages en tous pays, le respect extérieur de tous ceux d'obédience et d'inquisition pour le pape, le nombre des premiers ministres d'Espagne qui ont été en même temps cardinaux, y ont porté plus sa grandeur que dans les autres royaumes, et le lustre qui lui est demeuré des infants revêtus de la pourpre romaine y a mis le comble du rang de naissance, desquels le cardinalat a retenu beaucoup de choses.

Leur grand rang aux chapelles.

On a vu la description des chapelles; c'est où leur rang a le plus grand éclat.

Ont un fauteuil devant le roi

Le fauteuil qu'ils ont devant le roi et la reine leur vient des cardinaux infants. Le roi fait même quelques pas pour les recevoir et les conduire, et personne ne doute que l'ennui de ce cérémonial continuel de Philippe III avec le duc de Lerma, son premier ministre devenu cardinal, ne fût son premier dégoût de ce favori et la cause

Singularité

sur cela au Palais.

première de sa chute. Le fauteuil des cardinaux lui devint encore pesant, en sorte qu'il se mit à les recevoir sans s'asseoir, et qu'il fit creuser deux espèces de sièges vis-à-vis l'un de l'autre dans l'épaisseur des embrasures des fenêtres d'une des pièces de son appartement, pour s'y asseoir avec un cardinal quand il étoit obligé de l'entretenir quelque temps. Cette tradition est certaine, en visitant le palais de Madrid on me les a fait voir tels qu'ils furent faits alors, et on m'en apprit l'anecdote[1].

Désuétude du fauteuil, hors en deux lieux.

Dès qu'un cardinal arrive chez la reine, on va mettre un fauteuil sous le dais qui est dans la pièce joignante celle des audiences, comme pour l'y faire asseoir en attendant. Peu à peu cet usage s'altère, et, pour en dire la vérité, hors la chapelle et le Conseil, dont je vais parler, le fauteuil des cardinaux est demeuré en désuétude. Je ne l'ai point vu autrement, et je n'ai pas ouï dire que cela se soit changé depuis peu. Il n'y a jour que le cardinal Borgia ne se trouve au dîner et au souper de LL. MM. Cath., et encore en d'autres temps ; il y est debout tout du long, et il n'est pas question de lui présenter de quoi s'asseoir.

Lorsqu'ils entrent au *despacho*, au conseil du cabinet, en un mot en un conseil où le roi assiste, ils sont dans un fauteuil à la première place à sa droite, lui au bout de la table, eux en retour, les grands et autres sur des tabourets.

Nulle distinction au conseil d'État.

Au conseil d'État, où le roi n'est point, ils n'ont aucune distinction de place ni de siège parmi les conseillers d'État. Ils n'en font aucune difficulté et desirent beaucoup ces places. Le cardinal Alberoni abolit dans sa puissance toutes ces espèces de conseils, sans leur en substituer aucun autre, ce qui dure jusqu'à présent. Avant lui le cardinal del Giudice entroit dans tous ceux-là de la manière qui vient d'être expliquée.

Refusent la main ; refusés des visites ; à l'ordinaire point de distinction des grands.

Ils ne donnent chez eux la main à qui que ce soit. Les grands ne les visitent jamais. S'ils ont à les voir par quelques nécessités d'affaires ou de liaison, c'est toujours par la porte secrète, en particulier, sans cérémonie, sans qu'il soit question de main, sans que cela puisse passer pour visite. S'ils se trouvent en lieu tiers à passer, cela s'évite ; si on ne le peut, le cardinal passe après des compliments et sans affectaiton. Le cardinal Borgia et moi, nous faisions toujours cent caresses au Palais ; mais je ne le visitai point. Je l'ai vu dans le superbe palias du duc de Medina-Celi, qui avoit invité tout Madrid à une comédie. Il y fut sans préférence et sans distinction parmi tout le monde, sinon celle de la politesse et de l'attention, et fut placé au spectacle entre des grands qui se trouvèrent au-dessus et au-dessous de lui, moi de même.

N'ont point la main

S'ils refusent la main chez eux, ils trouvent aussi qui la leur refuse et à qui ils ont plus souvent à faire que lui à eux : c'est le président

1. Ci-dessus, p. 122.

du conseil de Castille, qui de plus ne peut aller ni chez eux, ni chez personne. S'ils ont à le voir, c'est en la même façon que les grands le voient eux-mêmes. S'ils ne sont pas assez libres avec lui, ils lui font demander sa commodité sans cérémonie, et ils sont sûrs de le trouver au lit.

chez le président du conseil de Castille.

On peut croire qu'ils ont au moins tous les honneurs des grands; mais excepté les chapelles ils ne sont invités ni ne se trouvent à aucune audience, fonction, ni cérémonie, si ce n'est aux fêtes publiques, où ils ont des balcons ou des places aux fenêtres du Palais comme les grands.

Ont les honneurs des grands. Ne se trouvent à aucune fonction.

Tous les laïques et les grands comme les autres baisent la main aux évêques et au nonce, partout où ils les rencontrent. Cela s'est tourné en manière de salut et eux tendent leur main à baiser sans façon. Eux aussi baisent celle des cardinaux qui la leur donnent avec la même aisance. Je l'ai vu cent fois au Palais du nonce, du grand inquisiteur, du duc d'Abrantès évêque de Cuença, et de trois autres à Lerma, qui vinrent au mariage du prince, mais jamais de l'archevêque de Tolède, que j'ai vu souvent aborder le cardinal Borgia au Palais.

Évêques se font baiser la main, mais la leur baisent.

Il[1] est chanoine de Tolède, et il y fut passer quatre jours pendant que le roi et la reine en furent autant à Balsaïn. J'eus curiosité de son traitement au chœur, et je priai M. Pecquet, garçon d'esprit, de savoir et d'entendement, et fils de celui qui travaille le plus en chef sous nos ministres des affaires étrangères, de s'y aller promener pour m'en rendre compte. Il me rapporta qu'il l'avoit exactement suivi, qu'il avoit été fort complimenté chez lui, mais qu'au chœur où il avoit assisté avec assiduité en rochet, camail rouge et bonnet de cardinal, il n'avoit eu ni accompagnement ni d'autre place que celle de son ancienneté parmi les chanoines dans les stalles, dont plusieurs étoient au-dessus de lui, à la vérité avec un tapis devant la sienne et deux carreaux comme ont les grands, et rien de plus, point au dossier, point de place vide près de lui, en un mot rien. M. Pecquet me dit encore qu'il l'avait vu aller à une procession à son rang de chanoine, précédé, suivi, côtoyé sans aucune différence[2]. Si on considère ces différents usages, on trouvera comme moi qu'en Espagne les cardinaux ont deux envers.

Étant chanoines de Tolède, y vont au chœur et en procession sans distinction que celle des grands; exemple de mon temps du cardinal Borgia.

Lorsqu'un chanoine de Tolède est fait cardinal, on arbore au plus haut du clocher de cette église un grand drapeau blanc, qu'on n'ôte point que lorsqu'il meurt. S'il y a plusieurs chanoines cardinaux on en met un pour chacun. J'y ai vu celui du cardinal Borgia; cela ressemble tout à fait à ceux qu'on met à nos églises toutes les octaves de leurs dédicaces.

Drapeau pour eux.

1. C'est du cardinal Borgia qu'il s'agit.
2. Raconté ci-dessus, p. 213-214.

DE L'ARCHEVÊQUE DE TOLÈDE

DIEGO D'ASTORGA. C'est un simple gentilhomme. Il a été évêque de Barcelone et grand inquisiteur. Un mandement qu'il fit pour son diocèse sur la paix, la soumission et l'obéissance due au roi, sur la fidélité à propos des choses passées le firent connoître au roi et l'élevèrent où il est. Sa piété, sa régularité, sa vertu et, ce qui est rare en Espagne, son rare savoir, ses études qui ne sont interrompues que par ses devoirs, sa fidélité scrupuleuse à les remplir, sa douceur, sa modestie, son humilité avec dignité, l'agrément de sa conversation et de ses manières, sa frugalité, qui brille à travers la décoration nécessaire à sa place, le rendent le premier prélat des Espagnes par sa personne beaucoup plus qu'il ne l'est par sa dignité. De plus de cinq cent mille livres qu'il a de revenus pour lui, les pensions payées, il ne dépense que ce qu'il ne peut éviter, donne tout le reste aux pauvres, souvent d'avance. Il n'est guère d'années que l'immensité de ses aumônes ne le mette aux expédients, et je l'y laissai lorsque je partis d'Espagne. Ce n'est point un esprit brillant, mais un grand sens, une grande sagesse, une grande modération, un grand amour pour l'Église et pour l'État, à qui il ne manque qu'un concile de Trente pour être un don Barthélemy des Martyrs[1]; un extérieur affable, tranquille, une beauté d'âme qui pare son visage comme celui du cardinal de Noailles, une figure animée de saint François de Sales, universellement aimé et révéré, mais sans aucun crédit. Il visite tous les ans une grande partie de son diocèse; il passe les grandes fêtes quelque peu de temps à Tolède, et le reste à Madrid, qui est de son diocèse, dans le palais qui appartient à son siège, meublé dans la dernière simplicité. C'est un prélat entre cinquante et cinquante-cinq ans.

Ses droits. Primat des Espagnes reconnu, à l'Excellence, nul rang.

On a vu sur la chapelle une partie de ses droits. Il a un évêque titulaire suffragant à Tolède et un autre à Madrid, qui assistèrent tous deux pontificalement le cardinal Borgia au baptême de l'infant don Philippe. Il venoit d'obtenir l'Excellence lorsque j'arrivai, pour lui et pour ses successeurs. Ils n'avoient que la Seigneurie Illustrissime, comme tous les autres prélats. Son titre de chancelier de Castille n'en est plus qu'un sans fonction et sans rang. Comme archevêque de Tolède il n'en a aucun, sinon de précéder tous les autres prélats en qualité de primat reconnu, et beaucoup de considération. Cette place est un talent qui ne vaut qu'autant que le crédit ou l'ambition le savent faire valoir, mais qui, entre les mains d'un cardinal accrédité, est d'un grand et important usage, comme il a paru dans le

1. Religieux dominicain, archevêque de Braga, en Portugal, qui joua un grand rôle au concile de Trente et s'y fit remarquer par son énergie à défendre la dignité épiscopale à l'égard des cardinaux et à revendiquer les droits de l'Eglise.

cardinal Portocarrero. Celui-ci, qui n'a ni ambition ni pourpre, fait profiter d'autres talents pour la cour du souverain maître des rois [1].

DES CAPITAINES GÉNÉRAUX DES ARMÉES

L'idée que nous avons toujours eue de la grandeur des archevêques de Tolède fondée sur ce qui n'est plus m'a engagé de faire connoître ce qu'ils sont, en suivant cette idée pour le lieu où je les range. La même, en profession tout opposée, m'engage à expliquer tout de suite ce que c'est que les capitaines généraux.

Très dissemblables de nos maréchaux de France à qui ils obéissent.

La facilité avec laquelle on rapporte tout aux usages que l'on connoît porte à croire que c'est un office semblable à celui de nos maréchaux de France, parce que c'est le dernier degré militaire où l'on puisse parvenir. Quelque apparente similitude qu'il faille y reconnaître, rien en effet n'est plus différent. Les capitaines généraux ont le commandement des armées en chef et tous les honneurs militaires. Ils ont aussi l'Excellence, mais ils n'ont aucuns honneurs civils, aucun rang, aucune sorte de distinction hors de la milice, nulle autorité sur la noblesse qui ne les reconnoît en rien ; les officiers ni les troupes ne leur sont plus subordonnés hors du commandement militaire, qui ne subsiste point perpétuellement en eux comme dans nos maréchaux de France. Ils ont obéi souvent à des vice-rois, à des grands qui n'avoient point leur caractère, en dernier lieu à nos maréchaux de France. MM. de Thouy et de Puységur, qui le sont, n'ont rien de plus parmi nous que ce que leur donne leur grade de lieutenant-général. Ce grade en Espagne est comme parmi nous ; il a aussi l'Excellence. Il se peut dire qu'un capitaine général est un lieutenant-général renforcé et qui ne roule plus avec les autres. Leur nombre n'est point fixé ; il y en a maintenant seize, qui sont [2] :

Le marquis de Bedmar,
Le duc d'Arcos,
Le duc de Popoli,
Le marquis d'Aytona,
Le comte d'Aguilar,
Le marquis de Lède,
Le duc de Saint-Pierre,
Le prince Pio,
Le duc de Giovenazzo,
Le marquis de Richebourg,

tous grands d'Espagne, dans l'état desquels on les peut voir.

Le marquis de Thouy,

1. Allusion au chapitre xxv de l'Evangile selon saint Mathieu, versets 14 et suivants.

2. On remarquera que cette liste présente des différences sensibles avec celle qu'il a donnée dans les Mémoires, tome XXXIX, p. 244-245.

Le marquis de Puységur ;
ils sont François et on les connoît.

Le comte de las Torrès. Il prétend être Moscoso comme le comte d'Altamira, qui le veut croire pieusement depuis quelques années qu'il le lui a dit. C'est un gentilhomme de bon lieu, d'une valeur extraordinaire, qui a servi toute sa vie, de grande vivacité, de très peu d'esprit et de peu de capacité à la guerre, fort vieux, très zélé pour le roi en tous les temps, très honnête homme, et considéré quoique sans crédit, maltraité par Alberoni, qu'il hait encore violemment. Il est désintéressé et s'est fort incommodé en donnant des opéras et des comédies à ses dépens et de sa façon, qu'il n'entend pas mal pour un homme de sa sorte. Il favorisa ouvertement de ses relais et de tout secours le départ du marquis de Brancas, qu'on vouloit empêcher de regagner le cardinal del Giudice envoyé en France par Mme des Ursins, et celui du duc de Saint-Aignan, tous deux ambassadeurs de France, qu'Alberoni vouloit retenir, puis faire arrêter en chemin en représailles du prince de Cellamare[1]. Cette générosité le perdit avec le ministère. Il a un fils lieutenant-général, qui n'est plus jeune, de beaucoup d'esprit et l'homme d'Espagne qui écrit le mieux en sa langue et en françois. Il a fait des ouvrages qui sont estimés. Il est plus propre aux lettres qu'aux armes, est bien avec son père, qui le sent avec douleur.

Don Gonzalo Chacon. Extrêmement vieux, fort honnête homme, de peu d'esprit ; il est capitaine général de Biscaye et réside à Fontarabie, et vers mon départ le fut nommé de Navarre, vacant depuis longtemps.

Le marquis de Casafuerte. Est très honnête homme et a très bien servi. Il est vice-roi du Mexique pour récompense, où il est allé relever le marquis de Valero.

Don Jean-François Manrique. Très vieux et retiré chez lui en province.

Les lieutenants généraux les plus à portée d'être bientôt faits capitaines généraux sont le duc d'Ossone, le duc de Bournonville, le duc d'Atri, le comte de San-Estevan-de-Gormaz, le prince de Masseran, grands d'Espagne ;

Le marquis de Caylus[2]. Il est françois, aimé, estimé, considéré de tout le monde, excepté des Italiens et de ceux de cette cabale ; tout à Mme des Ursins, très mal avec Alberoni, dont à sa disgrâce il surprit des paquets de conséquence qu'il envoya au roi. Il fut chargé quelques jours de sa personne sortant d'Espagne ; les propos qu'ils eurent ensemble, sur leur inimitié, sur le gouvernement et la situation présente du premier ministre, et tout en douceur et politesse, mais en

1. Saint-Simon n'avait pas énoncé cette circonstance, lorsqu'il a raconté ces deux incidents : tomes XXIV, p. 223-224 et XXXVI, p. 61-64.

2. Celui-ci, ainsi que ceux qui vont suivre, sont aussi des lieutenants généraux « les plus à portée d'être bientôt faits capitaines généraux. »

toute liberté, sont curieux. Il me les a contés[1]. Il a beaucoup d'esprit, de valeur, d'intelligence à tout, et a du crédit. Il a la Toison et ne désespère pas de la grandesse. On ne peut plus de soins, de politesse et d'attentions que je n'en ai reçus de lui.

LE MARQUIS DE MIRABEL. Il est Pimentel comme le comte de Benavente. Sa valeur, son âge, sa grande naissance font tout son mérite et suppléent au sens commun. Il est commandant ou capitaine général de Castille et réside à Zamora sur la frontière du Portugal.

DON LUCAS SPINOLA. fils aîné du duc de Saint-Pierre, capitaine général de (*en blanc*), s'est immortalisé à la guerre de Sicile sous le marquis de Lède par des actions de tête et de courage extraordinaires. A d'ailleurs de l'esprit, du mérite et de l'estime. Trop de vanité et de hauteur. Très bien avec le duc et la duchesse de Saint-Pierre.

DON FELICIANO DE BRACAMONTE. Est homme de qualité, plein d'honneur, de vertu, de valeur, très bon officier, généralement aimé et estimé.

DON JOSEPH ARMENDARIZ. Lieutenant-colonel du régiment des gardes espagnoles et fort incommode au marquis d'Aytona qui en est colonel, du peu de crédit duquel il profite tant qu'il peut; avec peu d'esprit, mais d'intrigue et de manège, tout en douceur, point de tête, beaucoup de valeur. Il est de Biscaye et a de la naissance et beaucoup de services et de blessures; poli et parleur à l'excès. Il fut nommé, sur la fin de mon séjour en Espagne, capitaine général de Biscaye en la place de don Gonzalo Chacon, qui étant mort peu de mois après capitaine général de Navarre, Armendariz lui succéda encore. La résidence en est à Pampelune, d'où, au bout de deux ou trois mois, il a été fait vice-roi du Pérou à la place du prince de Santo-Buono, depuis le retour duquel il n'y avoit qu'un intérim.

La dignité des cardinaux, la singularité de la place d'archevêque de Tolède et l'idée, toute fausse qu'elle est, de l'office des capitaines généraux d'armée par rapport à nos maréchaux de France, me les a fait placer tout de suite après les grands. Parlons maintenant des charges de la cour; je passerai ensuite à celles du gouvernement et aux gouverneurs des provinces, parce qu'ils en font partie.

DES CHARGES ET EMPLOIS DE LA COUR

Les charges ne sont point vénales en Espagne, et toutes sans exception amovibles sans forme aucune et sans cause même que la simple volonté du roi. Elles ne tiennent aucun lieu dans le patrimoine des familles; aussi passent-elles rarement du père au fils, et ils ne regardent point comme une disgrâce ni même comme un mauvais

1. Saint-Simon n'a noté nulle part ces « propos »; il n'avait même pas prononcé le nom de Caylus lorsqu'il a raconté le départ d'Alberoni : tome XXXVII, p. 92-93.

traitement de ne les pas voir continuer dans leurs maisons. Il n'y en a aucune de guerre, si ce n'est de la milice de la maison du roi.

Parmi celles de la cour, il y en [a] trois sans proportion au-dessus de toutes les autres. Elles sont égales entre elles, bien qu'il y en [ait] une à qui on ne puisse refuser une idée de supériorité. Elles sont même connues en Espagne sous le nom collectif des trois charges. Elles donnent une grande supériorité à ceux qui les possèdent, et jouissent des mêmes distinctions et des mêmes préférences sur tous, qui sont plus de déférence établie que de véritable rang; mais elle y équipolle ou le surpasse[1]. Elles ont la prétention et l'usage d'être les premiers visités par qui que ce soit, et tous les ambassadeurs extraordinaires la leur ont toujours rendue. La singularité de la commission dont je fus honoré les attira chez moi le lendemain de mon arrivée, avant que je pusse leur rendre le premier devoir, ce qui fut très nouveau et très extraordinaire.

Ce sont les seules en Espagne qui puissent être comparées avec nos offices de la couronne. A l'extérieur, elles leur sont fort supérieures; au fond, elles n'ont aucun des droits effectifs qui constituent nos offices de la couronne et qui les distinguent si fort de toutes les autres charges. On ne peut mieux définir ces trois que par le choix qu'on en feroit. Un homme plus touché du rang, du faste et de l'autorité extérieure préféreroit la première, qui l'est constamment. C'est celle de majordome-major, qui ne peut être comparée ici qu'à celle de grand maître de France. Celui qui avec de l'éclat voudroit quelque privance prendroit celle de grand écuyer, que par cette raison je placerai devant l'autre. Mais qui ne viseroit qu'à la faveur et aux moyens de se l'acquérir toute entière s'attacheroit à celle de sommelier du corps, c'est-à-dire grand chambellan, qui a été la voie la plus certaine et qui a le plus fait de grandes fortunes et de premiers ministres. Celle-là possède nécessairement le roi, le grand écuyer autant seulement que son goût et sa santé le portent à l'exercice, et le majordome-major que des moments particuliers pour lesquels il faut des prétextes. Tous les infants qui ont leur maison ont les trois charges chez eux, et la reine les deux premières, sa camarera-mayor tenant lieu de celle que j'ai mise la dernière des trois. Elles ont aussi une grande considération, mais par degrés, mais nulle proportion avec celles du roi.

On n'a point en Espagne les mêmes idées que nous avons des prestations de serment ni du service sous des charges supérieures; les égaux servent tous leurs égaux et prêtent serment entre leurs mains, quelquefois même en plus forts termes, sans que cela paroisse étrange et sans croire que cela les abaisse. Philippe V est le premier roi qui ait reçu des serments lui-même, mais sans toucher aux anciens usages, sinon par l'établissement de charges nouvelles qui n'étoient pas avant lui.

1. C'est-à-dire que cette déférence est égale ou même plus grande que si les distinctions étaient dues par le rang.

Si la forme de la cour, des charges et du service a été empruntée de la maison d'Autriche et par elle des empereurs, ou de celle de Bourgogne, ou si Charles V les a trouvés ainsi établis en Espagne, c'est ce que je n'entreprendrai point de démêler. Mon dessein n'est que de donner l'idée de celles qui forment, qui décorent ou qui expliquent la cour d'Espagne; je serais infini si je descendois dans un plus grand détail.

MAISON DU ROI

LE MARQUIS DE VILLENA, connu aussi sous le nom de duc d'Escalona, grand d'Espagne. Majordome-major.

Il n'y a d'autres provisions de cette charge qu'un simple billet de la *covachuela*, par lequel le secrétaire d'État vous mande que le roi vous l'a donnée. Aussitôt on remercie et on entre en fonction. Les appointements sont de dix-huit cents pistoles. Ce n'est que par pistoles que l'on compte en Espagne. Le majordome-major ne prête point de serment; mais il le reçoit de tous les officiers qui sont sous sa charge. Il les reçoit aussi du grand écuyer, du sommelier du corps et du patriarche des Indes, quoique leurs charges soient entièrement indépendantes de la sienne.

La bouche du roi, tous ses extraordinaires, toutes ses provisions et toutes celles qu'il donne, les tables de sa maison, sont immédiatement sous lui ainsi que les articles suivants: les fonctions de surintendant de nos bâtiments pour le palais de Madrid et pour tous ceux du roi qui n'ont point de gouverneur particulier; ces dépenses passent à la junte des bâtiments; — toutes les cérémonies, toutes les fonctions, toutes les fêtes que le roi donne, les bals, les comédies, la musique, tous les amusements particuliers encore que le roi peut prendre dans le Palais, c'est à lui d'en ordonner et de les régler, de donner les places et de faire inviter les personnes qui doivent l'être; — les réceptions, les logements, les traitements, les entrées et les premières audiences publiques des ambassadeurs ou des souverains étrangers, s'il en arrive; — les logements dans les voyages, la police d'autorité dans le Palais, les premiers médecin, chirurgien, apothicaire du roi et tous ceux de Sa Majesté, leurs consultations, leurs médicaments, tout ce qui concerne la santé du roi, il lui en faut rendre compte. Tout cela est sous sa charge. Il absorbe ainsi nos charges de premier maître d'hôtel, partie de celles de grand prévôt de l'hôtel et de surintendant des bâtiments, celles de grand maître et de maître des cérémonies, de grand maréchal des logis, les plus belles fonctions de nos premiers gentilshommes de la chambre, toutes charges inconnues en Espagne, partie de celles de nos capitaines des gardes, outre une espèce de surintendance sur la santé du roi et sur ce qui regarde les ambassadeurs, inconnue ici.

Il est ordonnateur de toutes les dépenses ordinaires et extraordinaires. Il en arrête les comptes avec les majordomes; il n'est en rien comptable, prend les ordres du roi et n'en rend compte qu'à lui seul.

Ses fonctions ne sont pas moins grandes que son autorité, et les honneurs qui en résultent sont pareils. On peut juger qu'un seigneur qui possède cette première charge doit être un des plus principaux d'entre les grands, mais n'est pas toujours grand, comme il y en a des exemples; il le devient à vie par la charge, et, grand ou non, elle le fait chef des grands, en sorte qu'il se trouve nécessairement partout avec eux à la première place, qu'il prend toujours sans compliment, même arrivant à une fonction commencée. On a vu la belle place qu'il tient aux audiences, aux couvertures, aux chapelles, où il a un siège séparé des grands, à leur tête, et qui même en son absence y est toujours mis. Il a encore une distinction plus grande au bal et à la comédie, où nul homme n'est assis, sinon deux derrière le roi et la reine, et un troisième derrière le prince tout récemment, tous les autres debout. Lui seul est assis sur un ployant placé à la droite et joignant le roi sans aucune distance, et moins d'un demi-pied qu'il ne soit sur la même ligne. Je l'y ai vu souvent touchant le roi, quoiqu'il y eût un grand intervalle après lui. Ce ployant demeure toujours, quoiqu'en son absence comme aux chapelles[1], et personne ne peut le remplir.

Si les grands ont à s'assembler, c'est chez lui. S'ils ont à demander ou à représenter quelque chose au roi concernant leur dignité ou le roi à leur ordonner ou à leur expliquer quelque chose là-dessus, le majordome-major en est le canal nécessaire. Il a toutes les entrées chez le roi, même à des heures rompues, s'il veut lui parler. Il le sert à table, s'il mange seul, et, s'il est malade, il le doit voir à toute heure, être présent aux consultations et aux remèdes qu'il prend, desquels les médecins doivent auparavant lui avoir rendu compte.

Avec tant d'avantages, il ne diffère en rien des autres grands; il ne se trouve à aucune fonction chez la reine, où son majordome-major lui dispute la première place, et il évite d'aller dans le carrosse du roi, où le grand écuyer en est en possession avec lui.

Donnons le dernier trait à cette charge. S'il vient un ambassadeur barbare d'Asie ou d'Afrique, le roi, assis dans un fauteuil, sous un dais et sur un trône large et élevé en manière de théâtre, lui donne audience. Il est au bas du théâtre, ainsi que tous les grands debout et couverts. Le majordome-major seul est assis et couvert, joignant le roi comme au bal et à la comédie, et je dis seul parce que la reine ni aucun infant ne s'y trouve.

Quatre majordomes.

Don Gaspard Giron, de même maison que le majordome-major et son fils aîné le marquis de Mancera, le comte de Montijo et les ducs

1. Il vient de dire, quelques lignes plus haut, qu'aux chapelles le majordome-major est assis à la tête des grands.

d'Uceda et d'Ossone, de la branche de ce dernier, tous grands d'Espagne. Il eut la commission d'aller recevoir S. A. R.[1] vers Burgos et de le faire servir. Il se pique de lui être attaché et à la France. Il a rendu toutes sortes d'amitiés et de services à ses ministres, sur lesquels on ne se fieroit pas à lui comme sur ceux d'autres nations auprès de qui il a pu servir quelquefois d'espion[2]. Ce fut lui qui me reçut, et je ne pus assez m'en louer tandis que j'ai été en Espagne. Quoique très dévoué à la reine douairière, dont il se cache, il l'est entièrement au roi, qui l'emploie de préférence à ses camarades dans tout ce qui [est] de plus de confiance ou de son goût, ce qui, avec une indulgence et une amitié qui n'a pas été plus loin, lui permet de lui parler avec une grande liberté. Don Gaspard en use dans toute l'étendue et par là est ménagé par les gens en place, auxquels il est haut et dangereux. Il est vif et plein de saillies et de reparties; il en a même de cruelles et entreprendroit, si la réflexion ne le rendoit politique. Il a de l'esprit, de l'adresse, est bon et fin courtisan, du savoir et de la lecture, un répertoire de tous les usages, des exemples et d'une grande quantité de faits. De bonne et agréable compagnie, avec qui il y a à apprendre et à se réjouir souvent. Fait les honneurs et les autres fonctions de sa charge avec une assiduité, une politesse une gaieté, une noblesse, une aisance qui surprendroit partout et met à l'aise avec lui sans laisser oublier qui il est. Il a vu Valouse majordome avec grand dépit et premier écuyer avec désespoir, ayant grand droit et grand desir de l'être; aussi le hait-il infiniment, et le P. Daubenton encore plus. Ce seigneur est fort vieux, de grande santé et propreté, la figure espagnole en tout, à surprendre en Espagne même. Il surprend encore plus à tout ce qu'il boit et mange matin et soir. J'en parle pour n'avoir cessé cinq jours durant d'en être étonné, qu'il vécut chez moi, où le roi me défrayoit sous ses ordres, et souvent depuis sans cela. Il est pauvre.

Le marquis de Villagarcia est Guzman, de même maison que le sommelier du corps, le comte de los Arcos, son second fils, et les ducs de Medina-Sidonia et de Medina de las Torrès, tous grands d'Espagne, et a l'Excellence pour avoir autrefois été nommé à l'ambassade de Portugal, où il n'a jamais été. C'est un des plus honnêtes hommes d'Espagne, d'une prévenance, d'une attention, d'une politesse qui pense à tout et qui n'oublie rien avec esprit et noblesse et qui oblige infiniment. Il est gracieux à tout le monde et généralement aimé, estimé et honoré, mais sans avancement ni crédit et n'est pas riche.

Le marquis de Casareal est homme de qualité, mais non appro-

1. Il s'agit du duc d'Orléans, lorsqu'il vint en Espagne en 1707.
2. Il faut comprendre que, à cause de son amitié pour les ministres de France, le gouvernement espagnol ne donnerait pas la même créance à ce qu'il en pourrait dire, comme pour d'autres ambassadeurs qu'il a espionnés.

chante des deux autres qui sont de la plus haute. C'est un fort honnête homme, malsain, de peu d'esprit, et de beaucoup plus de retraite qu'il ne convient à son emploi.

Le comte de Cogorani est un Parmesan qui a plus de sens que d'esprit et qui a servi dans les troupes de l'Empereur avec valeur et peu d'avancement; aussi est-il jeune. Il eut permission de venir de Parme à Madrid, où la nourrice de la reine lui fit proposer une de ses filles avec du bien, une place surnuméraire en cinquième de majordome et d'autres espérances. A ces conditions, il l'épousa, puis fut tout de suite trouver don Gaspard, qui me l'a conté, et le marquis de Villagarcia, qui en étoient très mortifiés, à qui il dit qu'il le savoit et trouvoit qu'ils avoient raison, qu'il avoit cru rêver à la proposition d'une place si au dessus de lui et d'un honneur aussi inespéré de la remplir avec eux, qu'il les supplioit de lui pardonner s'il n'avoit pu refuser cette fortune, à laquelle il n'avoit jamais osé penser, et accompagna ce compliment humble et sage de tant d'autres bons propos et les a soutenus d'une conduite si respectueuse et si prévenante pour eux, qu'il en acquit leur amitié et leur estime. Il eut bientôt la place de Valouse et ne fut que peu en cinquième. Sa belle-mère lui donne de la considération par son crédit. Il est doux, poli, mesuré, fait bien sa charge. L'expérience me fait dire que les moindres affaires seroient plus fortes que lui.

Il est rare de voir un cinquième majordome; c'est une grande faveur pour celui qui le devient et qui remplit après la première des quatre vacante. Ils sont presque toujours d'une naissance distinguée. La faveur, quand elle est déclarée, y supplée quelquefois. Excepté les grands et leurs fils, ces charges ne sont au dessous de personne; leurs agréments qui sont infinis les font rechercher de tout ce qui est de meilleur. Il est ordinaire de s'avancer loin par là, quelquefois même à la grandesse. Plusieurs grands aujourd'hui l'ont été, et il y a peu que le duc del Arco, grand écuyer, et le comte de Priego l'étoient encore. Il y en a pourtant de malheureux qui y vieillissent comme les deux premiers. Leurs appointements sont de quatre cents pistoles. Ils se trouvent toujours tous quatre aux chapelles et aux audiences publiques. Du reste, ils servent par semaine un à la fois. Excepté tout ce qui regarde l'introducteur des ambassadeurs et la santé du roi, ils ont entièrement le détail et l'autorité sous le majordome-major de tout ce qui est sous sa charge, mais duquel ils sont complètement dépendants. Celui de semaine ne bouge presque du Palais, tant parce que tout y roule sur lui pour ce regard, que pour être à portée de recevoir les ordres du roi et de lui rendre compte en choses ou fortuites ou de suite à d'autres, dont il le rend aussitôt au majordome-major et n'agit que par ses ordres. Il range les lieux des fonctions, des cérémonies et des fêtes, y place, et le majordome-major vient voir si tout est bien aux cas qui le méritent, et y change et ordonne comme il lui plaît, encore qu'il ait tout prescrit auparavant, comme ici le premier gentilhomme de la chambre et le capitaine des gardes de service font avec leurs subalternes. Les majordomes servent le roi à table avec le majordome-major ; celui de semaine conduit un grand nouveau à la couverture, comme il a été décrit. Ils servent tous quatre les cardinaux qui officient devant le roi, comme nos prélats le sont à l'église par leurs domestiques séculiers. A la messe de la vélation du prince et de la princesse des Asturies, les deux anciens tinrent le poêle sur eux. Lorsqu'il arrive un ambassadeur, il s'en trouve un des quatre nommé pour cela chez lui à son arrivée, s'y tient assidu, y dîne et soupe, et en fait les honneurs tant que le roi le traite, dit ce qui est bon, ce qui est bien, ce qui ne l'est pas, avec plus d'autorité sur les officiers du roi et une obéissance plus prompte que chez soi de ses domestiques. L'ambassadeur lui donne la main à table et partout, le va recevoir et conduire ; mais, après les premières fois, excepté la main, ils vivent en liberté, parce que le majordome entre et sort sans cesse pour donner ses ordres et attend souvent l'ambassadeur chez lui. Il le conduit à la première audience, tous deux seuls dans le carrosse du roi, et l'en ramène de même et se met sur le devant. Il conduit les étrangers d'une distinction singulière à l'audience particulière du roi et s'entremet de leur faire les honneurs de la cour. Si le roi fait faire quelque civilité ou quelque invitation à un de ces sortes d'étrangers ou à un ambassadeur fort marqué, c'est par le majordome de semaine. Celui qui a reçu un ambassadeur en reçoit un présent, mais avec quelque apparence de difficulté. Lorsqu'ils sont tous quatre à une fonction, ils se rangent par ancienneté et font à la chapelle seulement toutes leurs révérences à l'espagnole. Il en suit un par semaine à Aranjuez, tous, s'ils veulent, à l'Escurial, aucun à Balsaïn ; au Pardo, qui est près, ils vont et viennent ; à Madrid ils ne suivent point le roi, s'il ne sort[1] pour quelque fête ou cérémonie ou fonction hors du Palais ou du Retiro.

Introducteur des ambassadeurs.

Soit faute de celui qui l'est, soit de la charge, rien de plus dissemblable que ce que nous en connaissons ici, au point que je ne l'ai jamais vu deux fois chez moi, trouvé nulle part et que j'ai oublié son nom[2]. Il est fort vieux, fort retiré, fort pointilleux, fort ignorant et fort méprisé. Il est sous le majordome-major très légèrement faute de fonctions et ne dépend point des majordomes. Ses appointements sont de deux cent soixante-quinze pistoles. Il n'entend point parler des ambassadeurs pour leur arrivée ni pour leur première audience, aussi peu pour aucune de leurs audiences particulières. Il les accompagne à leur entrée. Il y a des occasions de demi-cérémonie où il les conduit à l'audience demi-publique ; c'est sur des choses publiques comme le

1. A moins qu'il ne sorte.
2. Il s'appelait le comte de Villafranca, comme il est dit dans les *Mémoires* : tomes XXXVIII, p. 359, et XXXIX, p. 246.

jour de la naissance et d'autres semblables. Je me souviens que, ayant à faire les compliments de celle d'un des Infants, nous allâmes le nonce, Maulévrier et moi, les autres n'ayant pas fait leur entrée. Ce fut au Retiro, au sortir d'une chapelle. Ce fut un embarras de trouver l'introducteur; puis il se formalisa sur la marche; après il ne savoit où il alloit, et, pour avoir entièrement oublié les chemins et les logements de ce vaste Palais, il nous fit faire trois et quatre fois le même; enfin, après avoir bien ri et nous en être moqué peut-être trop ensemble avec des mines et des gestes italiennes du nonce à mourir, nous le perdîmes et achevâmes nos tournées sans lui. Il s'en plaignit après dans toutes les colères du monde et ne fit que donner nouveau lieu à la farce. On passe par lui pour l'audience de congé. L'ambassadeur le trouve au Palais; il le conduit et le laisse où il l'a pris; on lui envoie un présent, qu'il reçoit.

Premier médecin et sa suite.

M. Higgins, irlandois, docteur de Montpellier, où M. de Berwick le connut particulièrement, l'attira avec lui en Espagne, où ils ont des médecins-majors d'armée, et où il le fut avec tant de réputation, qu'il fut appelé à la grande maladie dont le roi pensa mourir en 1717, comme on désespéroit de sa vie. Il fut le seul qui osa lui parler avec hardiesse et le traiter de même. Il le sauva avec l'émétique. La jalousie fut grande; lui très modeste et ne songeant à rien moins, il fut fait du mouvement du roi premier médecin, les ombrages d'Alberoni ayant fait renvoyer en France M. Burlet qui l'étoit; il ne méritoit rien moins. J'eus ordre de S. A. R. de le servir, et j'obtins une pension pour lui de deux cents pistoles plus pour l'honneur que pour l'intérêt.

M. Higgins a de l'esprit, un grand sens, beaucoup d'étude, de savoir, de pratique et de jugement, une application continuelle et une attention sur ses malades à tout examiner, remarquer, combiner, d'où résulte une grande justesse de discernement. Je ne sais si ce seroit trop de dire à tout prendre que c'est le premier médecin de l'Europe. Il essaie et il ne fait rien au hasard et que ce ne soit le fruit de longues méditations. Aux affaires pressées il ne dort point, même chez lui, et prend son parti avec diligence et presque toujours avec de grands succès. Il est aussi grand apothicaire que médecin, use de simples et de remèdes que l'ignorance ou ne connoît point ou fait semblant de mépriser. Il ne s'en fie qu'à lui-même lorsqu'il les faut employer et s'en propose toujours bien plus qu'il n'en donne, parce qu'il ne le fait qu'avec discrétion, en prévoyant les besoins. A travers la hardiesse que la capacité et la nécessité des cas lui donnent, il est naturellement timide, parce qu'il se défie beaucoup de soi et de son art. Il l'aime de goût, et n'a rien de médecin quand il ne s'en agit pas. Extrêmement pieux sans qu'il y paroisse, doux, humble, charitable, compatissant, désintéressé à l'excès, le père de sa nation et des malheureux. Il a infiniment de belles lettres, gai et agréable dans la conversation et seroit de la plus excellente compagnie, si la piété ne retenoit son naturel à l'égard du prochain, sur lequel il se réjouiroit et les autres avec beaucoup d'esprit, de grâce et de naïveté. L'honneur, la probité, la bonté même. Le roi l'aime avec estime et confiance entière sur son métier, et même pour ce qui ne le concerne pas, quoiqu'en tout également sincère. La reine ne lui peut refuser les mêmes sentiments; mais, outre qu'elle peut le trouver trop bien avec le roi, elle en a quelque jalousie pour son premier médecin. Ces qualités, jointes à une grande sagesse et à une grande discrétion dans un moyen âge, lui donnent beaucoup d'amis et une bien plus grande considération que sa place ne lui acquéreroit. Il est l'intime du duc et de la duchesse del Arco, du marquis de Grimaldo et de sa femme et de la plupart de ce qui est le plus distingué. Son crédit n'a pas été inutile au duc d'Ormond, qui est retiré à Madrid, ni au roi Jacques, pour le parti duquel il est passionné. Il connoît parfaitement sa cour et ne se méprend guère aux jugements qu'il porte. S'il s'étoit autant mêlé d'affaires que de médecine, avec un peu plus d'ambition, il n'y seroit pas inférieur. Je m'étends peut-être trop sur ce personnage, quoiqu'il en soit un effectif. Je tombai malade de la petite vérole à Lerma. Le roi, quoique sans autre médecin, m'envoya M. Higgins, qui me demeura six semaines et que par là et depuis j'ai eu lieu de bien connoître, et de qui j'ai reçu toutes sortes d'amitiés et de services, quoiqu'il évite de se mêler de rien au vrai et encore plus de paroître. Il a le cœur droit, excellent et françois, est à portée de tout avec le roi et avec les principaux ministres par estime et confiance, tellement que, en lui montrant le bien de son maître, il pourroit être d'un merveilleux usage avec l'agrément de sa personne et les entrées de sa place, qui, outre la grande assiduité, lui en procurent de secrètes et de toutes les heures beaucoup plus qu'il ne veut. Il a une femme d'esprit, d'une figure aimable, françoise, vertueuse, et s'aiment fort. Ils voient bonne compagnie chez eux, mangent, et ont pour le pays et leur état une maison bonne et honorable, mais modeste.

Le premier médecin n'en a que deux autres à la cour. Il est le chef de la médecine du royaume, des écoles, des facultés. Il règle les thèses, les études, la discipline. Nul n'est reçu aux degrés que par son aveu et tout ce qui est à cent lieues autour sous son examen. Il dispose de toutes les places que le roi ou le public paient, et tient chez lui une ou deux fois la semaine un conseil avec trois médecins de son choix, où la mécanique du total de la médecine du royaume se règle en dernier ressort. Les apothicaires lui sont également soumis et les chirurgiens en beaucoup de choses. Dans toutes celles là, il n'a point de supérieur. Il a donc une autorité très étendue et très effective, que n'ont pas même par déférence et par crédit nos premiers médecins; il a moins qu'eux le titre de conseiller d'État. Il a la même assiduité et aux mêmes heures que le nôtre, les mêmes entrées, les mêmes privances, sinon que le matin il n'entre pas avant les seigneurs de la chambre, comme M. Fagon se l'étoit établi pour lui-même et pour sa suite sous le feu Roi, et qui est demeuré depuis établi en notre cour. L'assiduité n'est point aussi pareille aux heures rompues, quand le roi sort et rentre. Nuls appointements réglés.

M. le Gendre est premier chirurgien ; il est françois et habile ; mais il a peu de temps de pratiquer, parce qu'il suit à toutes les chasses en cas d'accident. Il est très familier et gaillard, même avec le roi, et ne manque ni d'esprit, ni d'occasions d'instruire et de placer des choses utiles, s'il l'étoit à lui-même.

M. Riqueur est premier apothicaire ; il sait, est très habile, travaille et a de l'esprit. Il est mesuré ; mais il auroit aussi ses usages. Ils ont les entrées comme à notre cour, mais non aux heures rompues. Ils vivent en grande union tous trois et vivent ensemble tant que la cour est hors de Madrid. Leur dépendance est entière du premier médecin, qui ne la leur fait point sentir. Il est lui-même grand anatomiste et très entendu en chirurgie. Il imagina et fit exécuter devant lui, quelques mois avant mon arrivée, une opération très singulière et très grande qui tira de la mort cet archidiacre de Tolède, qui a soutenu le comte de Palma dans sa disgrâce, dont j'ai fait mention[1], et qui est si bien converti. Son mal venait de débauches anciennes.

Il y a, outre le premier médecin de la reine, un seul médecin de la cour pour le domestique, et point plus. Ces deux-là avoient suivi l'Infante à la frontière. Ce fut donc une bonté au roi d'Espagne peu commune aux princes de m'envoyer M. Higgins à ma petite-vérole, que le lieu sans secours, la saison et mon âge rendoient fort dangereuse. Elle fut encore plus grande par la crainte que le roi a de ce mal, qu'il n'a point éprouvé, son attention peut-être excessive à sa santé et sa juste et entière confiance là-dessus en M. Higgins, qui me traita en grand maître et me fit trouver très heureux d'avoir été chercher la petite-vérole si loin. Tout en étoit plein partout alors, et, contre l'ordinaire du pays, elle fut très mortelle.

Il n'est pas hors de propos de finir cet article par remarquer qu'il y a très peu de bons médecins en Espagne, point du tout de chirurgiens qui vaillent mieux que nos barbiers, et qu'il périt une immense quantité de femmes en couches.

Grand Écuyer.

Le duc del Arco, grand d'Espagne. Prête serment entre les mains du majordome-major, quoique entièrement indépendant de sa charge, et le reçoit de tous les officiers qui sont sous la sienne. Ses appointements sont de neuf cents pistoles. L'éclat de cette charge me l'a fait ranger après la première. Celui qui la possède est toujours grand d'Espagne, et des plus considérables ou des plus accrédités. Il n'y a qu'une écurie, qui comprend tout ce que les deux nôtres partagent et

1. Voyez notre tome XXXIX, p. 437.

dont le grand écuyer se sert et dispose comme de la sienne propre : carrosses, autres voitures, tous les chevaux, harnois, attelages, livrées. Les haras du roi sont immédiatement sous lui ; il a de plus toute autorité sur ceux des provinces. Les académies, les marchands de chevaux, les gens de peu qui se mêlent de ce commerce, les maquignons, ont encore plus de dépendance de lui qu'ils n'en ont ici du grand et du premier écuyer. Il a par sa charge toutes les sortes de chasses sans exception et tout ce qui en dépend, et est gouverneur-né de Balsaïn, du Pardo, de la Torre de Parada, et de la Zarzuela, maison de plaisance du roi fort au-dessous de nos plus médiocres des plus petits particuliers. Il est ordonnateur de toutes les dépenses de l'écurie et des chasses. Le premier écuyer lui est infiniment plus subordonné que les écuyers de nos grande et petite écuries ne le sont au grand et premier écuyer ici. Le grand écuyer prend l'ordre du roi et ne rend compte qu'à sa personne. Il a seul droit d'aller par Madrid à six chevaux ou mules, soit qu'il se serve du carrosse et des équipages du roi, comme il fait presque toujours, soit qu'il marche avec les siens, comme il fit à la couverture de mon second fils. Sa femme a le même privilège. Il choisit et est le maître des pages du roi, dont il se sert comme des siens en toutes choses. Mais, tandis qu'une partie d'eux servent à sa table lui et ceux qui y sont, l'autre partie y mange, et cela tour à tour. Celui-ci se dispense assez de cet usage de les faire ni servir à table ni manger, quoiqu'il s'en serve en tout le reste, moins pourtant que ses prédécesseurs, parce qu'il en a plusieurs à lui. S'il veut aller monter à cheval à l'écurie, qui est vis à vis du Palais, une très vaste place entre deux, qui est le seul abord du Palais, le premier écuyer est obligé de l'y accompagner et de le conduire à pied au Palais, la main au chanfrein de son cheval. Il est pareillement obligé de l'y mettre toutes les fois qu'il y monte et, à chaque fois qu'il en descend, de lui tenir l'étrier, et cela s'exécute.

Si le roi monte à cheval, le grand écuyer l'y met et l'en descend et va presque de front le plus près de lui à cheval. A pied, il lui donne seul la main, lorsqu'il y a à s'appuyer. En carrosse, il lui ouvre et ferme la portière, puis va monter dans un autre qui précède celui du roi, lequel attend qu'il soit monté et en marche. En arrivant, il attend de même qu'il ait mis pied à terre et qu'il lui ouvre la portière, et cela tous les jours. Il n'y a point d'intervalle entre ces deux carrosses. Il ne donne jamais la main dans les carrosses du roi, non pas même au majordome-major, soit en cérémonie, soit à l'ordinaire, ce qui fait éviter à celui-ci d'y monter.

Dès que le roi est en carrosse ou en plein air hors des jardins de ses palais, il prend auprès de lui tout le service du sommelier du corps, même en sa présence, et ne lui laisse aucune fonction ; mais, au Palais, ni fonction ni entrée aucune, si ce n'est pour prendre quelque ordre ou rendre quelque compte au roi.

Premier écuyer.

On vient de voir quelle est sa subordination, qui ne peut aller plus loin avec des fonctions qui surprennent. Il a trois cents pistoles d'appointements. Il a le commandement et tout le détail sous le grand écuyer, dont il reçoit les ordres sur tout et lui rend compte de tout, même des ordres qu'il reçoit du roi ou des comptes qu'il lui rend par des hasards que le grand écuyer ne se trouve pas. En son absence, il le remplace en tout et partout. Il ne se sert ni de la livrée ni des carrosses, ni d'aucuns équipages du roi. Le grand écuyer a toujours grand part au choix d'un premier écuyer, dont la charge n'est soutenable qu'autant qu'il est bien avec le grand écuyer, qui d'ordinaire la procure à un de ses parents. Elle est fort recherchée et a jusqu'à présent été possédée par des gens de grande qualité, dont plusieurs ont monté à de plus grandes charges et même à la grandesse, comme le grand écuyer d'aujourd'hui, qui de cette charge sauta à la sienne et en même temps à la grandesse. Son successeur dans celle qu'il laissoit surprit, non seulement la cour, mais toute l'Espagne. Cette expression même est légère, indépendamment du dépit des prétendants.

Le marquis de Valouse, gentilhomme provençal de bon lieu, qui de page du roi fut mis écuyer auprès de M. le duc d'Anjou qui commençoit à croître. Il étoit sage et bon homme de cheval, et cette fortune alors étoit des plus petites. Il suivit ce prince en Espagne, où il s'est toujours si bien su ménager avec toutes les puissances et tous les ministères qui se sont si souvent débusqués et succédé, qu'il est toujours demeuré en sa place et bien auprès du roi sans se mêler de rien. Il est pourtant impossible d'avoir l'esprit plus court; mais la timidité, le silence, la complaisance, la douceur, des manières attentives, polies, respectueuses pour tout le monde, une grande volonté de se cramponner et de parvenir à force de patience et de souplesse, une santé, une assiduité auprès du roi à toute épreuve, des attentions infinies pour tous les Espagnols, une étude continuelle à leur plaire et à prendre toutes leurs manières, la réputation et le jeu d'une grande incapacité de devenir un personnage, tout cela l'a soutenu dans son amitié par l'habitude sans contradiction, et le fait aussi aimer et estimer assez généralement. Il s'est surtout attaché aux jésuites, et au confesseur, quel qu'il ait été, chez lesquels il est dévot, bien que galant et gaillard ailleurs. Le P. Daubenton a pris pour sa personne ce qui s'offroit à sa place[1]; il est son ami intime et son patron; Valouse aussi ne pense que par lui et lui rend compte de tout. La Roche et lui sont civilement à l'extérieur. Celui-ci a eu de grands sujets de se plaindre de Valouse, qui néanmoins n'a pas oublié ses amis, mais qui est plus timide encore que mesuré, et garderoit assez son crédit pour lui. Il est intimement avec le marquis de Brancas et le voudroit de tout son cœur revoir ambassadeur en Espagne, qui

1. C'est-à-dire, a cru rendus à sa personne même les empressements que Valouse rendoit à la place de confesseur du roi.

seroit bien ce qu'il y auroit de meilleur à faire. Sa place de majordome fit grand bruit; elle commença à le faire marquis. On peut juger de là quel vacarme fit son élévation à la charge de premier écuyer. Il a su tout souffrir et tout émousser par un redoublement de sa même conduite; mais l'ambition a éclaté par les effets et a mis en garde après coup, au moins pour plus. Il a toujours rendu toutes sortes de devoirs aux ministres de France et d'amitiés aux François, et j'ai eu toutes les occasions possibles d'en être plus que très content. Sa confiance me donna lieu de voir à revers et sa timidité et sa manière d'être avec le roi. Il me pria de trouver bon qu'il me fît ordonner par le roi de recommander fortement à S. A. R. un de ses anciens amis et à qui il avait eu une grande partie de l'obligation d'avoir été mis auprès de son maître, et ami qui étoit dans le besoin et en mérite et droit de prétendre à des grâces de tous points. Il me montra par écrit ce qu'il avoit dessein de dire au roi, et c'étoit sa manière. Cela étoit sage, juste et bien dit. Il l'exécuta; le roi le lui promit et n'en fit rien. Au bout de quelque temps, il rechargea avec le même succès. J'allois partir, et il étoit infiniment peiné. Enfin je trouvai moyen au Mail de saisir un moment que le roi étoit un peu éloigné en marchant, de l'attaquer sur cet ordre et de me le faire donner. Valouse en fut ravi; mais je crois qu'il eût été plus aise que le roi n'eût pas eu besoin d'en être avisé. On peut juger qu'un premier écuyer de ce caractère n'oublie rien pour être extrêmement bien avec le grand écuyer; aussi en est-il traité avec toute l'amitié, la confiance et la politesse qu'il est possible d'en éprouver. Il est étroitement uni avec M. de Caylus et l'a lié avec le P. Daubenton.

Le marquis de Montalègre, grand d'Espagne. Prête serment entre les mains du majordome-major, quoique entièrement indépendant de sa charge, et le reçoit des gentilshommes de la chambre et de tous les autres qui sont sous la sienne. Ses appointements ne sont que de quatre cent trente pistoles. Il est toujours grand d'Espagne. C'est tout ce qui reste maintenant à cette charge; elle n'a plus de fonctions, d'entrées, d'honneurs, d'autorité, de service, pas plus en aucun cas que le plus étranger à la cour d'Espagne. La princesse des Ursins avoit eu ses raisons pour lui ôter tout ce qu'elle avoit pu; le cardinal Alberoni acheva le reste, et l'habitude que le roi s'en est faite, qui en toutes choses peut beaucoup sur lui. Son goût pour une entière retraite et pour les personnes dont il supplée cette charge l'a empêchée de se relever en rien par la chute du premier ministre. Le duc del Arco en a seul tout le service, et, s'il manque, ce qui n'arrive pas deux fois dans une année, le seul marquis de Santa-Cruz sert pour lui. Ils ont tous deux les entrées du lever, point celles de l'éveiller, et celles du coucher, dont le marquis n'use guère. Ils en ont, dans la journée, de privance et de faveur, mais qui ne ressemblent en rien à celles du sommelier, qui n'ont passé à personne non plus que son

Sommelier du corps.

autorité. C'est le roi, qui, en cette partie, fait la charge seul. D'honneurs et de fonctions, nulle mention; mais, comme le roi seroit importuné qu'on lui demandât audience à lui-même, il a ordonné qu'on s'adresse pour cela au secrétaire de l'estampille. Comme le sommelier du corps est plutôt éclipsé pour un temps qu'anéanti, il peut n'être pas inutile d'expliquer quelle est cette charge. Elle comprend toutes les fonctions que nous voyons ici partagées entre le grand chambellan, le grand maître et les maîtres de la garde-robe, et toutes celles des premiers gentilshommes de la chambre qui n'appartiennent pas au majordome-major. L'honorable, le commandement, le service, les fonctions, les détails et tout ce qui en appartient de confiance et de privance à nos charges de premiers valets de chambre et de garde-robe et de garde-meuble de la couronne, et qui les rend si considérées, toutes charges grandes et moindres inconnues en Espagne, tout ce que toutes celles-là comprennent ensemble est dans la dépendance de celle-ci, laquelle de plus ordonne de toutes les dépenses et ne prend l'ordre que du roi et ne rend compte qu'à sa personne. Le sommelier n'a point de place derrière le roi, comme en ont ici les grandes charges qu'il absorbe dans la sienne; mais il est vrai que le majordome-major est le seul qui en ait auprès du roi, et, depuis le nouvel établissement des gardes du corps, leur capitaine en quartier derrière; en carrosse, la troisième place de droit, mais de fait la seconde, parce qu'on a vu que le majordome-major n'y monte presque jamais. Le sommelier aussi y entre le moins qu'il peut, tant parce que les temps que le roi est dehors sont les siens de loisir, que parce qu'il évite volontiers de se voir ôter son propre service par le grand écuyer, que nous avons vu en avoir le droit dehors et qui en use. Ce service est de présenter au roi à son lever, à son coucher et aux heures rompues de la journée [les choses] dont il a besoin, telles à peu près que celles qui sont ici présentées par les grandes charges de la chambre et de la garde-robe. Il est le seul qui ait des grands d'Espagne sous lui et desquels il reçoit ce qu'il présente au roi; car, pour ce qui est des gardes du corps, nouveauté et mode passagère ne se peut pas compter. Il couche dans la chambre du roi, et, si le roi est avec la reine, dans la chambre la plus honnêtement prochaine. Il a non seulement toutes les entrées; mais lui seul les a dans tous les moments du jour, et le roi n'a dans tous ses palais aucun lieu ni aucun temps de retraite telle que son sommelier n'y entre quand il lui plait, et qu'en effet il ne le lui plaise. Il a aussi chez la reine toutes celles qui peuvent être permises à un homme. Il est tellement le maître de tout l'appartement du roi qu'il ne s'y peut changer quoi que ce soit de place, ôter ou mettre de nouveau que par son ordre exprès, si ce n'est dans l'extérieur, pour un bal ou quelque autre chose semblable, qu'on a vu être de la charge de majordome-major. Le sommelier l'est tellement encore de tout l'intérieur du roi et de tout accès à lui, qui n'est jamais que par audience, qu'il en est aussi l'unique canal. Sujets de quelque rang qu'ils soient, étrangers de quelque distinction qu'ils soient, ambassadeurs et ministres de tout ordre, excepté les charges qui ont des comptes à rendre, nul ne se peut adresser qu'à lui pour tout ce qui n'est point audience de pure cérémonie. Ainsi le sommelier a beau jeu de reculer l'un ou de favoriser l'autre, dont le plus souvent dépendent les succès. Il ne l'a pas moins pour donner des impressions au roi et pour la distribution des grâces par sa privance de toutes les heures qu'il veut et le plus ordinairement tête à tête. C'est par là que les favoris sont presque toujours devenus sommeliers ou les sommeliers favoris ; c'est par là que toute la cour a toujours compté avec eux, et les plus grands, et les ministres plus que les autres, et les reines les premières, et les maîtresses quand il y en a eu. C'est par là qu'ils ont avancé et tous leurs amis et leurs familles et qu'ils se sont rendus puissants ; c'est par là qu'ils ont porté leurs créatures au timon des affaires ou qu'ils s'y sont mis eux-mêmes très souvent, et c'est pour toutes ces grandes raisons aussi que ceux et celles qui s'y sont trouvés de ce règne ont également tous conspiré contre cette dangereuse charge et ont si bien fait qu'au moins, quant à leur temps et au delà, puisque cela dure encore, ils l'ont anéantie. On n'osoit parler aux autres rois d'Espagne même en passant ; le roi d'aujourd'hui le souffre ; mais il passe si peu et si vite que, à moins de n'avoir précisément qu'une monosyllabe à dire, cela est impossible. Restent les audiences publiques telles qu'elles sont décrites et qui sont trop au-dessous des personnes de quelque qualité ; les audiences particulières, le roi n'est pas toujours en commodité ou en volonté. Il peut entre plusieurs préférer les uns aux autres ; on peut aussi se croire venu plus tard qu'un autre admis auparavent ; ainsi le fait du sommelier ne se démêle guère ; il dispose des audiences à son gré, et, quand on en discerneroit quelque chose, qu'y faire lorsqu'il n'y a d'accès que par lui et que le génie de cette cour a banni tous les secours obscurs et subalternes qui sont les principaux nerfs de la nôtre. Aussi disoit-on plaisamment que le sommelier était le geôlier du roi, et ce mot n'a pas peu servi à qui l'a su mettre en œuvre pour le devenir en sa place.

Il porte une clef un peu dorée pour marque de sa charge et encore plus pour l'usage. Elle est longue et a un anneau ovale prodigieux. Le manche en est passé et cousu dans le haut de la poche droite de son justaucorps en sorte que la clef pend dedans et que l'anneau entier est dehors. A cet anneau se lie tel ruban qu'il lui plaît, qui a beaucoup de longueur et tient à l'habit. Il est important de ne pas perdre cette clef et nécessaire de la porter toujours où qu'on aille, comme une sorte d'ordre pour tous ceux qui l'ont. Toutes les pièces de tous les appartements du roi dans tous ses palais en Espagne n'ont qu'une seule et même serrure, de manière que dès qu'il y a une clef de perdue il faut changer toutes les gardes[1] et donner de nouvelles

1. C'est-à-dire, les garnitures de l'intérieur des serrures *(Académie)*.

clefs. C'est aux dépens de celui qui a perdu la sienne, quelquefois du roi, qui par cette grâce en fait une de plus de dix mille écus. Il y a deux ou trois ans que le prince de Masseran l'obtint, ayant perdu sa clef de gentilhomme de la chambre. Ils la portent tous, et les domestiques intérieurs; mais ceux-là n'y ont aucune dorure.

Il n'y a dans tout l'appartement du roi que deux sièges uniques, qui sont des ployants, dans la pièce la plus proche des intérieures. Ils sont pour le majordome-major et pour le sommelier. Il faut être gentilhomme de la chambre, ou bien considérable par son âge et par ses emplois encore, pour s'y asseoir, même en leur absence. Dès qu'ils paroissent, les sièges sont libres à l'instant et, sans compliment aucun, remplis par ceux qu'ils attendent.

Avant que le roi eût des fils en âge d'avoir des gouverneurs et qu'il eût établi des gardes, le sommelier étoit de tout temps le seul homme qui eût un appartement au Palais, pour lui faciliter sa grande assiduité, qui néanmoins est moins de nécessité, hors de certaines heures, que de volonté. Il sait toujours tout ce qui se doit passer dans la journée, et, s'il survient changement ou nouveauté, il est averti au moment même par les domestiques intérieurs et par le gentilhomme de la chambre de garde. Ainsi il prend aisément tous ses temps et n'est guère exposé à en perdre. Hors du Palais il n'est rien; mais au Palais il est tout. Le grand écuyer, au contraire est tout dehors et rien dedans. Le majordome-major n'est tout nulle part, beaucoup partout, bien plus au Palais que dehors: telles sont ce qu'en Espagne on appelle tout court « les trois charges ».

Gentils-hommes de la chambre.

1. Le marquis de Valero. Oncle paternel du duc de Bejar; a toujours été au goût du roi et traité avec distinction. Il est vieux; on le dit plein de piété, d'honneur et de probité, très espagnol et très attaché aux étiquettes et aux anciennes mœurs, et ne manquer ni d'esprit, ni de grandeur d'âme, mais raccourci plus qu'il ne seroit s'il avoit servi ou voyagé. Il n'est point grand d'Espagne et toutefois l'ancien et le premier des gentilshommes de la chambre. Il étoit vice-roi du Mexique et en revenoit, son temps fini, tandis que j'étois en Espagne, où je ne l'ai point vu. Au mariage du prince des Asturies, il fut fait, quoique absent, majordome-major de la princesse[1].

2. Le comte de Peñaranda,
3. Le duc de Bejar,
4. Le duc de Veragua,
5. Le comte de Baños,
6. Le comte de San-Estevan-de-Gormaz,
7. Le comte de San-Estevan-del-Puerto,
8. Le comte de Priego,

1. Il fut créé grand et duc d'Arion peu après son retour, comme Saint-Simon l'a dit plusieurs fois précédemment.

9. Le marquis de Santa-Cruz,
10. Le duc del Arco,
11. Le comte d'Altamira,
12. Le duc de Gandie,
13. Le marquis de los Balbasès, tous grands d'Espagne.
14. Le marquis de Quintana, fils aîné du sommelier du corps, et sera grand d'Espagne après lui.
15. Le prince de Masserano,
16. Le duc de Liria, grands d'Espagne,
17. Le comte de Taboada; n'est pas grand d'Espagne, mais fils aîné du comte de Maceda, qui l'est. Il a perdu un œil d'accident à la chasse. Sa femme est dame du palais de la reine. Il est plein d'esprit, d'honneur, de valeur, de gaieté, de rencontres agréables, vif à surprendre de corps et d'esprit, et trouve le moyen d'entendre raillerie sans indécence sur son père, sur leur pauvreté, sur leur pays de Galice, qui leur a valu la grandesse et dont personne ne veut s'avouer. Il est maréchal de camp et a de belles actions. Il fut fait gentilhomme de la chambre de mon temps avec une joie et un applaudissement public. Il est universellement aimé et estimé, a beaucoup d'amis, est fort répandu dans le monde et fait le plaisir de toutes les compagnies où il se trouve. Un François ne seroit ni plus libre, ni plus entrant, ni plus ennemi de tout compliment; en deux fois on est à l'aise avec lui. J'en ai reçu toutes sortes de politesses; il en a beaucoup et en tout fort aimable. Les deux suivants ont aussi été faits de mon temps.
18. Le duc de Solferino,
19. Le duc de Bournonville, grands d'Espagne.

Ils ont d'appointements quatre-vingt-dix pistoles seulement, un carrosse pour eux seuls, qui précède celui du grand écuyer, quand le roi marche en cérémonie, dont les places s'occupent par ancienneté de charge de ceux qui s'y trouvent, prêtent serment entre les mains du sommelier du corps et lui sont en tout et partout subordonnés. Ils portent la clef comme lui; c'est tout ce qui leur reste de leur charge, qui a eu le même sort que celle de sommelier; mais, comme ces charges pourront ressusciter un jour, il faut dire en quoi elles consistent, quand elles existent.

Il y a deux sortes de gentilshommes de la chambre, les uns avec exercice, et ce sont ceux dont j'ai donné la liste, les autres sans exercice. Ceux-ci n'ont que la clef et sont encore partagés en deux, ceux qui en ont une véritable, qui ouvre mais à condition de n'oser s'en servir, les autres caponne et qui n'ouvre point. Cette dernière ressemble fort à nos officiers du Saint-Esprit, que le peuple prend pour de véritables chevaliers. Elle sert aussi de degré pour arriver à la véritable, mais sans droit; du reste, à rien du tout. La véritable sans exercice, qui ne donne aucune entrée intérieure, donnoit, du temps de l'étiquette, celle de la pièce entre celle des grands et l'appartement intérieur, qui est celle des gentilshommes de la chambre en exercice, et celle du sommelier même, quand il veut bien attendre au-dehors. D'ordinaire, c'est de ceux là qu'on prend pour donner l'exercice, et ce n'est qu'à cela seulement que ces places sont bonnes, qui n'ont aucune fonction. Il y en a encore quantité ; mais, pour dire le vrai, ces trois espèces de clefs sont maintenant réduites au même point. C'est de celles en exercice que j'ai donné la liste, c'est-à-dire de celles qui en ont le nom.

Les gentilshommes de la chambre en exercice servent par semaine, par ancienneté deux à deux. La grandesse ne donne aucune préférence dans leurs fonctions. Ils suppléent en tout le sommelier en son absence pour le service et le commandement. En sa présence ils ne font que ce qu'il ne fait point. Ils lui rendent compte des ordres qu'ils peuvent à tout moment recevoir du roi, et de ceux qu'ils donnent en conséquence, s'ils pressent assez pour ne pas attendre les siens ; mais il faudroit qu'il fût hors de Madrid pour plus qu'une promenade pour qu'ils se chargeassent de demander audience au roi pour personne. Ils lui chaussent et déchaussent entièrement la jambe droite jusqu'aux souliers et aux bottes même, tandis qu'un valet de chambre en fait autant à la gauche. A la campagne, hors les logis du roi, le premier écuyer leur ôte le service. Ceux de semaine restent depuis le lever jusqu'au coucher dans la pièce que j'ai marquée, tant que le roi est dans le Palais, et se relèvent pour les repas. C'est pour être à portée du service, si le roi a inopinément besoin de quelque chose, ou de recevoir ses ordres, s'il en a à leur donner. Ils ont tous les entrées de l'habiller et du déshabiller en même temps que le sommelier, mais aucune autre, à moins que le roi ne les appelle, ce qui arrivoit souvent, et souvent encore le roi venoit causer avec eux avec liberté, n'y ayant que sa porte intérieure à ouvrir et ne trouvant qu'eux dans cette chambre. Cette facilité de privance leur donnoit des occasions infinies d'en profiter, et c'est ce qui faisoit rechercher ces charges par les plus grands seigneurs avec un empressement et une persévérance extrême ; c'est aussi ce qui les a anéanties bientôt après l'étiquette, qui s'est peu à peu supprimée par degrés. En absence du sommelier, ils n'entrent point dans le carrosse du grand écuyer, mais demeurent dans celui qui le précède et qui est destiné pour eux seuls. Ils éclairent le roi d'un flambeau, comme ici fait l'huissier de la chambre de deux.

On a vu quel est le service du duc del Arco, et du marquis de Santa-Cruz en son absence, dans l'article de la vie journalière du Palais ; mais ils n'ont ni détail, ni commandement, que le roi s'est réservé à lui-même. Malgré le néant où ces charges sont tombées, elles ne laissent pas d'être toujours fort recherchées, dans l'idée qu'elles pourront revivre comme elles ont été.

Ceux des gentilshommes de la chambre en exercice, lorsqu'il y en avoit, et qui exerçoient aussi d'autres charges ou des places dans les conseils, étoient en droit de servir et de faire leur semaine ou de s'en exempter à leur gré, ou quelquefois, ou, toujours, ou jamais, en ce dernier choix conservant leurs entrées.

M. Hersent. Premier valet de garde-robe de M. le duc d'Anjou, le suivit en Espagne. Il y est mort depuis peu d'années avec la réputation et les regrets universels que M. Bontemps le père a laissé de lui en notre cour. Il avoit bien plus d'esprit, parloit très librement et très dignement à son maître, qui l'aimoit et l'estimoit, avoit confiance en lui et le croyoit assez souvent.

Guardarobs.

M. Hersent, son fils aîné, a moins d'esprit, d'amis, de conduite et d'accès. Il est frivole, familier, sans néanmoins manquer de politesse et d'un certain air de respect. Il vise néanmoins au petit-maître, joue gros jeu et donne bien et volontiers à manger dans un bijou[1], à un bout fort agréable de Madrid, qui a un beau jardin, chose très rare, où son père et lui ont dépensé beaucoup. Au fond, un bon et honnête garçon, dans le monde et les bonnes compagnies, et qui s'ennuie cruellement en Espagne. L'éclipse de la charge de sommelier a fort élevé la sienne, en ce que le roi est devenu sommelier à son égard et que ses profits sont très gros par le goût du roi pour une magnificence de tous les jours, toujours nouvelle, et dont néanmoins il use peu. Comme elle s'étend au dernier degré de tout ce qui se peut porter, et se renouvelle sans cesse, M. Hersent en tire fort gros. Il n'a les entrées qu'en hiver. Hors de Madrid, il suit toujours.

Cette charge dans son état naturel est mitoyenne entre nos maîtres et nos premiers valets de garde-robe. Elle est unique pour tout le détail de la garde-robe du roi, sous le sommelier, dont il reçoit les ordres, sans lesquels il ne fait rien et lui rend compte de tout. La garde-robe comprend généralement tout ce que le roi porte et peut porter et tout ce qui est à son usage en ce genre, et, quant à présent, tous les princes ses fils, dès qu'ils ont les chausses. Elle n'a aucun service et les entrées de l'habiller et déshabiller du roi. Celui-ci porte la clef des gentilshommes de la chambre; j'ai peur que ses devanciers ne l'eussent sans dorure comme les valets de chambre et les autres domestiques intérieurs.

M. de la Roche. Il est fils de Mme de la Roche, qui vivoit avec Bontemps le père sans rien perdre de vertu et d'estime et qui a tant été connue à la cour, même avec considération. Il était premier valet de chambre de M. le duc d'Anjou et l'a suivi en Espagne. C'est un homme plein d'honneur, de droiture, de bonnes intentions, très attaché au roi et à la France, qui a la confiance et l'estime de son maître, l'estime et l'amitié générale, et qui est considéré. Sa timidité, qui est grande et qui n'a pas beaucoup d'esprit pour la régler, s'oppose à son

Secrétaire de l'estampille.

1. On appelait ainsi au dix-huitième siècle une jolie maison : voyez le *Dictionnaire de Trévoux*.

humeur bonne et naturellement très serviable, à être aussi utile au roi qu'il le pourroit être en usant plus de sa confiance, et à sa propre fortune, qu'il craint de perdre en la faisant et en recevant des grâces du roi. Il est ami intime du marquis de Grimaldo, qui, pendant son éloignement du temps d'Alberoni, recevoit souvent par lui en secret des lettres du roi et lui faisoit passer ses réponses. Il est ami du duc del Arco, bien avec tous les personnages et s'est toujours conservé avec toutes les puissances successives à force de souplesse, sans friponnerie et de ne leur être en rien à craindre. J'en ai reçu toutes sortes d'amitiés et de devoirs. Il est chargé du rôle des audiences publiques, des réponses à ceux qui y vont, à qui le roi en veut bien faire, ce qui est fort rare, et de la distribution des mémoriaux qui s'y présentent aux différents bureaux où ils ont à être renvoyés. Depuis que la charge de sommelier a disparu, c'est par lui seul que toutes les audiences particulières des ministres étrangers et des sujets de quelque rang qu'ils soient sont demandées ; c'est par lui que ceux à qui elles sont accordées sont avertis et par lui qu'ils sont introduits. Il fait tout cela avec une bonté pour les publiques, une politesse pour les particulières, une attention et une exactitude pour tous charmante ; respectueux et doux comme s'il n'avoit jamais été domestique intérieur de grand prince. Il y a déjà très longtemps qu'il est secrétaire de l'estampille et qu'il ne fait plus d'autre fonction. Il prête [*inachevé*].

L'estampille est un sceau dans lequel au lieu d'armes est écrit le nom du roi, en la manière qu'il le signe, mais d'une écriture si semblable à la sienne et qui sur le papier ou le parchemin, ou on l'imprime avec une composition noire faite exprès plus forte que l'encre, sent si peu le burin qu'on jureroit que cette signature est de la main propre du roi faite avec une plume à l'ordinaire. Avec cette invention, qui est ancienne en Espagne, le roi paroît signer tout lui-même et ne signe presque jamais rien. La confiance est aussi bien plus grande à celui qui a ce dépôt entre les mains qu'elle ne doit être ici au garde des sceaux, qui difficilement peut sceller sans l'aide du mécanique, et dont le sceau a toujours besoin de sa propre signature et de son visa et de plus de la signature d'un secrétaire d'État ou d'un secrétaire du Roi selon la nature de ce qui est scellé, au lieu que le secrétaire de l'estampille fait tout seul et en un moment sa courte mécanique et que son expédition n'a besoin ni de visa ni de signature de lui ni d'aucun autre, et qu'elle est complète et dans toute sa force avec la seule impression de cette prétendue signature du roi. Néanmoins ce secrétaire n'est jamais un homme relevé. Il n'a ni rang, ni place nulle part, ni traitement, et il garde et porte son estampille sans garde ni décoration. Son usage, nous le verrons dans les conseils ; ceci suffit pour la charge. On juge bien qu'elle suit le roi partout et que l'assiduité en est grande. Je l'ai mise ici parce qu'elle est soumise plus de nom que d'effet au sommelier du corps, même pendant la vigueur de sa charge, et qu'elle prête serment entre ses mains.

Patriarche des Indes.

LE CARDINAL BORGIA. Sa personne est sous le titre des cardinaux et sa charge si détaillée dans l'article des chapelles qu'il en reste ici fort peu de choses à dire. Cette charge, qui n'a rien de son nom, est idéalement, mais non en quoi que ce soit d'effet, subordonnée à l'archevêque de Saint-Jacques en Galice, autrement de Compostelle, par son siége grand aumônier-né, à condition de ne point sortir de son diocèse comme tous les évêques d'Espagne, ou, si les affaires sont indispensables, venir une ou deux fois en sa vie passer huit ou quinze jours à Madrid. Ce patriarche est donc le premier aumônier, qui par sa charge absorbe le grand et, avec lui, notre maître de la chapelle et notre maître de l'oratoire. Il a toutes les fonctions et l'autorité du premier sur la musique de la chapelle ; l'autre est entièrement ignoré en Espagne, ainsi que tout oratoire et tout prier-Dieu du roi hors à l'église. Il est le supérieur de tous les ministres de la chapelle. Il propose au roi les prédicateurs, et il a un assez beau et grand monastère de filles sous son entière jurisdiction dans Madrid. Les aumôniers, qui sont quelquefois de qualité distinguée et non toujours prêtres, sont aussi proposés par lui. On a vu leur place dans la chapelle. Ils présentent les heures au roi, et c'est tout. On les appelle sommeliers de courtine, parce que le prie-Dieu du roi étoit entouré de courtines ou de rideaux, qui ne lui laissoient que la vue de l'autel et desquels l'aumônier tiroit un coin pour le sermon, qu'il refermoit après. Il étoit hors des courtines et le roi seul dedans. Philippe V ôta ces courtines peu après qu'il fut en Espagne. Si néanmoins l'archevêque de Compostelle se trouvoit à la cour, il ôteroit toutes les fonctions au patriarche, même en sa présence, et cela est arrivé à Compostelle même de ce règne-ci. Les appointements du patriarche sont de quatre-vingt-dix pistoles. Celui-ci, par une sorte de privance qu'il a su s'acquérir à force de bassesses, de bouffonneries sans esprit, de liberté sur le prochain, d'impétuosités quelquefois assez réjouissantes, et par un grand attachement et une grande assiduité, s'est procuré beaucoup d'entrées. Celles de sa charge sont le lever, les repas pour le *benedicite*, et la messe particulière ; il y a joint la fin de la toilette de la reine et quelques moments rompus de la journée.

GARDE

Jusqu'à Philippe V, les rois d'Espagne n'avoient qu'une seule garde extérieure, qui d'ordinaire tendoit la main à la porte du Palais aux gens de distinction et surtout aux étrangers qui y entroient. Ils étoient en petit nombre et servoient à pied et à cheval, une vingtaine à la fois, dont à peine la moitié se trouvoient au Palais et à la suite du roi avec des officiers à proportion et sans distinction. Ils étoient armés de petites lances et en avoient le nom de *Llancillas*. Le roi les abolit peu après son avénement à la couronne, quand la guerre se porta en Espagne, et il établit une nouvelle garde toute sur le modèle de celle de France. Les Espagnols eurent beaucoup de peine à s'y accoutumer. L'un et l'autre s'est parfait par degrés et toujours avec contradiction. Néanmoins il n'y paroît plus, et cette nouvelle garde est présentement établie et réglée, et on y est accoutumé comme si elle étoit de tout temps. La garde intérieure a été conservée telle qu'elle étoit, et, quoique la charge qui la commande et conséquemment les subalternes ne soient pas de la même considération que celles de la nouvelle garde, je commencerai par celle-là à cause de son ancienneté.

Hallebardiers de la garde.

LE MARQUIS DE MONTALÈGRE, grand d'Espagne et sommelier du corps, en est capitaine. Les appointements sont de mille pistoles, et ne prête point de serment. C'est l'unique charge lucrative d'Espagne à la cour, c'est-à-dire anciennement; car, depuis que l'habit espagnol est aboli, la garde-robe du roi est un excellent emploi. Ce capitaine porte un bâton comme nos capitaines des gardes et des cent-suisses, auquel il peut être comparé en tout. Il vend toutes les charges de sa compagnie et les places des cent hallebardiers, parce que ces places donnent des priviléges et des exemptions. Les officiers sont gens médiocres qui ne portent point de bâton. Les hallebardiers ont un uniforme bleu, avec quelques larges boutonnières en galon d'or, doublé de rouge. Il y en a toujours cinq ou six chez le capitaine, qui suivent aussi son équipage dans les voyages. Leur service et leur arme est précisément celui de nos cent-suisses en tout. Ils sont néanmoins subordonnés en une seule chose aux majordomes : c'est pour aller avertir les grands, les ministres étrangers et ceux qui doivent l'être des cérémonies, fêtes et fonctions, et il y en a de particulièrement destinés à cela. Leur capitaine ne reçoit ni les ambassadeurs à leur première audience, ni les grands de première classe à leur couverture. Il n'a aucune place nulle part auprès du roi. Il le suit nécessairement dans les voyages. Il est presque toujours grand d'Espagne.

[Gardes du corps.]

Première compagnie des gardes du corps : espagnole ; le comte de San-Estevan de Gormaz.

Seconde compagnie des gardes du corps : italienne ; le duc de Popoli.

Troisième compagnie des gardes du corps : wallonne ; le duc de Bournonville.

Les capitaines des gardes du corps prêtent serment entre les mains du roi et reçoivent ceux des officiers et des gardes de leurs compagnies. Le service en est entièrement pris sur le nôtre, tant pour la cour que pour la guerre. Ainsi tout en est dit en un mot. Les capitaines et les officiers de quartier portent le bâton, et, si un capitaine est incommodé pendant son quartier, il envoie le bâton à celui des deux autres qu'il veut, comme ici. Ils ont mille pistoles d'appointements. Celui de quartier est assis derrière le roi au bal et à la comédie. A la chapelle, on a vu leur place sur un petit banc à part qu'on appelle *il banquillo,* qui a bien fait du bruit. Les grands s'opposèrent à cette place prétendant que, quand ils assistoient en corps de grands à une fonction, le seul majordome y avoit une place distinguée. C'étoit par là qu'ils s'échappoient des exemples journaliers du bal et de la comédie et de la vie commune; mais cela ne répondoit point aux audiences, où le capitaine des gardes en quartier est derrière le roi. Ils consentoient à cause de cela qu'il se mît où il est aux chapelles, mais debout. L'expédient a enfin été pris de déclarer qu'on ne pourroit point être capitaine des gardes sans être grand d'Espagne, au moyen de quoi il seroit assis, et le *banquillo,* quoique à part et non au-dessus du banc des grands, a passé à toute peine. Le comte de San-Estevan-de-Gormaz fut fait grand à vie par cette difficulté; la grandesse d'Aguilar marquis ne lui étoit pas encore échue, et son père vit encore. Ils servent quatre mois de suite et partagent l'année dans l'ordre qu'ils sont mis. Il y a eu une quatrième compagnie, espagnole, qui fut réformée entière à la disgrâce du comte d'Aguilar, qui en étoit capitaine, et que le duc d'Ossone voudroit bien faire rétablir pour lui. Il est lieutenant dans la première. Plusieurs grands d'Espagne et autres personnes distinguées sont officiers des trois grades dans toutes les compagnies, y servent exactement, y sont nombre d'années, et cela est tourné en mode, quoique le service y soit très pénible par les grandes courses journalières que le roi fait pour ses chasses, et parce que les compagnies sont près de moitié moins nombreuses qu'ici et moins encore en officiers, qui à la vérité ne vont pas tous à la fois à ces chasses comme ici tous ceux de quartier; mais la fatigue ne laisse pas encore d'en être beaucoup plus grande. Le service chez la reine, chez le prince, la princesse et les Infants est tout comme en France,

[Régiments des gardes.]

Régiment des gardes espagnoles : le marquis d'Aytona, grand d'Espagne.

Régiment des gardes wallonnes : le marquis de Richebourg, grand d'Espagne.

C'est aussi une garde nouvelle, établie avec les gardes du corps entièrement sur notre modèle, pour le service de guerre et pour celui de la cour. Il n'y a de différence entre ces deux régiments que la droite et quelque chose de plus nombreux pour les gardes espagnoles. Du reste service égal et charges égales pareilles à notre colonel du régiment des gardes françoises. Je dis françoises pour ces deux colonels, parce que celui des gardes wallonnes n'a point de colonel général de cette nation au-dessus de lui qui l'offusque en subalterne comme a ici le colonel du régiment des gardes suisses, auquel par là il ne peut être comparé. Ces régiments sont de moitié moins nombreux que les nôtres des gardes, et la garde qu'ils montent dans la place du Palais par conséquent. Leurs colonels prêtent serment entre les mains du roi, ont mille pistoles d'appointements et ne portent point de bâton. Ils sont toujours grands d'Espagne.

Grand maître de l'artillerie.

LE DUC DE POPOLI. Cette charge, qui avoit encore plus d'étendue que la nôtre avant le duc du Lude, est maintenant réduite à beaucoup moins que le maréchal d'Humières ne la laissa. Aussi le duc de Popoli ne s'en donne-t-il pas grand soin et la laisse exercer par M. d'Araciel, qui est un vieil italien, bon officier et de confiance, qui en est le premier lieutenant-général sous lui ou pour mieux dire l'unique.

Gouverneurs des maisons royales.

Le palais de Madrid : le majordome-major. Le Buen Retiro à Madrid : le comte d'Altamira. La Casa-del-Campo à Madrid : le duc de Medina-Celi. L'Escurial : le prieur du monastère. Aranjuez, le Pardo et la Torre di Parada, la Zarzuela, Balsaïn, Saint-Ildefonse : le grand écuyer, par sa charge, des quatre premières, qui sont des riens et seulement pour la chasse, excepté Balsaïn, qui étoit beau, mais qui a été malheureusement brûlé sous Charles II. Le grand écuyer l'est aussi de la dernière ; mais le roi, qui la bâtit en plein champ et sans autre habitation que ce qu'il y fait[1], lui a donné le gouvernement personnellement.

Ils prêtent tous serment à la junte des bâtiments, c'est-à-dire les gouverneurs personnels et non par charge. Cette junte fait faire les réparations et les entretiens.

MAISON DE LA REINE

Elle n'a point de chapelle et est servie par celle du roi. Je commencerai par les hommes, d'autant que la charge de majordome-major est la première de la maison.

Majordome-major.

LE MARQUIS DE SANTA-CRUZ, grand d'Espagne. Ne prête point serment. Ses appointements sont de treize cents pistoles. Sa charge, pour ce qui est de l'intérieur de la maison de la reine, est pareille à celle du majordome-major du roi, auquel il ne cède rien chez elle et y tient aux audiences la même place qu'il a chez le roi. Il ne se trouve à aucune chez le roi, où néanmoins il n'a rien à disputer au sien. S'il prétend y être au-dessus des grands, il est mal fondé, puisqu'il se trouve quelquefois aux chapelles sur le banc des grands indifféremment parmi eux, et je l'y ai vu. Il y vient rarement, parce qu'il a sa place dans la tribune près de la reine. Il n'a qu'un certain commandement extérieur dans son appartement ; la camarera-mayor a tout le reste, ce qui brouille quelquefois ces deux charges. Le marquis de Santa-Cruz et la camarera-mayor vivent dans une parfaite intelligence.

1. C'est-à-dire qu'il n'y a ni village ni maisons auprès.

S'il n'est pas grand, ce qui est rare, il le devient à vie par cette charge. Il a toutes les entrées chez la reine et beaucoup plus que le majordome-major n'en a chez le roi. La faveur du marquis de Santa-Cruz peut les avoir augmentées. Il assiste toujours au dîner et au souper, parce qu'il est fait et servi uniquement par les officiers de la reine, avec laquelle le roi mange toujours. Il présente à la reine ses gants, son éventail, lui met et lui ôte sa capeline et sa coiffe, si elle les demande; pour les attacher et les détacher, c'est une dame du palais. Cela s'entend dehors, et un porte-manteau les porte, les lui présente et les reprend de lui. Au bal et à la comédie, il est assis derrière la reine à côté du capitaine des gardes en quartier. De même aux fêtes. Il le précède dans le carrosse du roi, lorsqu'il y monte, après son grand écuyer.

Trois majordomes de la reine.

Ils sont en tout subordonnés à son majordome-major et ont deux cents pistoles d'appointements. Ce sont d'ailleurs de fort médiocres emplois et fort médiocrement remplis. Ils ont, pour l'intérieur de la maison de la reine et de ses audiences, les mêmes fonctions de ceux du roi. Ils servent par semaine, mais avec peu d'assiduité au Palais, si ce n'est dans de certains temps, faute de fonctions. Lorsque la reine est dans la tribune, celui de semaine se tient à la porte en dehors dans la chapelle. Aux audiences, ils servent chez les Infants.

Grand écuyer de la reine.

Le duc de Giovenazzo, si connu dans son ambassade en France sous le nom de prince de Cellamare du vivant de son père, par la mort duquel il a changé de nom et est grand d'Espagne. Ses appointements sont de trois cents pistoles. Pour l'écurie, il a les mêmes fonctions et la même autorité que le grand écuyer du roi. Il se sert de tout comme lui, excepté des carrosses, et ne peut aller par Madrid à six chevaux, ni à six mules. Son écurie est beaucoup moindre que celle du roi; il a les mêmes honneurs sur le majordome-major dans le carrosse de la reine; mais il lui cède s'ils montent tous deux dans celui du roi. Il y précède le capitaine des gardes qui néanmoins l'en exclut, et même le premier écuyer du roi, s'il n'y a pas de places pour tous. Quand le roi est dans le carrosse de la reine, comme il arrive presque toujours, le grand écuyer du roi prend toutes les fonctions.

Premier écuyer de la reine.

Le marquis de Saint-Jean. C'est un gentilhomme de condition, vieux, infirme, retiré, qui ne paroît presque point. En survivance, le comte de Saint-Jean, son fils, jeune, qui a de l'esprit, de l'entregent, honnête garçon, bien reçu, qui fait toute la charge. Les appointements sont de deux cents pistoles. Il est en tout subordonné au grand écuyer comme dans la maison du roi, avec les mêmes fonctions; mais il n'en a aucune à faire personnellement à son grand écuyer telles que chez le roi, comme de le mettre à cheval, etc.

Camarera mayor.

La comtesse douairière d'Altamira, mère du comte d'Altamira et du duc de Najera, veuve du père de la comtesse de San-Estevan-de-Gormaz, sœur de mère de la duchesse douairière d'Ossonc, tout cela grands d'Espagne, grands seigneurs de la plus haute qualité, ainsi que ses belles-filles, tout cela infiniment uni et beaucoup de vues et d'esprit dans la plupart. Son mari mourut 1698 à Rome, ambassadeur de Charles II, veuf[1] de Marie-Anne Benavidès, fille du marquis de Caracena, dont il avoit eu la comtesse de San-Estevan-de-Gormaz. La comtesse douairière d'Altamira est Angela de Cordoue y Aragon et Cardona, dernière fille du duc de Cardona et de Ségorbe et de sa seconde femme, Marie-Thérèse Benavidès, et sœur de la duchesse de Medina-Celi morte 1667, de la marquise de Los-Vélès morte 1686, de la comtesse de San-Estevan-del-Puerto morte 1697, de la duchesse de Caminha, toutes du premier lit, dont la mère était héritière de la maison de Lerma, Marie-Anne de Sandoval. Elle est sœur de père et de mère de la princesse de Ligne et de la duchesse de Sessa. Elle a eu quatre frères morts jeunes sans postérité et, malgré tant de sœurs, elle a eu de grands biens. Elle a peu d'esprit, beaucoup de vertu, autant pour le moins de dignité et de grandeur, et l'art de se faire considérer sans crédit. Elle a conservé le vêtement de veuve dans toute sa rigueur, comme l'usage en étoit général avant ce règne, et n'en a rien voulu rabattre, quoique la reine ait fait pour l'engager au moins à le mitiger[2]. Il est si étrange et devient maintenant si rare qu'il saisit de frayeur et mérite d'être décrit.

La coiffure est de cheveux retroussés, couchés et collés sur la tête, et en celle-ci autant blancs que noirs, et tous gras[3]. Une large pointe[4] qui naît du derrière de la tête et finit entre les deux yeux, noire et unie, nulle autre chose, le col et les oreilles nues, sans rien passé dedans, un corps de robe lacé, étroit et juste, fort bas devant et derrière, qui montre toutes les épaules et la gorge sans rien dessus, ni tour de gorge, ni collerette, ni apparence de chemise. Il n'en paroît point aux bras, dont les manches longues, justes et boutonnées au poignet, sont semblables à celles des soutanes des prêtres de la Mission et tout unies, attachées au corps de robe. Une jupe ample, longue, un peu bouffante et soutenue par dessous, toute unie aussi, une mante attachée par derrière aux épaules du corps de robe, ample avec une très longue queue et une pièce large par en haut, qui tantôt

1. En premières noces.
2. Dans les Mémoires (tome XXXIX, p. 4), il a dit cependant que la reine avait obtenu que sa camarera-mayor adoucît un peu l'austérité de son costume.
3. Il veut dire probablement enduits de pommade.
4. « Pièce de coiffure de deuil que les femmes portoient autrefois sur leurs cheveux et qui venoit en forme de pointe jusque sur le front, » disait le *Dictionnaire de l'Académie*. La pointe pouvait être en dentelle noire ou en étoffe unie.

affuble la tête sans autre façon qu'un reste de pièce d'étoffe, qui ne tient qu'aux épaules, tantôt est rabattue et flotte dessus, et est tout d'une pièce avec la mante, le tout, corps, mante et jupe, de simple popeline noire. Ce couvre-chef est ordinairement rabattu ; mais, rabattu ou sur la tête, il achève d'épouvanter. Ce n'est point manière de parler ; on l'est de cet accoutrement. On ne sait si c'est une ombre ; après, on prend cela pour une religieuse ; mais on n'en vient point de soi-même à imaginer ce que ce peut être. Il faut être averti, et, pour ne l'avoir pas été à Bayonne, je pensai tomber en inconvénient avec la duchesse douairière de Linarès, qui est équipée ainsi et camarera-mayor de la reine douairière, qui l'est à peu près de même, mais que je ne vis qu'après. Il y a au Palais quelques vieilles duègnes vêtues ainsi, mais qu'on ne rencontre guère. La taille et le visage de la comtesse douairière d'Altamira, sa gravité en tout et un grand chapelet qu'elle roule toujours et que je lui ai vu dire à sa place en plein bal, tout répond à son habit et contribue au premier saisissement ; mais, chez elle ou chez la reine, quand elle veut bien parler et qu'on a un interprète pour qui n'entend point l'espagnol, on s'y accoutume bientôt et on sent aisément que c'est une des plus grandes dames d'Espagne et des plus convenables à la charge de camarera-mayor, qu'elle remplit très dignement et qu'elle ne laisse écorner en rien par personne, pas même par la reine, qu'elle a su mettre à son point parmi bien des respects. Elle fait donc sa charge entière pour l'autorité et les honneurs ; mais elle n'est d'aucuns voyages. Elle ne suit, même quand la reine est à Madrid, que lorsque la reine va en particulier à Notre-Dame d'Atocha, ou qu'elle sort en cérémonie ou pour quelque fête publique.

Cette charge a huit cents pistoles d'appointements, et est précisément la même chez la reine que celle de sommelier du corps chez le roi. Outre les mêmes fonctions, qui comprennent toutes celles que nous connaissons dans nos charges de dame d'honneur et de dame d'atour, elle en a de celles-ci que le sommelier du corps n'a pas. Elle sert la reine à table avec les dames du palais, et le roi lorsqu'il mange avec elle. Elle ne fait que poser les plats sur la table, qui lui sont présentés par les *señoras de honor*, à qui elle les remet à mesure qu'elle les dessert. Pendant les repas, elle est à genoux sur un petit tabouret près de la table vis-à-vis de la reine. Elle lui présente et au roi en même temps une serviette pour laver, en entrant et en sortant de table, et met un genou à terre. Elle fait le même en présentant à la reine de certaines choses de son habillement. Elle sert aussi la collation et, les jours de communion, le déjeuner. Ce seroit à elle à tirer le rideau à l'éveiller, et à servir le déjeuner ; mais, comme il se sert en éveillant et que ce premier temps se passe comme je l'ai décrit dans la vie journalière du Palais, elle ne vient au lit de la reine qu'après que le roi en est sorti et que la nourrice, qui s'y trouve seule alors, appelle pour lever la reine. Elle est à sa toilette le matin et le soir ;

elle est à son coucher et tire le rideau quand le roi et la reine sont au lit. Comme ils n'ont qu'un seul appartement d'usage et un lit commun et que le roi se déshabille en particulier dans une pièce qui joint celle du lit, le pot-de-chambre du roi est en sa place; il n'y a point à éclairer le roi; ainsi elle ne porte ni flambeau, ni pot-de-chambre. Pour l'épée, je ne crois pas qu'on l'ôte du lieu où le roi la quitte en se déshabillant; au moins je n'en vis pas auprès du lit, le matin que j'eus l'honneur d'être admis auprès du roi et de la reine avant qu'ils fussent levés, où je demeurai assez longtemps. La camarera-mayor est à la chapelle dans la tribune de la reine, et là, au bal, à la comédie, elle est sur un carreau de velours rouge fort grand et peu élevé à la gauche et tout près de la reine, mais en arrière tout à fait, et, si les Infants y sont, à la gauche du dernier, et ainsi un peu loin de la reine, en sorte que personne n'est au devant de la camarera-mayor et qu'elle est un tant soit peu plus avancée que ceux qui sont assis derrière le roi et la reine, mais en rien semblable à se trouver sur la même ligne, comme, à la droite du roi et le joignant, est le siège de son majordome-major. Quand elle suit le roi et la reine, c'est dans un carrosse où elle est toujours seule, qui marche entre celui de LL. MM. et celui des dames du palais. Si la marche est en cérémonie, le carrosse du roi et de la reine est entourée de leur livrée à pied et celui de la camarera l'est pareillement de la sienne. Nul autre qu'elle n'a cet honneur dans la marche. Les dames du palais, et à plus forte raison les *señoras de honor*, les caméristes et tout ce qui est dans la chambre, qui comprend aussi la garde-robe, qui n'en est point distinguée, lui sont entièrement subordonnées, prennent ses ordres en tout et lui en rendent compte. Elle est avertie d'un moment à autre de ce qui se passe chez la reine et en est à portée par un logement de plain pied comme enclavé dans l'appartement intérieur de la reine. C'est celui qu'on appelle *del Chico*[1], que la princesse des Ursins a fait accommoder et qu'elle a rendu fameux. Elle avoit aussi celui que l'Infante a depuis laissé à la princesse des Asturies, pour certains usages où elle vouloit être plus au large et plus éloignée, quoique fort proche et communiquant de plain pied par la petite galerie intérieure. Au lieu de celui-là, on en a donné un autre de plain pied, mais tout au dehors de l'appartement de la reine, à la camarera-mayor. Elle s'y tient quelquefois, mais plus souvent au *Chico*, où elle couche et où elle mange souvent avec sa famille et des dames de la reine et de ses amies.

Dames du Palais.

La princesse de Masseran, fille du prince de Santo-Buono Caraccioli. Elle mourut en couche pendant le voyage de Lerma, laissant sept enfants, son mari et sa famille très affligés et un regret général;

1. Saint-Simon écrit *Tschico*. — *El Chico*, le petit, c'est-à-dire, le petit appartement.

elle étoit jeune et aimable de sa figure, de l'esprit, bien avec la reine et au gré de tout le monde.

La princesse de Robecq. Veuve sans enfants, belle-sœur de celui-ci[1]. On l'a tant connue ici, étant Mlle de Solre, qu'il n'y a rien à en apprendre. Elle est bien avec la reine par une grande complaisance. C'est la seule dame du palais qui soit des voyages, peut-être moins par distinction que par s'accommoder d'aller en même carrosse avec la nourrice et des caméristes contre toute règle et dignité, puisque personne autre que les dames du palais ne doit entrer dans leur carrosse. Cette même complaisance, soutenue d'une forte santé et de beaucoup de loisirs, donne la facilité à la reine d'en faire tout ce qu'elle veut dans les absences de Madrid, et ce qu'elle en veut c'est d'en être suivie quand la bienséance l'exige, et de la laisser d'ailleurs fort dans sa chambre sans fonction qu'elle ne l'appelle ; ainsi beaucoup de fatigue et peu de privance, dont les autres dames du palais ne s'accommoderoient pas si bien. Elle vit dans une grande union avec sa mère qui la suit en même carrosse dans les voyages, qui n'y voit jamais le roi ni la reine, non plus qu'à Madrid, et qui adoucit la solitude de sa fille. Elles ont peu de bien et vivent honorablement pour ce qu'elles ont, voient bonne compagnie, en ont toujours à manger et sont considérées. La fille, quoique sans vrai crédit, ne laisse pas de donner quelque jalousie aux autres du Palais. Elles sont tout à fait bonnes femmes, sont très instruites de l'intérieur, jugent bien des choses, fort françoises, fort alliées en Espagne, et y pourroient n'être pas inutiles. J'en ai reçu toutes sortes de politesses et de marques de bonté.

La duchesse de Saint-Pierre. C'est la sœur de M. de Torcy, si connue ici Mme de Renel. Elle a un fils de ce premier mariage, gendre du duc de Berwick, et point d'enfants du second. Elle fut faite dame du palais à un passage de la cour à Valence, où le duc de Saint-Pierre étoit capitaine général de la province. Mme de Saint-Pierre eut à peine le temps d'y entrer en fonction et n'avoit fait depuis que deux ou trois voyages à Madrid fort courts et presque tous en absence de la cour, qu'elle n'avoit vue que des moments sans faire de fonction. Elle y arriva peu avant moi pour un plus long séjour. Sa place de dame du palais étoit devenue mal assurée par non-usage ; ils la voulurent assurer. Elle le fut aussi, et son ancienneté conservée, de sorte qu'elle commença d'entrer en vrai exercice. Sa figure n'est point changée, ni son esprit ; elle en a beaucoup et bien accompagné de sagesse et de jugement, d'où naît une conduite suivie qui a ôté toute jalousie à son mari.

(Ainsi que nous l'avons dit en tête de la première partie dans notre tome XXXIX, le « Tableau de la cour d'Espagne » est incomplet et s'arrête brusquement ici au milieu d'une page.)

1. C'est-à-dire du prince de Robecq alors existant : Anne-Auguste de Montmorency, titré auparavant comte d'Estaires.

II

L'AMBASSADE DU DUC DE SAINT-SIMON EN ESPAGNE

Correspondance diplomatique
(Seconde partie : janvier-mars 1722).

Le cardinal Dubois au P. Daubenton[1].

« 4 janvier 1722.

« Je vais, mon Très Révérend Père, vous donner la plus grande preuve qu'il soit possible de confiance et de la vive persuasion où je suis que vous aimez le bien de l'Église et des deux couronnes. J'ai reçu aujourd'hui une lettre de M. le duc de Bournonville, par laquelle il m'apprend qu'il est nommé ambassadeur du roi d'Espagne en cette cour. Quoique je ne le connoisse point, je ne doute pas, puisqu'il est choisi, que ce ne soit un homme de mérite. Cependant son caractère est assez connu pour me faire craindre qu'il ne soit pas le plus propre à maintenir l'union qui nous est si précieuse, et qu'au contraire l'humeur intrigante qu'on lui attribue ne serve à exciter des soupçons et des inquiétudes. Mais, ce qui doit nous paroître encore plus essentiel à vous et à moi, il est lié de parenté et d'amitié avec ceux qui ont le plus d'intérêt de s'opposer à l'exécution des bons desseins de S. A. R. pour la saine doctrine et pour la paix de l'Église. Il y a encore quelque chose de plus particulier et qui achève de me déterminer à la démarche que je fais avec vous : S. A. R. est parfaitement entrée dans les vues que vous m'avez proposées par votre lettre du 17 de décembre[2] ; elle y est très favorable et résolue à les suivre malgré de grandes difficultés et oppositions qu'elle prévoit bien. Notre plus grand moyen pour les vaincre sera de pouvoir représenter combien cela seroit agréable au roi d'Espagne, et vous jugez bien qu'un ambassadeur étroitement uni avec le parti opposé pourroit aisément renverser tout.

« Si vous jugez, mon Très Révérend Père, que les motifs que je vous apporte ne soient pas suffisants, ou qu'ils ne puissent pas faire changer la destination du roi d'Espagne en faveur de ce seigneur, je vous demande en grâce de n'en faire aucun usage et que les représen-

1. *Espagne* 309, fol. 114, minute.
2. Allusion à la demande faite par le confesseur du roi d'Espagne de rendre aux jésuites le confessionnal de Louis XV.

tations que je vous fais demeurent secrètes entre vous et moi..... Mais, s'il arrivoit que S. M. Cath. entrât dans ces considérations, je ne doute pas que vous ne trouvassiez aisément les moyens nécessaires pour faire ce changement sans que l'on s'aperçût de rien.

« Voilà un épanchement de cœur aussi sincère qu'il s'en puisse jamais, et qui n'a pour objet que les intérêts que je vous ai exposés. Je vous supplie, mon Très Révérend Père, d'être bien persuadé de la vénération et du respect que j'ai pour vous. »

Louis XV à l'Infante[1].

« A Paris, le 8 de janvier 1722.

« Puisque vous êtes arrivée dans mes États, je veux que, en y entrant, vous trouviez dans cette lettre des marques de mon attention et de l'extrême envie que j'ai de vous plaire. Vous voilà dans un grand royaume, dont vous serez la souveraine et dont le roi lui-même se fera toujours un plaisir de suivre vos volontés. Conservez-moi les sentiments que vous me promettez dans la lettre que j'ai reçue de vous et soyez sûre que j'y répondrai avec toute la tendresse possible.

« Louis. »

Le prince de Rohan au cardinal Dubois[2].

« Saint-Jean de Luz, 10 janvier 1722.

« Enfin, Monsieur, cette grande cérémonie, suite d'une si belle négociation, s'est faite hier avec toute la dignité, toute la politesse, tout l'arrangement et toute la grandeur qu'on pouvoit desirer du côté de la France. Le ciel même a favorisé vos projets ; car nous avons eu le plus beau jour que le printemps puisse donner, et le soleil nous a accompagné en allant et pour le retour.

« Mme la duchesse de Ventadour, ayant appris, en arrivant à Bayonne, qu'on traitoit l'Infante de reine, a jugé qu'il falloit traiter la princesse d'Orléans avec les plus grandes distinctions, en sorte qu'elle a mangé seule, qu'elle a été servie au grand couvert, que les premiers honneurs lui ont été rendus à l'église, que les hommes ne sont plus entrés chez la princesse avec la même liberté qu'auparavant, ainsi de même tout ce qui s'en suit ; on a eu encore plus d'attention, s'il est possible, à Saint-Jean de Luz.

« J'exécutai à Bayonne les ordres que Votre Éminence m'avoit donnés : j'envoyai à M. le marquis de Sainte-Croix, suivant mes instructions. Il m'envoya M. de la Roche, avec lequel je m'expliquai. En arrivant à Saint-Jean de Luz, je trouvai le P. de Laubrussel ; c'est celui qui m'a le plus aidé. Ils faisoient plusieurs difficultés. La première rouloit sur la signature des actes de délivrance et de réception :

1. *Espagne* 309, fol. 116, minute.
2. Archives nationales, K 139, n° 12[3], minute ; l'original est au vol. *Espagne* 312, fol. 58.

ils vouloient que ces actes fussent signés par M. de Sainte-Croix et par moi ; que tel étoit son pouvoir, et que celui de M. de la Roche ne l'autorisoit pas pour faire cette fonction. La seconde étoit qu'on ne leur avoit donné qu'un acte, qui comprenoit le tout fort confusément et dans lequel il étoit peu ou point parlé de la princesse des Asturies ; et ils paroissoient infiniment attachés à la lettre de leurs pouvoirs et de leurs modèles. De même sur les actes qui devoient accompagner les inventaires. Effectivement leurs instructions étoient peu détaillées et bien différentes de celles que nous avions de Votre Éminence.

« Je pris le parti de demander une entrevue à M. le marquis de Sainte-Croix, au lieu destiné pour l'échange, avec MM. Dubois, de la Roche et le P. de Laubrussel. Je l'espérois le 7 ; par la lenteur de M. de la Roche, je n'ai pu l'avoir que le 8..... Après beaucoup de civilités, nous entrâmes en matière. Je les trouvai lents, pointilleux, n'entendant point, ne finissant pas, attachés à ce qu'ils croyoient être leurs ordres. Enfin nous y étions encore à huit heures du soir. Monsieur votre frère vous en rendra compte ; il m'a paru être fort content de tous les partis que j'ai pris. Voici le résultat :

1° que MM. Dubois et de la Roche donneroient chacun un acte de délivrance et de réception ;

2° que ce seroit eux qui le signeroient ;

3° que MM. Dubois et de la Roche signeroient pour la justification du relâchement que M. le marquis de Sainte-Croix croyoit faire à ses ordres ; que, si dans la forme LL. MM. Très Chrétienne et Catholique trouvoient quelque chose à redire, il seroit changé dans la suite ;

4° que les actes qui accompagnent les inventaires seroient exécutés et signés dans la même forme ci-dessus ;

5° qu'ils suivroient dans l'acte de délivrance de l'Infante la formule qu'ils en avoient, à l'article près qui désignoit M. le marquis de Sainte-Croix pour le signer ;

6° que les trois autres actes : celui de la réception de l'Infante, celui de la délivrance de la princesse d'Orléans, et celui de sa réception, seroient faits séparément et conformément aux modèles que j'avois de Votre Éminence.

« J'ai cru nécessaire de faire quelques changements à la destination de vos présents. J'en remettrai le détail à M. Dubois, qui l'a déjà par lui-même, ayant été témoin de tout ce qui s'est fait. Vous jugez bien que je n'ai rien voulu faire sans ses conseils, que je me ferai toujours gloire de suivre, parce que je les trouve très sages et très avisés. Il vous en coûte trente-quatre joyaux, et il vous en revient dix-sept, dont l'estimation monte à 42577# 10 s. Des trois mille pistoles d'Espagne que vous m'aviez données, je vous en rapporte 760 ou environ. Moyennant cet arrangement, vous aurez fait les présents avec une supériorité dont ils ne peuvent pas se plaindre, et, m'étant mêlé un peu de leurs arrangements, à quelques présents pitoyables près qu'ils ont faits dans notre maison, la suite ne laissera pas d'être contente.....

« La princesse d'Orléans a eu toute la représentation et toute la dignité convenable à sa naissance ; elle a contenu quelques larmes qui s'échappoient, de façon à faire connoître beaucoup de bonté et de raison. Les Espagnols, au vrai, m'en ont paru fort touchés ; ils ont assez promptement démêlé qu'elle a beaucoup d'esprit, et m'ont paru sentir vivement tous les avantages qu'ils retireront de cette grande alliance.

« L'Infante est infiniment jolie, l'air fort haut et fort décidé. Elle a de la grâce dans tout ce qu'elle fait, et sa physionomie promet beaucoup d'esprit. On lui rendit dans sa langue les louanges que je lui donnois pendant qu'on signoit les actes de l'échange, et que j'avois fini par dire qu'elle étoit digne du Roi et qu'il étoit presque aussi beau qu'elle. Elle repartit vivement et d'elle-même : « Je l'ai bien vu dans son portrait. » Tout alla à merveille jusqu'au moment que j'eus l'honneur de lui présenter la main ; elle me la donna même encore de bonne grâce ; mais, quand elle vit que ses dames l'abandonnoient, les pleurs vinrent en abondance, sans cependant de colère[1]. Dès qu'elle fut dans l'appartement françois, on l'environna de poupées et de bijoux, qui furent quelque temps sans attirer son attention. Elle y donna ensuite, et le petit intervalle de temps qu'elle y resta fut entremêlé de dissipation et de souvenir triste ; il en fut de même dans le chemin. Elle a bien dormi cette nuit ; elle est gaie ce matin ; de temps en temps elle demande *sa mia,* ce qui est toujours suivi de larmes.

« Je n'ai jamais rien vu de si bien entendu que la maison où s'est fait l'échange ; les abords sont grands et faciles des deux côtés, et je crus en vérité entrer dans le pavillon de Marly, le tout meublé fort convenablement et fort dignement. C'étoit chose à voir. Enfin, Monsieur, je suis aujourd'hui au lendemain ; je ne vois rien d'oublié ; il ne me vient rien dans l'esprit qu'on eût pu faire qui n'ait été fait. Je crois les Espagnols comblés des politesses de la France, sans qu'elle ait rien perdu de la supériorité qui doit l'accompagner partout ; ils l'auront toujours sentie, forcés cependant de se louer sans cesse de toutes nos manières.

« J'envoie à Votre Éminence M. de Conche, qui a déjà eu en sa vie plusieurs commissions dont il s'est fort bien acquitté ; il contentera votre curiosité sur toutes les circonstances, dont il est bien informé, ne m'ayant point quitté. Vous le mènerez au Roi, au Régent, si vous

1. Le sieur Lambert écrivait à Dubois le 9 janvier (*Espagne* 312, fol. 16) : « La santé de l'Infante est parfaite ; sa bonne grâce et sa gentillesse sont au-dessus de toute expression. Tout ce qu'elle fait et tout ce qu'elle dit est accompagné d'un certain charme qui nous ravit. C'est un composé de grandeur, de vivacité et d'agrément qu'on auroit peine à définir. Tout est aimable en elle, jusqu'à sa bouderie. Nous espérons que son attachement pour doña Louise diminuera peu à peu et fera place à une confiance plus convenable. »

le jugez à propos, et à qui il vous plaira. Des commissions plus difficiles ne l'embarrasseroient pas ; il m'a même été ici fort utile.....

« Je ne vous parle point de ma reconnoissance ; elle est si grande que je vous ennuierois si je vous en parlois à proportion de ce que je la ressens.

« Je suis, Monsieur, très tendrement et très respectueusement, etc...

« LE PRINCE DE ROHAN.

« J'ai répandu vos médailles suivant vos intentions.

« Je n'ai jamais pu obtenir des Espagnols que M. Dudin continuât sa route en Espagne avec les hardes et les coffres dont il est chargé, seulement qu'il passeroit la rivière et qu'il resteroit à Oyarzun avec ses coffres. M. de Sainte-Croix a envoyé un courrier, et il est convenu avec moi qu'au retour de ce courrier M. Dudin auroit ordre de suivre sa route en Espagne, ou qu'il lui seroit envoyé quelqu'un pour recevoir dans les formes ce dont il est chargé.

« Mme la duchesse de Ventadour est, grâces à Dieu, en très bonne santé et a fait tout ceci avec cette dignité et cette bonté qui accompagne sa vie. Le service de la maison du Roi se fait à merveille ; il règne en tout une union charmante. M. de Lesseville en a usé avec une intelligence parfaite et avec une dépense peu convenable à sa fortune ; le pauvre d'Adoncourt est, je crois, réduit au faucon.

« Il me paroît qu'il est du goût de Mme la duchesse de Ventadour que je suive avec elle l'Infante jusqu'à Bordeaux, d'où je partirai, suivant la permission que vous m'en avez donnée, avec le dernier empressement, pour rejoindre deux cardinaux pour lesquels j'ai un furieux attachement.

« Je vous supplie instamment de faire ma cour à S. A. R. Mgr le Régent et de lui dire une partie de ce que vous savez de ma façon de penser pour lui.

« Il n'y avoit point de pages à la suite d'Espagne ; ainsi je vous reporterai vos vestes et vos épinards.

« J'ai jugé à propos d'envoyer M. de Conche à Oyarzun savoir des nouvelles de la princesse d'Orléans, lui dire que je l'envoyois à la cour de France, et qu'il venoit prendre ses ordres avant que de partir. J'ai mandé par lui des nouvelles de la nuit et de la santé de l'Infante. Ainsi il a de nouveaux comptes à vous rendre ; il en arrivera un peu plus tard à Paris ; car il est minuit ; il ne fait que d'arriver et repart... »

Joseph Dubois à son frère le cardinal[1].

« Saint-Jean de Luz, le 10 janvier 1722.

« ...Nous nous rendîmes de part et d'autre à l'île des Faisans le 8 environ midi. Le premier abord de M. le prince de Rohan et de M. le marquis de Sainte-Croix fut le plus gracieux du monde, et cette poli-

1. *Espagne* 312, f. 49.

tesse respective se soutint à merveille. Mais, à peine fut-on entré en matière qu'il n'y eut point de minutie qui ne fût relevée par Messieurs d'Espagne; jamais tant de difficultés sur l'affaire la plus simple. Enfin nous en étions encore à six heures du soir dans un malentendu si étrange que je crus que tout s'alloit rompre et qu'il faudroit de nécessité envoyer des courriers aux deux cours... M. le prince de Rohan, avec son esprit et sa dignité naturelle, tourna les choses de tant de côtés et gagna si fort M. de Sainte-Croix et deux secrétaires qu'il avoit avec M. de la Roche, que, lorsque nous espérions le moins, ils se réduisirent à proposer un expédient, et nous convinmes sur le champ, M. le prince de Rohan m'ayant ordonné de ne témoigner aucune peine à cet égard. L'expédient consiste en une déclaration de M. de la Roche et de moi, dont je vous envoie la teneur en françois. Cet écrit a été fait double; le mien est demeuré à M. de la Roche, et j'ai retenu le sien; chacun est signé de nous deux. Moyennant cela, tout s'est passé à peu près en conformité des projets et des instructions que j'avois..... L'acte de délivrance de l'Infante a été un peu corrigé par rapport à certains points qui le rendoient tout différent de celui dont je portois le projet, comme la signature des témoins et quelques autres circonstances; mais d'ailleurs nous n'avons pu empêcher qu'on ne l'ait laissé dans sa forme confuse et prolixe. Cela n'a pas fait d'embarras en ce que cet acte ne contient rien d'essentiel qui ne puisse cadrer à l'acte de délivrance que j'ai fourni de la princesse d'Orléans. Tout le reste est entièrement conforme à ce que M. Pecquet avoit marqué.

« La cérémonie de l'échange s'est faite le 9; elle a été accompagnée de tout l'éclat et de toute la magnificence possible. Le cortège de M. le prince de Rohan étoit des plus pompeux, et il y a brillé personnellement au-delà de tout ce que je pourrois dire. D'ailleurs ses soins ont été tels qu'il y a eu en tout beaucoup plus d'ordre que la multitude ne devoit permettre. La princesse d'Orléans a paru tout le matin sentir la séparation; mais, après l'échange, elle a fait bonne contenance et est partie comme une personne pleine de raison et ferme; on est enchanté de ses grandes qualités. Pour l'Infante, elle a beaucoup pleuré à plusieurs reprises; mais à présent elle a repris sa gaîté naturelle et se divertit joliment. Elle est belle, vive et d'un excellent tempérament.

« Les présents ont été médiocres du côté d'Espagne; mais les gratifications pécuniaires ont excédé les nôtres de trois cents pistoles..... Je vous souhaite le bonsoir.

« P. S. — M. le prince de Rohan m'ayant fait l'honneur de me communiquer la lettre qu'il vous écrit, et cette honnêteté m'engageant à lui faire voir la mienne, je l'ai tournée de façon qu'elle pût lui faire plaisir. Dans le fond, je n'y exagère pas beaucoup; mais je crois me pouvoir un peu flatter que si, par des explications nettes et par quelques témoignages d'estime particulière, je ne m'étois pas attaché à gagner l'un des deux secrétaires que M. de Sainte-Croix avoit amenés et dont il paroissoit faire le plus de cas, nous n'aurions rien fait absolument.

« Il s'est passé une chose sur laquelle j'ai eu quelque délicatesse, mais qu'il ne m'a pas été permis d'éviter. M. le prince de Rohan a demandé qu'on le traitât d'Altesse dans tous nos actes, comme on avoit fait en pareille occasion à M. le prince d'Harcourt. M. le marquis de Sainte-Croix s'est excusé, alléguant qu'on ne qualifioit d'Altesse en Espagne que le prince des Asturies; mais il a dit qu'il ne s'opposoit pas à ce que cette qualité fût donnée dans les actes que je passerois. J'ai bien compris qu'il y avoit de la difficulté, puisqu'il n'en étoit rien marqué dans mes projets; mais, M. le prince de Rohan exigeant de moi cette satisfaction et m'assurant que vous le trouveriez bon, je n'ai rien eu à dire et j'ai obéi... »

Le cardinal Dubois au duc de Saint-Simon[1].

« Paris, le 13 janvier 1722.

« Nous avons de si bonnes nouvelles de votre convalescence que je ne crois pas devoir me priver plus longtemps d'avoir l'honneur de vous écrire directement. Je crois avoir prévenu ce que M. l'abbé de Saint-Simon m'a mandé que vous desiriez de moi. Je souhaite que cela soit à votre gré selon mon intention et mes desirs, et surtout que cela produise promptement l'effet que vous en avez attendu. Lorsque la principale affaire que vous avez en vue sera terminée, vous serez le maître de votre sort; il est entre vos mains, et vous le dirigerez selon vos convenances.

« Nous avons perdu de bien des façons par votre maladie, mais particulièrement pour le choix de l'ambassadeur que le roi d'Espagne devoit envoyer en France. Vous vous souvenez de ce qui fut dit sur ce sujet dans l'audience que S. A. R. nous donna la veille de votre départ. M. le duc de Bournonville est neveu à la mode de Bretagne de Mme la maréchale de Noailles et a tous ses talents. Il a été prévenu contre S. A. R. par le cardinal del Giudice, et puis par Mme des Ursins, et a été fort attaché à l'un et à l'autre. C'est le disciple favori de M. le duc de Noailles. Avant que nous sussions sa destination, l'hôtel de Gramont avoit été retenu pour lui. J'ai reçu par la poste la lettre par laquelle il me donne part de sa nomination, et cette lettre en renfermoit une pour le Roi. M. le duc d'Orléans a reçu par le conseil de marine celle qui lui étoit adressée. On dit que c'est l'ouvrage de la reine d'Espagne. Je vous assure qu'elle ne peut avoir aucun négociateur ici qui mérite autant sa confiance que S. A. R. et moi. Le moindre mot qu'elle nous feroit savoir naturellement et directement produiroit plus d'effet que six mois de négociations de l'ambas-

1. *Espagne* 299, fol. 356, original, minute dans 309, fol. 156.

sadeur le plus éveillé. S'il vient, il faudra le recevoir avec respect; mais M. le duc de Saint-Aignan m'a dit que ci-devant on lui avoit donné deux fois l'exclusion. L'union des deux cours est si importante, qu'il ne faut employer, pour l'entretenir, que des gens droits et sincères. Aucune puissance n'envoie d'ambassadeur en France sans faire pressentir s'il nous sera convenable, et nous n'en envoyons nul en aucune cour sans prendre la même précaution d'honnêteté et de bonne correspondance. Nous observerons la même bienséance à l'égard du roi d'Espagne, lorsque nous voudrons y envoyer un ambassadeur à demeure. Si vous aviez été à la cour de Madrid dans le temps que ce choix a été fait, je suis persuadé qu'il ne vous auroit pas échappé et que vous auriez fait faire les considérations qu'il mérite. Je suis fâché que M. le marquis de Maulévrier et M. Robin ne se soient aperçus de rien, et que M. de Sartine, qui sait tous les mouvements de cette cour, n'ait pas pénétré celui-là. Vous savez ce qu'il y a à craindre de ceux qui régleront la conduite de M. le duc de Bournonville. Qui est-ce qui peut y perdre plus que la reine d'Espagne? Si cette légèreté a de fâcheuses suites, j'en serai bien affligé; mais ce ne sera pas ma faute. J'espère que vous ne me rendrez pas complice de cette imprudence, si vous avez occasion de faire connoître à M. le marquis de Grimaldo et au P. Daubenton ce que vous en pensez.... »

Le Père Daubenton au cardinal Dubois[1].

« A Lerma, le 20 janvier 1722.

« Monseigneur,

« Aussitôt que j'eus reçu la lettre que Votre Éminence m'a fait l'honneur de m'écrire le 4 du courant, je la remis entre les mains du roi. Le même jour, S. M. dépêcha deux courriers, l'un à M. le duc de Bournonville pour lui donner l'ordre de suspendre son voyage à la cour de France, l'autre à M. le duc d'Ossone afin qu'il restât à Paris jusqu'à nouvel ordre. Le lendemain, le roi me fit l'honneur de me dire que le desir ardent que LL. MM. ont de resserrer toujours davantage les nœuds de l'union, et, par cette raison, de se conformer en toute occasion à l'inclination de Mgr le prince Régent, ne leur avoit pas permis de balancer un moment sur le parti qu'elles avoient pris. Je puis vous assurer que vous ne pourriez proposer des raisons plus engageantes à l'égard de LL. MM. Leur passion la plus vive est que l'union devienne tous les jours plus étroite et que la religion se maintienne dans toute sa pureté. Je suis témoin de l'extrême joie que le roi ressent, lorsqu'il apprend, par les lettres qu'on m'écrit de France, la vigueur avec laquelle S. A. R. soutient l'Église et réprime l'audace de ceux qui la troublent. Pour moi, je suis charmé du zèle apostolique que Votre Éminence fait paroître à ce sujet, surtout en secondant si efficacement celui de Mgr le prince Régent. Comme j'aime l'Église,

1. *Espagne* 324, fol. 136.

je vous avoue que l'amour que vous manifestez pour elle m'attache pour toujours à Votre Eminence. Que ne puis-je lui faire connoître la très profonde vénération et, si elle me permet de le dire, le parfait dévouement avec lequel j'ai l'honneur d'être, etc.

« DAUBENTON.

« Je ne puis fermer cette lettre sans rendre à Votre Éminence mille très humbles grâces de la protection dont elle honore notre Compagnie dans des conjonctures si essentielles. Je supplie Votre Éminence de croire que je suis pénétré de la plus vive reconnoissance. »

Philippe V au roi Louis XV[1].

« A Lerma, ce 21 janvier 1722.

« Votre Majesté veut bien prendre tant d'intérêt à tout ce qui me regarde que je me flatte qu'elle sera bien aise d'apprendre que le mariage du prince mon fils avec la princesse se fit hier ici, où elle arriva en bonne santé, et qu'elle voudra bien prendre part à ma joie d'avoir présentement auprès de moi une belle-fille si aimable. J'ai appris que ma fille avance son voyage. Que je serai heureux si elle peut vous plaire et mériter vos bontés! Ce sont les vœux que fait un père qui ne lui souhaite d'autre bonheur que celui-là et qui aime Votre Majesté avec toute la tendresse imaginable.

« PHILIPPE. »

L'Infante au roi Louis XV[2].

« A Bazas, le 21 janvier 1722.

« Je ne pouvois jamais espérer une réception plus agréable dans vos états que de trouver en y arrivant une lettre de vous et une marque aussi flatteuse de votre attention. Je me ferai toute ma vie un plaisir sans comparaison plus grand d'être aimée de vous qu'obéie de tous vos sujets, et je n'oublierai rien pour mériter et pour conserver votre tendresse, qui sera toujours pour moi le plus précieux de tous les biens.

« MARIE-ANNE-VICTOIRE. »

Le prince de Rohan au cardinal Dubois[3].

« A Bazas, 22 janvier 1722.

« ...Quelque chose que je vous puisse dire de l'Infante, vous ne laisserez pas que d'être surpris quand vous la verrez. Je n'ai point vu d'enfant si avancé pour son âge, qui entende et réponde aussi vive-

1. *Espagne* 313, fol. 20, original. — Au folio 22, lettre conforme de la reine d'Espagne.
2. *Espagne* 324, fol. 139, original; la signature seule est de la main de l'Infante.
3. *Espagne* 324, fol. 158.

ment; beaucoup d'esprit, un grand feu, toujours dans l'agitation, voulant danser sans cesse. On voit bien qu'elle n'a jamais été contredite; père et mère l'adoroient, je n'en suis pas surpris. Elle n'est pas belle; ce ne sont pas des traits réguliers; mais elle est fort agréable et ne fait rien qu'avec une grâce infinie...

« Je suis bien fâché de n'avoir pas été plus tôt au fait sur la nomination de M. le duc de Bournonville; car j'ai trouvé le P. de Laubrussel plus avisé et plus tendre pour moi que jamais. Je suis persuadé qu'il est capable et en état de bien faire une commission. Je connois fort ce nouvel ambassadeur: il est tel qu'on vous l'a peint. On est en Espagne très fâché de ce choix. Il a été fait à la seule sollicitation de Mme de Robecq, fille de Mme de Solre, qui sont les seules dames familières auprès de la reine. Mme de Solre étoit sœur de feu M. de Bournonville... »

Le Régent au roi d'Espagne[1].

« A Paris, le 31e janvier 1722.

« Monseigneur,

« Je sens très vivement les grâces que Votre Majesté a accordées à M. le duc de Saint-Simon. Je lui en ai une obligation d'autant plus particulière qu'elle a prévenu mes desirs, et qu'il a fallu que Votre Majesté ait deviné en partie ce que je souhaitois le plus. Si Elle me les eût refusées, je n'aurois pas pu me plaindre de n'avoir pas été entendu. Outre ce qui regarde l'intérêt de M. le duc de Saint-Simon qui me touche fort sensiblement, je suis ravi que Votre Majesté par ces marques éclatantes et durables de sa satisfaction, affermisse et illustre encore en quelque sorte les nouvelles alliances des deux couronnes. Je n'oublierai jamais rien de tout ce qui sera en mon pouvoir pour rendre ce grand ouvrage toujours plus solide, et surtout pour marquer à Votre Majesté le sincère et respectueux attachement avec lequel je suis, Monseigneur,

« De Votre Majesté.

« Très affectionné oncle et serviteur

« PHILIPPE. »

Le cardinal Dubois au duc de Saint-Simon[2].

« Paris, le 10 février 1722.

« Quelque envie que j'aie eue, Monsieur, de vous dépêcher cette semaine un courrier pour répondre à vos charmantes et magnifiques lettres et pour reprendre toutes les matières que votre maladie nous avoit obligés de laisser en suspens, je n'ai pas pu le faire jusqu'à présent, et je serai obligé de différer encore pendant quelques jours. Je

1. *Espagne*, vol. 299, fol. 367, et 324, fol. 145, minute.
2. Corresp. *Espagne* 299, fol. 380, original.

n'ai l'honneur de vous écrire aujourd'hui que pour vous prier de n'être pas surpris de notre silence, et pour vous assurer que ce qui vient de l'estime et de la considération que vous vous êtes acquise à la cour de Madrid est plus magnifique et mortifie plus les envieux que les grâces que vous y avez reçues. Il vous en coûtera peut-être quelques jours de retardement à votre retour, malgré l'impatience extrême que S. A. R. a de vous revoir, et la mienne, si on la peut compter, pour profiter de vos conseils pour travailler plus utilement et plus sûrement à sa gloire et à ses intérêts, et vous faire connoître de près avec quelle vivacité je souhaite pouvoir vous donner des marques, Monsieur, de mon inviolable et respectueux attachement.

« Le Cardinal Dubois. »

Robin au cardinal Dubois[1].

« Madrid, 16 février 1722.

« Monseigneur,

« J'ai l'honneur d'envoyer à Votre Éminence la dernière gazette de Madrid. M. le duc de Saint-Simon régala hier d'un magnifique dîner tous les ministres étrangers qui sont en cette cour et quelques grands d'Espagne. Il me fit l'honneur de vouloir que j'y assistasse.

« Aujourd'hui matin Monsieur son fils aîné a été reçu chevalier de la Toison d'or dans le chapitre que le roi d'Espagne a tenu à ce sujet; après quoi tous les chevaliers du chapitre et quelques autres personnes ont dîné chez M. le duc de Saint-Simon, que l'on dit devoir partir pour France au commencement de mars, et Monsieur son fils aîné, avec M. le marquis de la Fare, dans peu de jours. M. de Chavigny, à ce qu'on publie, a débarqué à Alicante, et doit arriver ici ce soir ou demain. Mme la princesse des Asturies étant maintenant bien rétablie, les fêtes à l'occasion de son mariage, qui avoient été différées, commencèrent hier dimanche 15e par un magnifique feu de joie et des illuminations au Palais, une musique, des jeux de cagnas et un ballet de comédiens espagnols vêtus à la romaine sur un théâtre placé dans la cour du Palais; mais un grand vent troubla ce divertissement, qui a été remis à ce soir. La fête a fini par un bal chez le roi. Aujourd'hui 16, il y aura l'après-dîner un combat de dragées au Palais et, le soir, à la ville et au Palais, mogiganga, c'est-à-dire mascarade publique de quatre cents personnes à cheval[2] et marchant deux à deux avec un flambeau à la main; ces masques seront grotesques et représenteront même des animaux; feux de joie, illuminations et bal au Palais. Demain 17, LL. MM. Cath., le prince, la princesse, dont la santé est rétablie, et les infants, suivis des grands, des seigneurs de la mai-

1. Vol. *Espagne* 314, fol. 108, original.
2. C'est la mascarade des métiers, dont il a été parlé ci-dessus, p. 116, note 1.

son du roi, etc., iront en public sur le tard faire chanter un *Te Deum* à Notre-Dame d'Atocha, et par une route fermée de barrières, les rues ornées d'argent et de pierreries et autres choses précieuses, parées de tapisseries et illuminées, surtout la place Mayor, avec de grands flambeaux de cire blanche aux balcons des cinq étages des maisons de cette place, peinte à neuf, ornée de miroirs et de riches tapisseries.

« LL. MM. Cath., à leur retour de l'église, viendront se placer dans les balcons de la maison que le roi a en cette place, qu'on a dorés exprès, d'où elles verront tirer un feu de joie. On y représentera un combat de galères. Il y aura ensuite une course de chevaux aparejos en la place du Palais devant LL. MM. Cath. Les coureurs, au nombre de quatre-vingt-dix, seront tous gens de condition par quadrilles habillés richement à la romaine, ayant chacun deux valets habillés comme les maîtres, et chacun des maîtres et des valets un flambeau à la main, le tout payé par les parrains de chaque quadrille. La course sera d'un bout de la place jusque sous les balcons de LL. MM. Cath. qu'ils salueront. Courir aparejos, ce sont deux cavaliers courant l'un à côté de l'autre sans se passer d'un pouce et à toute bride. La fête se terminera par un grand bal au Palais et par quelques autres divertissements. Jamais il n'y eut tant de joie qu'on en a sur ces deux grands mariages. Tout Madrid est en mouvement et dans le ravissement; les gens de province y ont accouru; on admire, on est charmé de la princesse des Asturies; tout retentit de ses louanges. La tendresse de la reine pour S. A. éclate et augmente à chaque instant, et la princesse y répond avec autant d'esprit que de politesse et de bonté de cœur.

« Je suis, etc.

« Robin. »

Le cardinal Dubois au duc de Saint-Simon[1].

« 17 février 1722.

« Je me trouve si incommodé depuis quelques jours, Monsieur, qu'il m'est impossible de vous rendre compte par l'ordinaire des sentiments avec lesquels S. A. R. a reçu vos dernières dépêches du 22 janvier. Tout ce qui s'est passé d'agréable pour votre famille lui a fait autant de plaisir qu'à vous-même. Dans les choses essentielles au service du Roi, à son intérêt particulier, à sa gloire et à sa satisfaction, vous avez rempli son attente, et je m'estime très heureux que, dans des occasions aussi importantes que celles-ci, le Roi ait eu auprès du roi Catholique un ministre si supérieur en lumières et en zèle aux autres hommes. Grâce aux relations que vous avez faites et que vous avez envoyées de la maladie de la princesse des Asturies, nous croyons

1. *Espagne* 324, fol. 283, minute.

n'avoir plus rien à craindre. Je puis vous assurer aussi que LL. MM. Cath. n'ont rien à craindre de son tempérament, qui est excellent. J'espère que nous serons de part et d'autre incessamment rassurés et que je sortirai après demain au plus tard du lit pour répondre exactement à tout ce que vous pouvez desirer de nous et à tout ce qu'on en peut souhaiter pour être persuadé que le zèle de S. A. R. pour l'union des deux couronnes, pour la gloire du roi d'Espagne et pour la satisfaction de LL. MM. Cath. est sans bornes... »

M. de Chavigny au cardinal Dubois[1].

«Madrid, 21 février 1722.

« Monseigneur,

« Mes premiers soins ayant dû s'adresser à M. le duc de Saint-Simon, je le vis dès le lendemain de mon arrivée. Je le trouvai si rempli de tout ce que Votre Éminence a fait pour lui, que, bien instruit de mon attachement pour elle, il n'eut pas peu de complaisance à répandre dans mon cœur les sentiments que vous avez acquis sur le sien. Le récit qu'il me fit de tout ce qu'il vous doit, et le plaisir que j'eus à l'entendre, nous donnèrent à peine le temps de parler du sujet qui m'amène en Espagne. Quelque prévenu qu'il fût, ou quoi que je lui aie dit moi-même, il parut croire que mon séjour ici seroit plus long que je ne voulois le prévoir. M. le marquis de la Fare survint. Il m'annonça un paquet que Votre Éminence lui avoit adressé pour moi. Il me donna un rendez-vous pour me le remettre. Il contenoit une dépêche du 13 du mois de janvier ; les extraits des lettres écrites à M. le duc de Saint-Simon, à M. le marquis de Maulévrier et M. de Sartine, le 10 et le 11 du même mois, y étoient joints.

« J'ai peine à comprendre le malentendu qui peut avoir donné lieu à ce que M. l'abbé Landi met sur le compte de M. le duc de Parme ou plutôt sur le mien ; la façon dont j'ai présenté mon voyage à son maître et dont il l'a présenté lui-même au roi et à la reine d'Espagne ne s'accorde point du tout avec ce que l'on me suppose. Voulant m'attirer de la part de M. le duc de Parme ce que je me suis attiré, pouvois-je y réussir sous d'autre idée que celle que Votre Éminence m'a inspirée elle-même. Il est vrai que, ce prince paroissant craindre que ma course ne fût trop précipitée, voulant même faire quelques insinuations à Paris ou à Madrid qui pussent la prolonger, je n'eus pas d'autre moyen pour retenir sa bonne volonté que de lui dire que l'ambassade de M. le duc de Saint-Simon seroit fort courte, que M. le marquis de Maulévrier seroit vraisemblablement rappelé, que cet arrangement pourroit faire un vide qui me retiendroit peut-être plus que je ne prévoyois. Cette supposition, que je crus nécessaire, ne fit d'autre effet que de tranquilliser M. le duc de Parme sur l'inquiétude

1. *Espagne* 314, fol. 167, original.

où il étoit que mon voyage ne fût trop brusque et ne me donnât pas le loisir d'entrer ou de suivre les matières qui l'intéressent.

« Je me ressouviens de lui avoir dit dans une autre occasion que mon voyage en Espagne suivoit de si près celui que je faisois à sa cour, que je croyois ne pouvoir mieux le colorer auprès de ceux qui voudroient en raisonner qu'en faisant entendre sans affectation que je ne passois à Madrid que pour y remplir quelque intérim. Je ne sais si je me serois trompé; mais il m'a semblé, comme j'ai déjà eu l'honneur de le faire remarquer à Votre Éminence, que ce prétexte étoit le plus simple et le plus naturel pour détourner, s'il est possible, les inquiétudes de ceux qui m'observent en Italie. Si ma conduite à cet égard est imprudente, j'ai péché par erreur et non par indiscrétion. Les faits me justifient sur la prévention de M. l'abbé Landi; je n'en ai pas trouvé la moindre trace chez M. le marquis Scotti. Celles qu'il a données à la reine sont même si conformes à ce que Votre Éminence m'a recommandé que, lorsqu'il lui apprit mon arrivée, elle lui témoigna quelque curiosité sur le plus ou le moins de séjour que je ferois à sa cour.

« Une maladie survenue à M. le marquis Grimaldo, quelques embarras qui y ont succédé, ne m'ont pas encore permis de le voir et par conséquent de me presenter au roi et à la reine. Il eut été irrégulier de saluer LL. MM. sans avoir auparavant rendu à leur ministre ce que l'on doit à sa place, sans parler de sa personne. Je ne le verrai que demain; M. le duc de Saint-Simon, qui a un rendez-vous avec lui doit m'y conduire. Il me présentera le même jour au roi et à la reine. Cette présentation, à laquelle il s'est offert de bonne grâce, suppléera aux lettres de créance que Votre Éminence m'avoit fait espérer. Quoique M. le marquis de Maulévrier soit trop raisonnable pour se plaindre de la préférence que je donne à M. le duc de Saint-Simon, je n'ai pas négligé d'observer avec lui tout ce que l'honnêteté m'enseignoit. La maladie ou les embarras de M. Grimaldo n'ont pas été un contre-temps pour moi: ils m'ont donné le loisir de reconnoître un terrain que je croyois plus frayé qu'il ne l'est. Il sembloit que d'aussi grands événements que ceux qui s'y sont passés auroient dû nous y rendre plus fermes que nous ne le sommes. Je remarque au contraire bien de l'incertitude ou de la vacillation. J'en serois même épouvanté si nous n'étions à temps de nous rassurer ou de nous affermir; mais il n'y en a pas à perdre...

« Chavigny. »

Le comte de Belle-Isle au duc de Saint-Simon[1].

« A Paris, le 23 février 1722.

« Je vous ai écrit ce matin dans le paquet de Mme la duchesse de Saint-Simon pour vous témoigner combien j'étois satisfait de votre absence, à l'occasion de ce qui est arrivé ici depuis huit jours. Je ne

1. *Espagne* 299, fol. 382, original non signé.

vous ai mandé aucun détail dans cette lettre, parce que je n'avois pas jugé à propos de confier par la poste choses aussi importantes; mais une conversation que j'ai eue ce soir avec M. le cardinal Dubois et M. le Blanc m'engage à vous récrire celle-ci et de vous envoyer un courrier exprès pour vous mettre au fait de ce qui se passe, et prévenir les fausses impressions que gens séduits ou mal intentionnés pourroient vous donner si vous n'étiez informé que par eux. Vous savez sans doute à présent la séance de M. le cardinal de Rohan au conseil de régence, il y eut hier quinze jours; vous savez ce qui se passa ce jour-là; je ne vous le répèterai point. Vous savez que, le lendemain, MM. les ducs qui sont de ce conseil s'assemblèrent chez M. le Chancelier et qu'il y fut résolu de demander un brevet à S. A. R.; que le brevet a été promis, et puis refusé, et une infinité d'autres détails qui seroient trop longs à vous faire ici. Il faut distinguer dans tout ce qui s'est passé à ce sujet ceux qui, comme M. de Saint-Aignan, n'ont eu en vue que le maintien de leur dignité et qui sont de bonne foi, d'avec ceux qui n'ont d'autre objet que de saisir l'occasion de détruire l'autorité de S. A. R. et le perdre lui-même, s'ils le peuvent. Vous connoissez assez ceux qui sont de ce nombre sans que je vous les nomme, et je vous assure qu'ils n'ont jamais poussé leurs entreprises plus loin. La Perruque[1] a joué son rôle à merveille avec Canillac et une personne que vous n'aimez ni n'estimez, qui a bien fait connoître la rage et le désespoir qu'il avoit aujourd'hui de se voir éloigné plus que jamais du gouvernement, où il a toujours compté de rentrer à la majorité[2]. Ils ont enjôlé le Chancelier et l'ont engagé à faire bien des fausses démarches. Enfin jamais cabale n'a été si bien formée depuis la Régence. Elle a levé le masque, au point qu'hier ils s'absentèrent au nombre de douze du conseil de régence, et tous les discours qui ont été tenus depuis marquent assez leurs projets et leurs desseins pour le temps de la majorité, et que les prérogatives de leur dignité n'est que le prétexte de leurs démarches. Comme S. A. R. est extrêmement piquée de ce manque de respect et de cet attentat authentique fait à son autorité et même à celle du Roi, surtout de la part du Chancelier, elle est résolue de se conduire avec la fermeté qui est convenable et nécessaire surtout dans les fins de la régence. Je comprends à merveille que, si vous aviez été ici, vous eussiez été bien embarrassé d'accorder ce que vous croyez devoir à votre dignité avec ce que vous inspire l'attachement que vous avez pour S. A. R., surtout vous trouvant en cause avec gens aussi mal intentionnés et qui pensent si différemment, et c'est ce qui fait que je suis si aise de votre éloignement; mais cela ne suffit pas: il faut, s'il vous plaît, que vous soyez en garde contre tout ce qui vous sera demandé à ce sujet, par la raison que

1. Ce nom désigne très probablement le maréchal de Villeroy, ou peut-être le maréchal d'Huxelles.
2. Le duc de Noailles.

je vous ai déjà dite. Il n'est pas douteux que l'on ne veuille détacher le roi d'Espagne des nouvelles liaisons qu'il vient de prendre avec S. A. R., en lui faisant entendre qu'il est brouillé avec tous les grands du royaume et qu'il y a un arrangement tout fait avec le Parlement pour l'éloigner du gouvernement à la majorité. Il y en a d'assez imprudents pour le dire tout haut, et qui assurent qu'on saura bien renvoyer l'Infante d'où elle est venue. Il faut donc, s'il vous plaît, que vous ayez attention de prévenir le roi d'Espagne sur tout ceci et que, bien loin de lui laisser prêter l'oreille à toutes les sottises qui pourront être mandées de Paris par ces Messieurs ou leurs adhérents, vous ayez le soin de lui faire connoître au contraire que ce sont ces mêmes personnes que vous savez (et qu'il faut même lui nommer) qui sont les plus opposées à tout ce que l'on veut faire pour l'Infante, et qui ont fait jouer toute sorte de ressorts pour empêcher l'exécution du mariage, que la fermeté que marque en ce qui se passe aujourd'hui S. A. R. le va mettre plus en état que jamais de faire ce que peuvent desirer LL. MM. Cath. et ajouter à ce sujet tout ce que vous savez mieux que personne qu'il convient de leur faire entendre pour fortifier et cimenter l'union et le crédit de S. A. R. auprès d'elles. Vous jugez bien que je ne vous écris pas tout ceci de mon chef et que ce n'est qu'après une mûre délibération que M. le Cardinal a cru qu'il falloit vous dépêcher ce courrier pour que vous puissiez agir en conséquence. Joignez à ces considérations que la cabale en question, dont le chef est celui des jansénistes, a également pour objet la destruction de la religion, celle de S. A. R. et de ses serviteurs, dont vous êtes un des plus intimes. Ainsi tout doit vous engager à concourir dans les vues de M. le cardinal Dubois pour faire avorter tous ces projets et éloigner à jamais du gouvernement gens qui vous sont personnellement si opposés. L'attachement que j'ai pour vous et la part que j'ai eue à la liaison nouvelle qui vient de se rétablir entre vous et M. le cardinal Dubois m'engage à vous écrire comme je fais, et je puis vous assurer que, malgré l'opposition qu'il sait que vous avez pour la préséance des cardinaux, que, néanmoins il vous a desiré ici extrêmement dans cette occasion importante, parce qu'il s'agit ici du tout pour l'autorité de S. A. R. et l'union avec l'Espagne, à laquelle vous aurez dorénavant plus de part que personne. Aussi suis-je persuadé que rien n'est si utile ni si avantageux, et pour nous, et pour le service de S. A. R., et que vous serez charmé, n'ayant point eu de part à ce qui vient de se passer ici, d'avoir celle de prévenir en Espagne le venin qu'on voudroit y répandre contre S. A. R. Après quoi, je ne vois rien de plus pressé que votre retour en ce pays-ci, d'abord que vous aurez accrédité et mis au fait Chavigny, et je suis convaincu que, quand vous aurez vu les choses de près, et reconnu la mauvaise intention de ceux dont il s'agit, et surtout quels en sont les chefs, jamais vous n'y prendrez de part et serez ravi d'en avoir été absent, et approuverez la liberté que je prends aujourd'hui, fondée sur l'amitié dont vous m'honorez et sur mon inviolable attachement pour vous.

« Noms de ceux qui se sont absentés : MM. de Saint-Aignan, Gramont, Noailles, d'Antin, maréchaux de Villars, d'Estrées, d'Huxelles, de Tallard, de Villeroy, de Bezons et Montesquiou. »

Le cardinal Dubois au P. Daubenton[1].

« Paris, 2 mars 1722.

« Il y a trois semaines, Mon Très Révérend Père, que je diffère d'un jour à l'autre à dépêcher un exprès, espérant chaque jour de pouvoir vous donner la nouvelle de l'événement auquel vous vous intéressez avec tant de raison et de zèle[2]. La résolution est prise ; les difficultés, quoique grandes, n'ont point effrayé S. A. R., parce qu'il s'agit de faire le bien de la religion, et de plaire à Leurs Majestés Catholiques. M. le duc de Noailles faisoit proposer, par M. le maréchal de Villeroy, le chancelier de Notre-Dame de Paris, le curé de Saint-Germain-en-Laye, et l'abbé de Vaurouy, nommé à l'évêché de Perpignan. M. le cardinal de Rohan mettoit sur le rang M. Vivant, qui a été à Rome avec lui, et M. l'évêque de Fréjus souhaitoit M. Paulet, supérieur du Séminaire des Bons-Enfants, ou M. de Champigny, trésorier de la Sainte-Chapelle de Paris. Rien n'étoit plus contraire à la défense et au maintien de la bonne doctrine que ce qui étoit proposé par le premier. S. A. R. s'est expliquée avec les deux autres, et leur a déclaré, en confidence, son intention. On craint qu'il en soit transpiré quelque chose ; car les gens les plus opposés à cet établissement, ont fait depuis ce temps-là des mouvements extraordinaires, capables de causer du trouble dans le gouvernement, et qui ne peuvent avoir eu pour but que d'empêcher cette démarche, ou d'interrompre la tranquillité publique que le mariage du Roi avoit paru imposer. On a pris pour prétexte la demande que M. le cardinal de Rohan a faite à son retour de Rome d'avoir entrée dans le conseil de régence : distinction que l'on a accoutumé d'accorder aux ambassadeurs qui reviennent en France après avoir servi le Roi utilement dans quelque cour étrangère. On a suscité le Chancelier, et les ducs et pairs et maréchaux de France qui étoient dans le conseil de régence, à disputer la préséance à M. le cardinal de Rohan. Mais, cette prétention s'étant trouvée sans fondement, et les exemples de tous les règnes, depuis Philippe-Auguste, étant décisifs pour les cardinaux, ils ont été obligés de découvrir leurs mauvaises intentions ; car, après avoir avancé qu'on devoit donner aux cardinaux l'exclusion de tous les conseils, ils ont quitté le conseil de régence, quoique le Roi y assistât en personne, et n'y sont pas revenus. S. A. R., pour punir le

1. Vol. *Espagne* 314, fol. 116.
2. La question de donner à Louis XV un confesseur jésuite.

Chancelier de s'être mis à la tête de cette cabale, lui a ôté les sceaux, et l'a renvoyé à Fresnes.

« Je ne sais point quelle autre suite cette espèce de révolte aura; mais il est constant que ceux qui en sont les auteurs sont les ennemis déclarés des défenseurs de la bonne doctrine, et ont déclamé contre le mariage du Roi, et quelques-uns même ont été assez imprudents pour dire qu'ils renverroient quelque jour en Espagne l'Infante, de sorte que ceux qui paroissoient autrefois les plus attachés au roi d'Espagne ont aujourd'hui des sentiments tout contraires à ses intérêts, ce qui me feroit croire qu'il seroit important que S. M. Cath. déclarât bien nettement qu'elle n'approuve pas la conduite que les ducs et les maréchaux de France ont tenue dans cette occasion; car il ne faut pas douter que, s'ils prenoient quelque avantage sur l'autorité de M. le duc d'Orléans, ils ne s'en servissent pour donner atteinte à la religion et aux alliances. Je laisse à votre zèle et à votre prudence le soin de supplier S. M. Cath. de faire ses réflexions sur ce danger et de juger si, dans ces circonstances, la cause de M. le duc d'Orléans n'est pas aussi celle de l'Infante. S. A. R. a trop de zèle pour les intérêts de la religion et de la reine, pour ne pas sacrifier tout à ces deux grands objets; mais il ne sauroit être qu'honorable et utile à S. M. Cath. que ceux qui oseroient traverser de si bonnes intentions aient à craindre le ressentiment de S. M. Cath. aussi bien que celui de S. A. R., puisque leurs sentiments et leurs intérêts dans ces deux points sont les mêmes. J'espère pourtant, malgré cette levée de boucliers, pouvoir apprendre dans peu à Votre Révérence le succès des bonnes intentions de S. A. R et vous mettre en état de faire connoître à S. M. Cath. jusqu'où va la déférence de S. A. R. pour ses conseils et pour ce qui peut être agréable à S. M. Cath. J'y contribuerai en mon particulier de toute ma force malgré les menaces que l'on me fait, et rien ne me détournera de la vue du bien de la religion et de l'État, et de l'envie que j'ai, mon Très Révérend Père, de mériter l'honneur de votre estime. »

[*Note du duc d'Osuna pour la cour d'Espagne*[1].]

« 2 mars 1722.

« La Reine arriva hier et a couché dans le palais de Berny, qui est une maison de campagne appartenant au cardinal de Bissy. D'abord qu'elle fut arrivée, le cardinal Dubois s'y rendit accompagné du prince de Rohan et des secrétaires d'État. Un moment après, le Régent y vint avec le duc de Chartres, et deux heures après la duchesse d'Or-

1. *Espagne* 314, fol. 135. — Cette pièce, sans titre ni signature, doit être un canevas fourni par le cardinal Dubois à l'ambassadeur espagnol comme matière d'une note destinée à sa cour.

léans avec les deux princesses de Beaujolois et de Chartres. Le duc d'Ossune crut qu'il était de son devoir de s'y trouver des premiers, suivi de don Patricio Laulès et des principaux de la noblesse espagnole qui sont avec lui ou à Paris, et de l'abbé Landi, ministre du duc de Parme. La Reine fit à chacun tout ce qui pouvoit se faire de mieux et s'attira l'admiration de tout le monde, et chacun sans exception avoua qu'il étoit étonné et qu'on ne pouvoit jamais voir ensemble tant de dignité, de grâces, d'esprit et de gentillesse. Le duc d'Orléans étoit hors de lui-même de joie et ne pouvoit la quitter. La duchesse d'Orléans y fut jusqu'à la nuit. La Reine fit danser les deux princesses qu'elle traita comme des enfants au-dessous de son âge, quoiqu'elles aient le double du sien, leur demandant de temps en temps si elles étoient lasses et les tenant par la lisière de peur qu'elles ne tombassent. Elle les baisa tendrement, quand elles s'en allèrent, et leur dit : « Petites princesses, allez dans vos maisons et venez avec moi tous les jours. » Avant même qu'elle soit entrée dans Paris, elle a le cœur de tous les François qui l'ont vue.

« Le[1] duc d'Ossune croit savoir de bonne part que le duc d'Orléans auroit établi la maison de la Reine dès à présent et lui auroit fait donner le traitement entier de reine sans des oppositions et des contradictions secrètes qu'il y a trouvées et qui ont formé des cabales parmi ceux de la vieille cour qui ont été fâchés du mariage du Roi. Quelques-uns se sont découverts dans une occasion qui s'est présentée qui paroissoit n'avoir aucun rapport à cela. C'est lorsque le cardinal de Rohan, en revenant de son ambassade de Rome, a demandé d'avoir entrée dans le conseil de régence, comme tous ceux qui sont revenus des ambassades l'ont eue avant lui. Il s'est élevé une brigue dans laquelle ceux qui en sont les auteurs ont fait entrer le Chancelier et les maréchaux de France, de sorte que le Chancelier, les ducs et pairs et maréchaux de France qui étoient du conseil de régence ont fait d'abord difficulté sur la préséance du cardinal au-dessus d'eux dans le Conseil. Mais, tous les exemples des règnes précédents s'étant trouvés favorables aux cardinaux, la cabale s'est portée jusqu'à prétendre que les cardinaux ne devoient pas avoir place dans les conseils du Roi, et ils se sont tous absentés du Conseil, espérant que le Régent seroit obligé de leur céder et qu'ils se rendroient maîtres du gouvernement. Mais le duc d'Orléans et les princes du sang ayant été instruits que deux d'entre eux avoient été assez imprudents de dire que, s'ils avoient le dessus, il faudroit après la majorité renvoyer l'Infante, et que ceux qui avoient paru ci-devant les plus affectionnés à LL. MM. Cathol. paroissoient les plus mal intentionnés contre l'Espagne, il a ôté les sceaux au Chancelier et l'a renvoyé hors de Paris, et a exclu du conseil de régence les ducs et pairs et les maréchaux de France qui s'en étoient séparés.

1. La fin de cette note, depuis ce paragraphe, avait été donnée dans les *Mémoires du Président Hénault*, édition Rousseau, p. 49-50.

« Le duc d'Ossune a cru qu'il étoit très important que le roi et la reine d'Espagne fussent informés des véritables motifs de cette intrigue, afin qu'il ne se laissent point séduire par ce que le duc de Saint-Simon, qui est fort entêté de la dignité de duc et pair, pourroit leur dire sur cette contestation, en attendant qu'il en sache lui-même le fin; car, si vif qu'il soit pour les prérogatives de sa dignité, qu'il porte jusqu'à la chimère, on le sait pourtant si bien intentionné, comme il le doit être, pour le mariage et pour l'union des deux couronnes, et si affectionné pour les intérêts de LL. MM. Cath. que, lorsqu'il saura les véritables motifs de la cabale qui s'est formée, il se déclarera contre eux. Mais cependant il est important que LL. MM. Cath. paroissent improuver extrêmement la conduite du Chancelier et des ducs et maréchaux de France qui ont résisté au duc d'Orléans pour faire entrer les cardinaux dans le Conseil, et soutenir en tout le duc d'Orléans, dont l'intérêt dorénavant est le même que celui de LL. MM. Cath. pour l'affermissement et les agréments de l'Infante, que le Régent ne manquera pas d'assurer, si, comme il n'en faut pas douter, il conserve la supériorité qu'il a sur ses cabaleurs, qui ne peuvent dissimuler en aucune occasion le dépit que le mariage de la Reine leur a fait. Le duc d'Ossune est bien informé de ce qu'il représente au roi d'Espagne et croit qu'il est capital à LL. MM. Cath., pour le soutien des liaisons qu'elles ont formées, de prendre l'affirmative contre ceux qui s'opposent au Régent dans cette occasion. Il ne manquera pas d'instruire LL. MM. Cath. des suites de cette cabale, qu'il est important d'arrêter de bonne heure. »

Le cardinal Dubois au duc de Saint-Simon[1].

« 8 mars 1722.

« En vous envoyant, Monsieur, toutes les expéditions nécessaires pour revenir en France quand il vous plairoit, je vous ai prié de ne pas abandonner toutefois la partie, si vous jugiez votre séjour à cette cour nécessaire, pour y soutenir les dispositions essentielles au maintien et à l'affermissement de l'union contractée, mais qui n'est pas encore assez cimentée pour n'avoir pas besoin de grands secours, et qui, en de certaines circonstances, en peut demander de plus importants que dans d'autres, et de ne pas partir avant que M. de Chavigny fût assez accrédité pour pouvoir suffire aux démarches indispensables, jusqu'à ce que S. A. R. ait envoyé auprès du roi d'Espagne un ambassadeur capable d'entretenir les bonnes impressions que vous avez données. Vous avez autant de zèle que j'en puis avoir pour le Roi, pour LL. MM. Cath., pour S. A. R., et pour le soutien de cette union, qui doit faire la gloire et la sûreté des deux monarchies; mais ce prélude ne va point à traverser la juste impatience que j'ai remarquée dans la lettre du 23 février dont vous m'avez honoré, et que j'ai reçue hier, et

1. *Espagne* 314, fol. 203, minute.

je ne profite point de l'occasion extraordinaire d'un courrier que M. le duc d'Ossune va dépêcher pour vous faire des représentations contraignantes, mais seulement pour vous mettre le plus tôt qu'il sera possible en état de prendre, sur votre retour, la résolution que vous jugerez le plus à propos et le plus convenable. J'ai compté que, après votre départ, S. A. R. auroit égard à la prière que M. le marquis de Maulévrier et M. Robin lui ont faite de leur permettre de revenir, et que M. de Chavigny, instruit par vos conseils, et favorisé par les accès que vous lui auriez procurés, pourroit suffire seul, jusqu'à l'arrivée de l'ambassadeur qui doit résider à la cour de Madrid. J'espère donc de la confiance avec laquelle j'ai l'honneur de vous écrire aujourd'hui par l'exprès de M. le duc d'Ossune, que vous ne quitterez la cour d'Espagne qu'après avoir mis M. de Chavigny à portée de bien servir, jusqu'à ce que nous ayons envoyé un ambassadeur. Que si vous croyez que, malgré les soins que vous aurez pris pour avancer M. de Chavigny, vous jugez qu'il ne peut pas suffire seul jusqu'à l'arrivée de l'ambassadeur qui doit vous succéder, et qu'il seroit plus sûr et plus utile d'y laisser, avec lui, M. de Maulévrier, vous me ferez la grâce de m'en avertir par le retour du courrier de M. le duc d'Ossune, ou par quelque autre voie plus prompte. Mais si, tout bien considéré, vous estimez, lorsque vous recevrez la présente lettre, que M. de Chavigny est en état de suffire aux principales choses qu'il y aura à faire en votre absence, vous pourrez, Monsieur, partir pour revenir, quand il vous plaira, et personne n'a plus d'impatience et n'aura plus de joie de votre retour que moi; et si l'intérêt que j'ai de jouir des bontés dont vous m'honorez, et de vous faire remarquer tous les jours les effets de la reconnoissance que je vous dois, ne suffisoient pas pour vous le prouver, il me suffira de vous marquer que je suis persuadé que Mgr le duc d'Orléans a besoin de votre présence, et qu'il y a des services essentiels au maintien de son autorité qu'il n'y a que vous qui puissiez lui rendre.

Si votre départ est tant soit peu différé, vous recevrez dans peu, par un exprès, tous les éclaircissements que je dois aux dernières lettres dont vous m'avez honoré; mais je suis bien éloigné de vous prier d'apporter le moindre délai à votre départ pour les attendre; car j'enverrai, par le même courrier, des duplicata de tout ce qui pourra être exécuté par d'autres que par vous, et, à votre arrivée ici, je concerterai avec vous tout ce qui pourra corriger ce que j'aurai pensé, ou suppléer ce que j'aurai omis.

« Enfin, ma confiance entière en vous vous laisse absolument le maître, Monsieur, de votre retour, et dépose entre vos mains toute l'autorité que vous voulez bien donner à l'amitié dont vous m'honorez, et qui doit se cultiver et s'animer dans le centre commun qui est le bien et l'avantage de S. A. R., le plus ancien de vos amis. Je vous prie d'être persuadé avec ces sincères assurances du respect pour vous le plus parfait. »

Chavigny au cardinal Dubois[1].

« Madrid, 13 mars 1722.

« ... Votre Éminence se rappellera qu'elle m'a procuré autrefois l'honneur de connoître M. le duc de Saint-Simon, que je l'avois assez cultivé depuis pour avoir quelque part dans ses bonnes grâces, et pour espérer d'en retrouver ici quelque chose. Mes soins ou mes espérances n'ont point été trompés, sans parler de ce que votre considération doit faire en ma faveur; aussi ce que vous lui avez écrit en dernier lieu ne l'a-t-il pas peu échauffé. On ne peut annoncer plus obligeamment qu'il a fait à M. le marquis Grimaldo la disposition que Votre Éminence lui a confiée sur mon sujet, ni me présenter sous des idées plus avantageuses. Je lui laisse le soin de vous en rendre compte... »

Philippe V au Régent.

« Au Buen-Retiro, ce 20 mars 1722.

« Je ne veux pas laisser partir le duc de Saint-Simon qui s'en retourne en France, sans vous renouveler moi-même par cette lettre les assurances de mon amitié et vous marquer en même temps combien je suis sensible à tout ce qu'il m'a dit de votre part et à tous les témoignages qu'il m'a donnés de la vôtre aussi bien que ceux que j'ai trouvés dans la lettre qu'il me donna de vous en arrivant en ce pays-ci. Je ne veux pas manquer non plus à vous remercier de tout mon cœur de toutes les obligations que ma fille vous a et de la manière pleine de magnificence et de grandeur dont vous l'avez fait recevoir, dont je ne puis assez vous témoigner toute ma reconnoissance.

« Je profite aussi avec bien du plaisir de cette occasion pour vous marquer à quel point je suis satisfait de la princesse ma belle-fille, dont l'esprit et le naturel sont très aimables, et vous assurer de nouveau que nous n'oublierons rien ici pour la rendre heureuse et contente. Le duc de Saint-Simon s'est fort bien acquitté de ses commissions, et je lui rends avec plaisir le témoignage de la satisfaction que j'ai de sa conduite.

« Soyez bien persuadé, je vous prie, de la sincérité de mon amitié pour vous et du desir que j'ai de vous la faire connoître dans toutes les occasions, et continuez moi la vôtre, qui me fait un très grand plaisir.

« PHILIPPE. »

Mémoire pour la toilette et la chapelle de l'Infante[2].

« Mémoire présenté à S. A. R. Mgr le duc d'Orléans Régent, le 3e octobre 1721, par de Launay, directeur de la Monnoie des médailles

1. *Espagne* 315, fol. 122, original.
2. *Espagne* 305, fol. 35. — Voyez la *Gazette d'Amsterdam* du 26 juin 1722.

et de l'orfévrerie de S. M., au sujet de la toilette et chapelle qu'il convient faire pour le service de l'infante d'Espagne. »

Nous résumons la suite.

État des pièces de la toilette.

Or : — Un étui garni d'une cuiller, fourchette et couteau, — un gobelet, — une garniture de bouteille de cristal.

Argent vermeil : — un bénitier, — un miroir, — deux carrés et deux pelotes en marqueterie, — deux boîtes à poudre, — deux boîtes à mouches, — un pot à pâte, — une soucoupe ovale, — deux tasses couvertes, — un coffre à racines, — quatre flambeaux, — deux ferrières, — deux gantières, — une soucoupe ronde, — une grande tasse couverte, à deux anses, avec sa soucoupe, — une petite tasse couverte avec sa soucoupe, — une grande jatte ovale contournée, — un pot à l'eau couvert, — un réchaud à esprit de vin, — six assiettes, — deux couverts : cuillers, fourchettes et couteaux, — une petite cuiller comme pour le café, — un bassin ovale et une aiguière pour laver les mains, — un bougeoir, — six gros flambeaux de poing, — dix autres flambeaux ciselés, — un soleil et sa mouchette, — un bougeoir à longue queue, — un crachoir à queue, — un pot à bouillon, — une vergette et deux brosses à peigne, — une vergette d'argent, — une de marqueterie, — une brosse à peigne d'argent, — une brosse de marqueterie.

Argent blanc : — une cuvette, — un coquemar, — deux ferrières pour le vin et l'eau, — une bouilloire et un réchaud avec sa grille, — une bassinoire, — six assiettes, — deux saucières, — un réchaud à esprit de vin, — une spatule, — un mortier, — un moyen pot-de-chambre, — un petit pot-de-chambre.

Pour la chapelle :

Argent vermeil : — une croix avec son christ, deux chandeliers, un calice et sa patène, une cuvette, deux burettes, une sonnette, un bénitier et son goupillon.

Pour les collations des promenades de la princesse :

Une cave à compartiments, garnie d'un couvert, cuiller, fourchette et couteau, avec une tasse en gondole, d'or, — quatre petites assiettes et deux flacons, d'argent vermeil.

État des pierreries données par le roi d'Espagne à l'Infante[1].

« 21 janvier 1722.

« Une grande attache en forme de grand cœur, composée de 29 diamants brillants, pierres fortes et de belle eau dont 5 montées à jour et en forme d'amandes pendant au bas de ladite attache.

1. *Espagne* 324, fol. 143.

« Deux grandes attaches longues divisées en cinq pièces chacune par des charnières, les deux ensemble composées de 66 gros diamants brillants et 48 petits, aussi brillants.

« Une attache de queue de robe, composée de trois gros diamants brillants et 24 petits aussi brillants.

« Un collier composé de 26 diamants brillants, dont l'un taillé en amande et monté à jour sert de pendant au milieu ; les pierres dudit collier diminuant de grosseur vers les deux bouts.

« Une croix et son coulant, composé de 6 diamants brillants montés à jour.

« Une paire de boucles d'oreilles, composée de 4 gros diamants brillants, dont deux montés à jour et taillés en amande servent de pendants avec deux autres très petits brillants.

« Un collier de 33 perles de belle eau.

« Douze ganses et douze boutons, chacune attachée à son bouton par une charnière, composée, savoir : chaque bouton de huit diamants-rosettes, et chaque ganse de 13 diamants aussi rosettes.

« Un devant de corps, composé de 16 diamants brillants, six émeraudes et huit rubis.

« Une croix plus petite, composée de 5 diamants brillants sans coulant.

« Une petite agraffe de busquaire, composée de diamants brillants, une émeraude et un rubis.

« Une aigrette, composée de trois diamants brillants, 2 rosettes fortes en table, et 33 autres rosettes.

« Une autre aigrette, composée de 2 brillants, 2 émeraudes, un rubis et 32 autres petits brillants.

« Six diamants rosettes en poinçon.

« Nous, Joseph Dubois, conseiller du Roi en tous ses conseils, secrétaire du cabinet de Sa Majesté, commis par elle pour passer l'acte de réception de la Sérénissime princesse infante d'Espagne, Doña Marie-Anne-Victoire, certifions que, en même temps que ladite Sérénissime princesse a été remise à M. le prince de Rohan, autorisé par Sa Majesté pour la recevoir, les bagues et joyaux contenus au présent état lui ont aussi été remis ; en foi de quoi nous avons signé le présent acte. Fait à Bazas le 21 janvier 1722.

« DUBOIS. »

État et estimation des pierreries qui composent une parure destinée par le Roi pour l'Infante[1].

Quatre pièces ou attaches pour le devant du corps, la première composée de 17 diamants brillants et 12 roses, la seconde composée de 15 diamants

1. *Espagne* 312, fol. 34, résumé de cette pièce

brillants et 9 roses, la troisième de huit diamants brillants et 4 roses, la quatrième de six diamants brillants et deux roses, estimées.	81 300 ₶
Une croix composée de cinq diamants brillants, et un collier de 39 brillants, estimés.	19 500 ₶
Une paire de boucles d'oreilles de chacune un diamant brillant, et une paire de pendants composés chacun de quatre diamants brillants, estimés.. .	15 650 ₶
Une aigrette de 22 diamants, dont 11 en pendeloques, estimés..	4 450 ₶
Douze boutons de chacun huit diamants roses et brillants, faisant ensemble 96 brillants..	6 279 ₶
Dix-huit ganses, composées chacune de 8 diamants, dont 3 brillants et 5 roses, faisant ensemble 144 diamants, estimés.	25 920 ₶
Un nœud de derrière composé de 16 diamants. . .	2 340 ₶
Total.	155 439 ₶

Estimation certifiée par les deux Rondé, joailliers du Roi et gardes des pierreries de la couronne.

État général des habits, linge, dentelles, rubans et autres effets qui composent la garde-robe de Mme la princesse des Asturies[1].

« Habits de cour.

« Un or et lilas, — un or et ponceau, — un argent et jaune, — un argent couleur de feu, — un argent vert de mer, — un couleur de rose et argent, — un couleur de cerise et argent, — un fond or et bleu, — un pourpre, or et argent.

« Habits de chambre.

« Un vert et or, — un couleur de rose et argent, — un couleur feu et argent, — un pourpre et or, — un vert de mer en soie, — un couleur de feu et jaune en soie.

« Habits de chasse.

« Un fonds or et canelle et la veste or et gros bleu, — un d'écarlate brodé d'or et la veste verte et or, — un bleu et argent et la veste couleur de rose, — un de camelot d'Hollande et la veste bleu et argent.

« Robes à peigner.

« Une de satin couleur de rose et argent, — une de satin blanc et or, — une de satin vert et or ou des Indes.

« Une robe boutonnée bleu et argent.

« Une grande jupe de damas noir à queue traînante. »

1. *Espagne* 306, fol. 187-195.

L'état énumère ensuite :

Six jupons de satin ou taffetas et cinq mantilles et mantes.

Dix-huit pièces d'étoffe pour faire des habits, dont une fond noir et or pour fiançailles et une de brocard d'argent pour noces.

Soixante-neuf paires de bas assortissant aux habits.

Douze paires de souliers assortissant et quatre paires de mules.

Le linge comprend douze paires de draps de lit, cinq douzaines de chemises de jour garnies de dentelles, cinq de chemises de nuit, dix de mouchoirs, etc., etc.

Comme dentelles, il y a plus de vingt garnitures différentes, plus des mouchoirs, cravates, chemises de chasse, manteaux de lit, peignoirs, taies d'oreillers, etc.

La « rubanerie » énumère un assortiment respectable de rubans en or, argent, soie, etc.

La garniture de toilette en vermeil comprend : jatte, pot-à-l'eau, boîtes, ferrières, soucoupes, gobelets, etc.

Il y a aussi quelques carreaux ou coussins et quelques tapis.

Tout cela est enfermé dans des coffres et ne doit être déballé qu'à l'arrivée. Pour la route, la princesse emporte des « hardes » spéciales, comprenant habits de chambre, robes à peigner, habit de cour à la française, jupons, linge, rubans, etc., plus une toilette en bois de la Chine avec les ustensiles en argent, et un trictrac pour se distraire.

Un coffre spécial contient quelques livres de piété en français : « L'Histoire de la Bible, — les Vies des hommes illustres, — le Catéchisme de Grenade, — le Mémorial de la vie chrétienne, avec son Addition, — le Traité de l'oraison, — le Guide des pécheurs, — la Vie de sainte Thérèse, — l'Imitation de Jésus-Christ. »

État et estimation des diamants et joyaux que Mgr le duc d'Orléans a donnés et fait remettre à la Sérénissime princesse d'Orléans, sa fille, lors de son passage en Espagne, suivant l'article 3 du contrat de mariage de ladite princesse avec le Sérénissime prince des Asturies[1].

« Une paire de boucles d'oreilles et une paire de pendants, composées de dix diamants brillants, ensemble.	47 000 #
« Une croix, composée de 9 diamants brillants, et un collier de 41 diamants brillants, ensemble. .	24 263 #
« Six boutons et douze boucles de crevés, composés ensemble de quarante deux diamants brillants .	30 112 #
« Un collier, composé de 31 grosses perles.	20 000 #
Total.	121 375 #

1. *Espagne* 311, fol. 351.

État et estimation des diamants et joyaux qui appartiennent en propre à la princesse d'Orléans et qu'elle emporte en Espagne[1].

« Une grande attache pour le devant du corps, composée de 29 diamants brillants et 16 roses, faisant ensemble 45 diamants, estimée.	67 162 # 10 s.
« Quatre attaches de robes, composées chacune de 41 diamants roses, ensemble.	24 000 #
« Vingt-quatre ganses, composées chacune de 10 diamants roses, faisant ensemble 240 diamants. .	22 220 #
« Douze boutons, composés chacun de 7 diamants roses et un brillant, faisant ensemble 96 diamants,	13 120 #
« Un nœud de derrière, composé de 29 diamants roses, ensemble.	3 360 #
« Une paire de boucles d'oreilles de nuit, composées, chacune, de deux brillants, faisant ensemble quatre diamants.	12 000 #
« Une boucle de ceinture, composée de huit brillants, ensemble.	10 000 #
Total.	151 862 # 10 s.

Estimation faite par L. Rondé.

1. *Espagne* 312, fol. 352.

III

LE CHOIX DU CONFESSEUR DE LOUIS XV[1].

Extrait du Journal de Delisle, greffier du Parlement[2],

« Le vendredi 10 ou samedi 11 avril 1722, comme il y avoit eu, avant et depuis les fêtes de Pâques plusieurs intrigues par M. le Régent, le cardinal Dubois, son bon ami, les jésuites et autres pour mettre le P. de Linyères, bon jésuite, nommé confesseur du Roi, en possession de cette belle fonction, le cardinal Dubois fut chez M. le cardinal de Noailles, archevêque de Paris, à cet effet, pour avoir le pouvoir de ce bon Père pour confesser le Roi, qui lui avoit déjà été refusé plusieurs fois. A quoi M. le cardinal de Noailles répondit qu'il étoit tout prêt à donner ce pouvoir, non seulement à ce Père, mais encore à tous les jésuites qui sont dans son diocèse, en signant par eux le Corps de doctrine touchant la Constitution signé par les évêques de France, ce qui fit plaisir à ce cardinal, qui se retira fort content après une courte conversation, et fut fort joyeux chez M. le Régent lui rendre compte de sa mission, croyant avoir ville gagnée. Mais M. le Régent ayant sur cela mandé le bon Pére nommé confesseur et plusieurs jésuites des plus gros et des plus huppés, auxquels il fit cette belle proposition, ils s'en excusèrent et dirent qu'ils ne pouvoient le faire, et s'en allèrent avec le peu de poisson qu'ils avoient pris. Ainsi, après avoir poussé ces intrigues jusques au bout, l'on a pris enfin le parti de choisir l'un des chapelains du Roi pour le confesser, et l'on a jeté les yeux sur l'abbé Chuperel, l'un des chapelains de la chapelle-musique, que l'on dit même que le Roi a choisi et qui est un très honnête homme et digne prêtre, lequel M. le maréchal de Villeroy en fit avertir le samedi au soir assez tard par l'abbé d'Argentré, l'un des chapelains de la chapelle du Roi, pour venir chez le Roi le lendemain dimanche de Quasimodo à huit heures du matin.

« Et le lendemain, dimanche de Quasimodo, 12 dudit mois d'avril, le Roi, voulant enfin se confesser, ne l'ayant point fait la veille de Pâques, ainsi qu'il a accoutumé, se disposa à cet effet. Et, sur les huit à neuf heures du matin, l'abbé Chuperel choisi pour confesseur entrant chez le Roi, il vint au-devant de lui, à ce que l'on dit, lui

1. Ci-dessus, p. 251-252.
2. Archives nationales, U 365.

tendant la main, et ce chapelain, s'étant jeté à genoux, lui dit à peu près en ces termes : « Sire, je suis le moindre de vos sujets, mais le « plus fidèle et le plus soumis, et, s'il le falloit, Sire, je donnerois « bien volontiers et de tout mon cœur jusqu'à la dernière goutte de « mon sang et ma vie même pour tout ce qui regarde votre personne « et votre État ; mais en même temps, Sire, m'honorant beaucoup de « m'avoir choisi, quoique peu capable, revêtu du caractère de Jésus-« Christ et l'un de ses ministres, je supplie Votre Majesté de trouver « bon que je lui dise que je suis obligé, par ce caractère que j'ai « l'honneur de porter, de lui représenter que vous avez comme tous « vos sujets un Dieu au-dessus de vous, qui est votre maître et à qui « vous devez tout ; que vous devez non seulement le craindre, mais « l'aimer de tout votre cœur pour le servir fidèlement, comme tout « chrétien le doit faire pour son salut, et encore vous, Sire, plus par-« ticulièrement pour le vôtre, en donnant même cet exemple à tous « vos peuples, ce qui fera toujours leur bonheur et le vôtre. » Le Roi le fit ensuite relever, et, le prenant par la main, il entra avec lui dans son cabinet pour se confesser, et, après quelques moments de réflexion, le Roi s'étant approché de son confesseur, il lui dit : « Sire, mettez-« vous à genoux », ce qu'il fit, et se confessa.

« Après quoi le confesseur sortant, M. le maréchal de Villeroy lui demanda s'il étoit content du Roi, il lui dit : Très content, et que l'on ne pouvoit avoir de meilleurs sentiments que ceux que le Roi avoit. M. le maréchal lui demanda ensuite s'il avoit des bénéfices, et ce qu'il avoit. Il lui répondit qu'il n'avoit aucun bénéfice, n'en ayant point demandé depuis trente ans qu'il rendoit des services au Roi, et que, pour du bien, il avoit peu de chose, mais cependant qu'il avoit assez pour vivre en honnête homme. Le Roi rentrant ensuite dans sa chambre, s'essuyant les yeux, apparemment touché de ce que son confesseur lui avoit dit, M. le maréchal de Villeroy lui demanda ce qu'il avoit et s'il étoit bien content de son confesseur. Il lui répondit en ces termes : « Oui, Monsieur, et si content que je n'en veux point d'autre. » M. le maréchal lui dit : « Sire, je suis bien aise que vous en soyez content « et que vous l'ayez choisi vous-même, et c'est un fort honnête « homme. » Dans ce même moment, le confesseur étant encore dans la chambre du Roi, entra M. le Régent, suivi du P. de Linyères, jésuite nommé pour confesseur du Roi, auquel M. le Régent dit en ces termes : « Père, vous voyez, cela est fait. J'en suis fâché ; mais je n'ai « pu l'empêcher. » Ainsi ce bon Père se retira avec un pied de nez, sans rien dire, faisant triste mine à ce pauvre chapelain qui venoit de confesser le Roi, qui sortit en même temps. Ce qui s'est répandu en peu de jours dans tout Paris et a fait grand plaisir à ceux qui n'aiment point les jésuites et qui sont honnêtes gens. Dieu veuille que le Roi continue dans ses bons sentiments et qu'il soit conduit véritablement dans le chemin de la vertu, tant pour son salut que pour celui de son peuple ! »

[Le greffier note encore que le 24 mai, jour de la Pentecôte, le Roi se confessa une seconde fois à l'abbé Chuperel, et le 7 juin il écrit enfin :]

« Le bruit couroit ce même jour... que le Pape avoit envoyé au Roi... un bref... [par lequel], sur le refus de M. le cardinal de Noailles, archevêque de Paris, de donner un pouvoir au P. de Linyères, jésuite, pour confesser le Roi, le Pape permettoit au Roi de se choisir un confesseur, qu'il feroit approuver par son grand aumônier comme évêque de la cour, qui est ce que l'on demande, afin que les jésuites remontent sur le trône ainsi qu'ils étoient, ce qui est contre le droit des évêques et les libertés de l'Église gallicane, et fort à craindre que tout ceci ne cause un plus grand trouble dans l'Église qu'il n'a encore été. »

[Lorsque Louis XV devint majeur en février 1723, le cardinal de Noailles vint assurer le jeune Roi qu'il pouvait se choisir le confesseur qu'il voudrait et que, si son choix tombait sur le P. de Linyères, lui cardinal lui donnerait les pouvoirs nécessaires (*Gazette d'Amsterdam*, 1723, n° XXVII), et ce fut en effet ce qui arriva.]

ADDITIONS ET CORRECTIONS

Page 51, note [1]. Sur la foi d'une lettre signée *Higgens*, rencontrée dans le volume *Espagne* 171, fol. 25, au Dépôt des affaires étrangères, nous avions cru, dans notre précédent volume (p. 63 note, 246, 259-263, 303, 322, 363 et 365), pouvoir orthographier ainsi le nom du premier médecin du roi d'Espagne. M. le marquis Mac Swiney of Mashanaglass, membre de l'Académie royale d'Irlande, qui prépare sur ce personnage une notice biographique développée, a bien voulu nous faire savoir que la véritable orthographe du nom était *Higgins*, et c'est d'ailleurs ainsi que l'écrivait Saint-Simon (voyez notre tome XXXIX, p. 63, note 3). Quant à la signature *Higgens* constatée par nous, il est probable que le premier médecin, écrivant en France, aura conformé la graphie de son nom à la prononciation française. Dans le présent volume, nous rétablissons partout la forme correcte *Higgins*.

Page 59, note 1. Lorsque, après le sacre de Louis XV, il fut question de faire une grande promotion de l'ordre du Saint-Esprit, Saint-Simon rédigea, à l'adresse du Régent, une liste des Français titulaires de grandesses et de Toisons et, à la suite, l'énumération des « Seigneurs de la cour d'Espagne très à portée d'être choisis par le roi d'Espagne pour l'ordre du Saint-Esprit » (Affaires étrangères, *Espagne* 336, fol. 271). Cette pièce, datée par une autre main de 1724, est des derniers mois de 1723, puisqu'elle est adressée au Régent avant sa mort (décembre) et que le maréchal de Villars y est porté comme grand d'Espagne (juillet). Saint-Simon y indique en première ligne les huit seigneurs suivants : marquis de Villena, duc del Arco, marquis de Santa-Cruz, comte de San-Estevan-del-Puerto, duc de Saint-Pierre, comte d'Altamira et marquis de Grimaldo, en énonçant pour chacun leurs titres, charges et fonctions. Puis il en énumère d'autres susceptibles de la même faveur et il ajoute : « On voit par ce détail que huit colliers est le moindre nombre qui se puisse donner si l'on ne veut embarrasser LL. MM. Cath. à l'excès et leur ôter par ce malaise domestique tout le plaisir du présent... Lorsque le feu Roi donna les quatre premiers colliers, puis un cordon au cardinal

Portocarrero, et enfin les deux derniers colliers, dont il ne reste pas un, il n'y avoit pas dix grandesses en France à sa recommandation, ni treize Toisons à sa prière; il n'avoit pas les mêmes raisons de ménagement pour le roi son petits-fils que S. A. R.; enfin un triple mariage, et les filles de S. A. R. mariées à l'héritier de la couronne et à celui des États destinés en Italie, n'avoit pas encore changé la face des choses à son égard. Nulle proportion de la grandesse à l'Ordre, et néanmoins ce n'est que par des colliers qu'on peut payer ces dignités et les Toisons que le roi d'Espagne a données aux François... Et on ne peut ignorer que le roi d'Espagne, si réservé à parler, ne soit fort touché de n'avoir reçu aucun échange, puisqu'il s'en est plaint plus d'une fois. Il y a maintenant soixante-six colliers vacants effectifs... Il n'y a point, comme en 1688 de princes qui aient droit d'en nommer, si ce n'est S. A. R., Mme la duchesse d'Orléans, et M. le duc de Chartres, leur fils, comme premier prince du sang, dont les nominations ne diminueront rien à S. A. R., qui, en donnant ces huit colliers à l'Espagne, envoyant le neuvième destiné au duc d'Ossone et comprenant l'ambassadeur d'Espagne dans la promotion du Roi pour France,... aura encore cinquante-six colliers à distribuer. Il est bien rare d'en avoir tant à la fois, et peut-être difficile de trouver à qui les donner tous en suivant certaines règles, sans compter qu'entre ci et la promotion pour France il pourra mourir des chevaliers, dont la plupart sont très vieux,... et de ceux encore qui prétendent à le devenir... »

Page 174, note 1. La correspondance du cardinal Gualterio fournit quelques renseignements sur l'entrée du cardinal de Rohan au conseil de régence. Valincour lui écrivait le 22 février (British Museum, ms. Addit. 20395, fol. 112 v°) : « M. le cardinal de Rohan, en arrivant ici, a été admis dans le conseil de régence, ce qui a causé un petit embarras, dont voici le détail. Le jour qu'il prit séance, il arriva de très bonne heure, et, s'étant placé dans la place qui lui avoit été indiquée par Mgr le duc d'Orléans, les ducs qui arrivèrent ensuite témoignèrent de la peine de le voir placé au-dessus d'eux. M. le Chancelier, arrivant peu après, crut être obligé de faire la même représentation par rapport à l'honneur de sa charge. M. le duc d'Orléans leur dit qu'ils pourroient représenter leurs raisons à loisir. On a trouvé, en examinant l'affaire, qu'en 1622 pareille question s'étant émue au sujet du cardinal de Richelieu, il donna un mémoire que nous avons encore et sur lequel la préséance lui fut adjugée, même au-dessus du connétable de Lesdiguières. Les ducs avoient demandé qu'au moins on leur donnât un écrit qui leur conservât le droit de représenter leurs prétentions en temps et lieu, et on le leur avoit fait espérer; mais cela même a été refusé depuis, sur ce qu'on a trouvé dans les registres que pareil écrit, ayant été promis en 1622 au connétable de Lesdiguières, avoit été lacéré après avoir été écrit, et ne lui avoit point été remis. » — De son côté, M. Amelot écrivait au même le 2 mars (*ibidem*, ms. Addit. 20366, fol. 182, communication de M. Gaucheron) : « Les difficultés survenues au sujet de l'entrée de Messieurs les cardinaux de Rohan et Dubois dans le conseil de régence n'ont pu être terminées comme on avoit espéré, suivant différents projets qui ont été proposés. Samedi 28 février, entre midi et une heure, S. A. R. envoya M. de la Vrillière chez M. le Chancelier avec une lettre pour lui redemander les sceaux et lui ordonner de se retirer incessamment dans sa terre de Fresnes. Les sceaux ont été donnés en même temps à M. d'Armenonville. M. le Chancelier partit hier matin pour sa campagne avec toute sa famille. Messieurs les ducs et les maréchaux de France qui étoient du conseil de régence en demeurent exclus. M. le maréchal de Villeroy suit le Roi au conseil de régence comme son gouverneur, mais sans y prendre place autour de la table, et se met sur un tabouret derrière le fauteuil de S. M. »

Page 248, note 3. M. Ch. Schefer a publié en 1887 dans la *Revue d'histoire diplomatique* un *État de la cour de Brandebourg en 1694* écrit par le sieur de la Rosière, secrétaire de l'abbé de Polignac. Voici le passage curieux qui se rapporte à Éléonore d'Olbreuse : « La duchesse de Zell est françoise. On ne voit guère de fortune comme la sienne. Elle est de Poitou, assez bonne demoiselle, mais d'une famille peu accommodée, et qui n'a rien de distingué. Sa mauvaise fortune l'ayant obligée d'entrer, dès l'âge de quinze ou seize ans, en qualité de demoiselle chez la princesse de Tarente, sœur du feu landgrave de Hesse-Cassel, elle s'y fit tellement aimer de cette princesse qu'elle étoit de tous les voyages qu'elle faisoit en Allemagne. Le duc de Zell la vit dans un de ces voyages et en devint amoureux. Mlle d'Olbreuse (c'est ainsi qu'elle s'appeloit) crut d'abord que le prince ne cherchoit qu'à se faire un amusement de passage ; mais, voyant qu'il étoit véritablement touché, elle songea à profiter de la conjoncture favorable que la fortune lui présentoit. Elle s'y conduisit avec tant d'art, et sut tellement engager le duc de Zell, en faisant semblant de le vouloir dégager, qu'il l'épousa malgré toutes les remontrances de sa famille. Il est vrai qu'il ne l'épousa que de la main gauche. Il lui donna de gros biens avec une comté considérable, et, ce qu'il y a de rare, c'est que la possession ne diminua point sa passion ; on peut dire même qu'elle l'augmenta. Il se trouva si content de son épouse que, quelques années après, il la fit duchesse de Zell, et l'épousa dans les formes, en avant obtenu la permission de l'Empereur. La duchesse de Zell est très sage et très vertueuse ; je n'ai entendu faire aucun conte d'elle ; au contraire, l'on avoue qu'elle a beaucoup de conduite ; elle est toujours tendrement aimée du duc, quoi qu'elle ne soit plus jeune. Elle seroit la plus heureuse du monde sans les tourments que lui fait souffrir la religion. Mais ces tourments sont inconcevables ; elle n'est contente d'aucune : ce n'est pas qu'elle soit impie, elle n'a sur ces matières que trop de sensibilité ; on prétend que c'est la crainte de s'égarer qui lui fait trouver partout des sujets de doute. Elle est socinienne, luthérienne, calviniste et catholique tour à tour, et ne trouve, dit-on, nulle part la tranquillité qu'elle cherche. Elle se plaint elle-même de la situation de son âme, et proteste que de tout son cœur elle voudroit pouvoir se fixer, mais qu'elle n'y peut parvenir. C'est un état digne de pitié, s'il est sincère. »

Page 256, note 1. A propos de la nomination du très jeune abbé de Guémené à l'important archevêché de Reims le duc de Liria écrivait à Saint-Simon (lettre du 22 juin 1722, au Dépôt des affaires étrangères, vol. *Espagne* 299, fol. 471) : « Je vous avoue que je ne saurois m'empêcher de trouver M. l'abbé Rohan (*sic*) bien jeune pour être archevêque de Reims. Peu à peu tous nos évêques seront des enfants, et par conséquent notre église sera bien gouvernée, et les dames disposeront de tous les bénéfices qui sont à la nomination des évêques. Il ne manque plus que de mettre dans le ministère les jeunes gens de l'âge du Roi, afin que tout soit parfait. »

Page 259, note 5. Malgré ce qu'il en dit, Saint-Simon intervint plusieurs fois auprès des ministres et des gens en place pour les intérêts du prince de Chimay, son gendre ; on n'en veut pour preuve qu'une lettre qu'il écrivit le 6 octobre 1722 au contrôleur général le Pelletier de la Houssaye, insérée dans le tome XIX de l'édition des *Mémoires* de 1873, p. 327, et deux autres de janvier 1723 au cardinal Dubois et de mars de la même année à l'évêque de Fréjus, que M. Hyrvoix de Landosle a publiées dans le *Journal des Débats* du 9 décembre 1904.

Page 262, note 6. Louis-Charles-César le Tellier, marquis de Courtenvaux, né le 2 juillet 1695, était depuis 1718 mestre-de-camp du régiment Royal-Roussillon cavalerie ; il exerça par commission, à la place de son neveu, la charge de capitaine des cent-suisses d'avril 1722 à février 1734, et fut nommé brigadier de cavalerie la même année, et maréchal de camp en 1738 ; des lettres patentes de mai 1739 le substituèrent aux nom et armes du dernier maréchal d'Estrées, frère de sa mère et mort sans postérité, et il fut connu dès lors sous le nom de comte d'Estrées ; inspecteur de la cavalerie et des dragons en 1739, lieutenant général en 1744, chevalier du Saint-Esprit en 1746, il reçut le gouvernement de la Rochelle et pays d'Aunis en novembre 1747, fut nommé maréchal de France en 1757, gouverneur des évêchés de Metz et de Verdun en 1762, et mourut le 2 janvier 1771.

TABLES

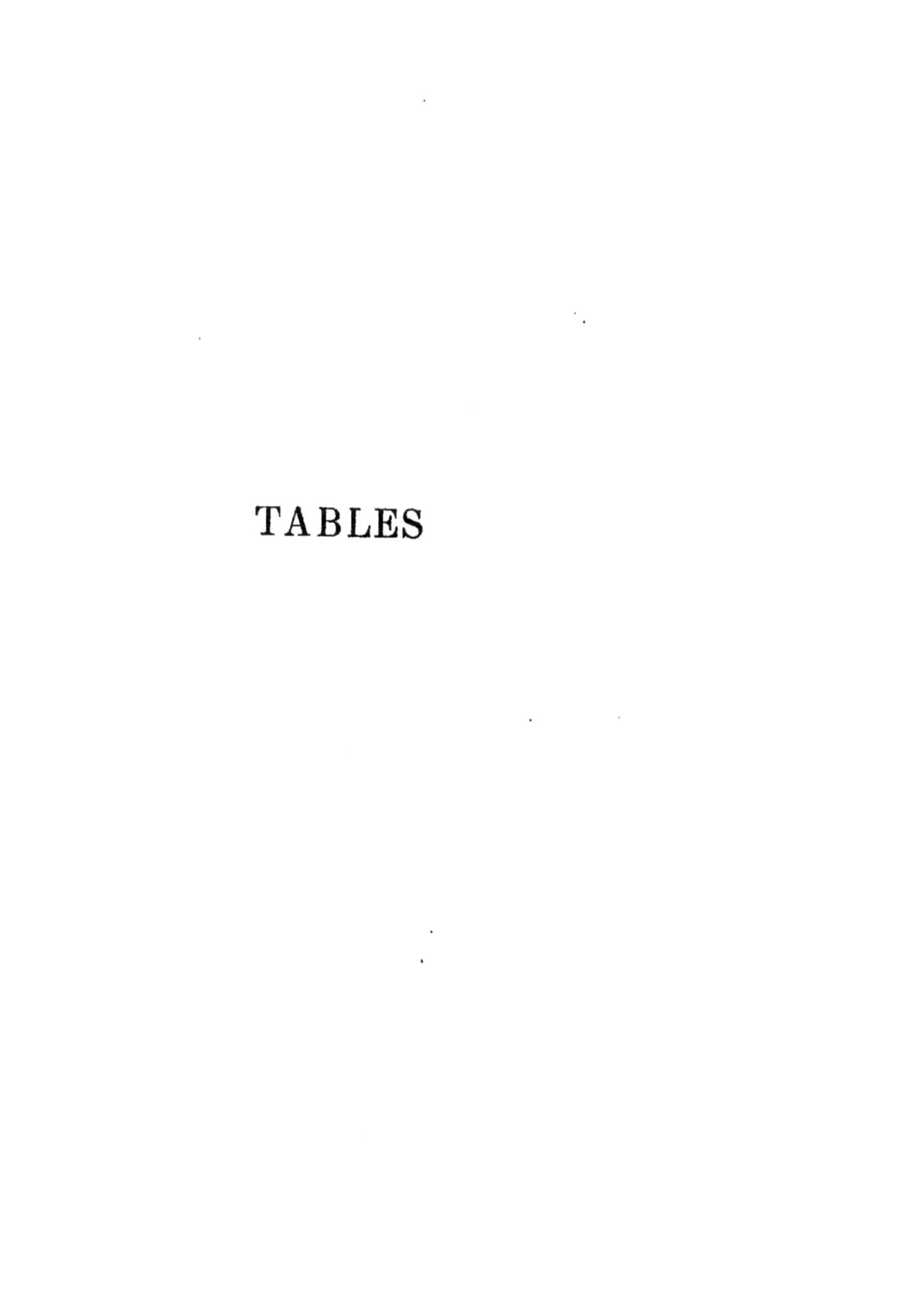

I

TABLE DES SOMMAIRES

QUI SONT EN MARGE DU MANUSCRIT AUTOGRAPHE

1722

II

TABLE ALPHABÉTIQUE

DES NOMS PROPRES

ET DES MOTS OU LOCUTIONS ANNOTÉS DANS LES *MÉMOIRES*

N. B. Nous donnons en italique l'orthographe de Saint-Simon, lorsqu'elle diffère de celle que nous avons adoptée.

Le chiffre de la page où se trouve la note principale relative à chaque mot est marqué d'un astérisque.

L'indication (Add.) renvoie aux Additions et Corrections.

A

C

D

F

G

H

M

P

R

S

W

X

Z

III

TABLE DE L'APPENDICE

PREMIÈRE PARTIE

ADDITIONS DE SAINT-SIMON AU *JOURNAL DE DANGEAU.*

(Les chiffres placés entre parenthèses renvoient au passage des *Mémoires* qui correspond à l'Addition.)

SECONDE PARTIE

I

II

III

TABLE DES MATIÈRES

CONTENUES DANS LE QUARANTIÈME VOLUME.

FIN DU TOME QUARANTIÈME.

CHARTRES. — IMPRIMERIE DURAND, RUE FULBERT (3-1928).

www.ingramcontent.com/pod-product-compliance
Ingram Content Group UK Ltd.
Pitfield, Milton Keynes, MK11 3LW, UK
UKHW020319200726
13857UKWH00001B/211